Hannah Lothrop · Gute Hoffnung - jähes Ende

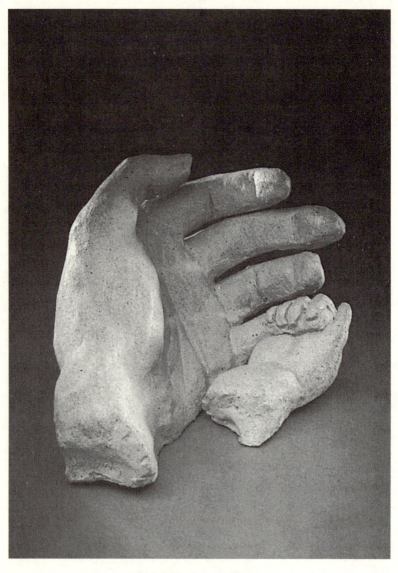

Deine Hand, meine Hand

Deine Hand, meine Hand,
Du berührst mich, ich berühre Dich.
Auch wenn wir getrennt sind,
sind wir für immer eins.

Hannah Lothrop

Gute Hoffnung – jähes Ende

Ein Begleitbuch für Eltern,
die ein Baby verlieren, und alle,
die sie unterstützen wollen

Kösel

Dritte, aktualisierte Auflage 1993

ISBN 3-466-34258-9

©1991 by Kösel-Verlag GmbH & Co., München.
Printed in Germany. Alle Rechte vorbehalten.
Druck und Bindung: Kösel, Kempten.
Umschlag: Elisabeth Petersen, Glonn.
Abbildungen im Text: Frontispiz und S. 102, 114: aus »The Anguish of Loss«,
© 1988 by Julie Fritsch with Sherokee Ilse, Abdruck mit freundlicher Geneh-
migung von Wintergreen Press, Maple Plain, MN; S. 75, 122: Centering
Corporation, Omaha, NE; S. 87: Ute Zimmermann und Frank Hanke.
Foto der Autorin: © Kerry Lothrop.

3 4 5 6 · 96 95 94 93

Gedruckt auf umweltfreundlich hergestelltem Werkdruckpapier
(säurefrei und chlorfrei gebleicht)

Für Cara

die ihre Spuren in unseren Herzen
und auf dieser Erde hinterlassen hat,
obwohl »man« sagt,
sie habe ja noch nicht gelebt.

Inhalt

Vorwort (von Dr. med. Gerd Eldering) 15

Einführung 17

Teil I:
Trauer verarbeiten 23

1 Ein Kind verlieren 25

Bindung und Verlust 26

Trauern ist ein Prozeß 27
Die Trauer sucht sich ihren Weg 27
Stufen der Trauer 29

    PHASE 1: Schock und Betäubung 30
    PHASE 2: Suchen und sich sehnen 31
    PHASE 3: Desorientierung und Verwandlung 31
    PHASE 4: Erneuerung 32

Trauer ist eine persönliche Erfahrung 32

Die individuelle Situation 32
Die vergessene Trauer des Vaters 34
Neue Dimensionen des Seins in Verbindung mit dem Tod 37

2 Unterschiedliche Verlustsituationen 40

Fehlgeburt: Verlust während der Schwangerschaft 40
Wann spricht man von einer Fehlgeburt? 40
Gründe für eine Fehlgeburt 41
Erleben einer Fehlgeburt 43

Totgeburt: Verlust vor oder bei der Geburt 45

Wann spricht man von einer Totgeburt? 45
Gründe für eine Totgeburt 45
Erleben einer Totgeburt 45

Neugeborenentod: Unser Kind wird lebend geboren,
ist aber nicht lebensfähig 48

Wann spricht man vom Neugeborenentod? 48
Gründe für einen Neugeborenentod 48
Erleben eines Neugeborenentods 49

Plötzlicher Kindstod 51

Schwangerschaftsabbruch 54

Abbruch einer erwünschten Schwangerschaft 54

    Methoden vorgeburtlicher Diagnostik – Fluch oder Segen? 54
    Eine unsagbar schwierige Entscheidung für Eltern 57
    Die besonderen Umstände dieser Trauersituation 60

Abbruch einer nicht erwünschten Schwangerschaft 61

3 Wenn es uns trifft 62

Die Zeit des Schocks und der Betäubung 62

Die Geburt eines toten Kindes 64

Das tote Baby im Mutterleib 64
Eine Fehlgeburt 64
Eine »richtige« Geburt! 65
Medikamente – ja oder nein? 67
Ein Kaiserschnitt 69

Kennenlernen und Abschied 70

Das Entstehen einer Bindung ermöglichen 71

    Unser totes Kind sehen, berühren, halten 71
    Der Anblick eines toten Babys 73

Den Abschied einleiten 77

Unwiederbringliche Momente 77
Anderen den Abschied ermöglichen 78
Das Kind *wirklich* machen: Namensgebung und Taufe 78
Beweise für die Existenz des Babys gewinnen 80

Was soll mit unserem toten Kind geschehen? 82

Autopsie, ja oder nein? 82
Gedanken und Informationen zur Bestattung 83
Rituale als Lebenshilfe 88

Der Klinikaufenthalt 91

Körperliche Nachwirkungen der Geburt 91
Unterbringung in der Klinik 92

4 Die erste Zeit danach 95

Die Zeit des Suchens und sich Sehnens 95

Begreifen wollen 95
Starke Gefühle und Vorstellungen überwältigen uns 96
Was uns in dieser Zeit hilft 97

Trauernde Paare 101

Partnerschaften verändern sich 101
Sexualität nach dem Verlust eines Kindes 104
Unterschiedliche Trauerreaktionen als Wurzeln von
Konflikten 106
Anregungen für Paare im Umgang miteinander 109

Die Trauer von Geschwistern 111

Kinder und Tod 111
Unterschiedliche Altersstufen 115
Praktische Hilfen für den Umgang mit Geschwisterkindern 119

Interaktion mit der Umwelt 125

Die Trauer der Großeltern 125
Die Menschen um uns herum 126

Eine Stützgruppe besuchen 127

9

5 Die Trauer dauert an 129

Die Zeit der Desorientierung und Verwandlung 129

Trauer: eine anhaltende Belastung für den Organismus 131

Hilfen zum Heilwerden 132

Sich dem Körper zuwenden 133

> Gesunde Lebensführung 133
> Ernährung 133
> Bewegung 136
> Ruhe und Entspannung 138
> Wärme 141
> Massage und ganzheitliche Körperarbeit 142

Die Gefühle heilen 144

> Schmerz und Trauer zulassen 144
> Wut und Aggressionen ausdrücken 145
> Mit Schuld und Verwirrung umgehen 146

Positive Gedanken formulieren 148
Die Kraft der inneren Bilder 150
Kreativität heilt 152
Die Wiederentdeckung der Spiritualität 153
Hilfe durch alternative Heilmittel 156

> Tees, Säfte, Öle, Blüten 156
> Die Bach-Blütentherapie 157

In der Trauer steckenbleiben 159

Unerledigte Aufgaben 159
Wann ist therapeutische Hilfe notwendig? 161

6 Die Wunden heilen 162

Die Zeit der Erneuerung 162
Wollen wir es wieder versuchen? 164

Sich Zeit lassen 164

Folgeschwangerschaften nach einem Verlust 165
Unser Baby ist da 166
Wir bekommen kein weiteres Kind 167

Der Erfahrung Sinn geben – an Trauer wachsen 167

Teil II:
Trauernde begleiten 171

7 Umgang mit Trauernden 173

Prinzipielle Informationen über den Trauerprozeß 173

Was Trauernden guttut und was sie brauchen 175

Praktische Hilfestellungen 175
Passende Worte 177

Was Trauernden weh tut oder schadet 178

Unpassendes Verhalten 178
Die üblichen Phrasen 178

8 Die Betreuung in der Klinik 179

Ein Brief, der eine Klinikroutine veränderte 179

Erfahrungen aus der Praxis für die Praxis 183

Trauerbegleitung: Aufgabe und Verantwortung 183
Praktische Hinweise für die Betreuung von Eltern bei
Totgeburt, Fehlgeburt und Neugeborenentod 184
Ein ganz wichtiges Foto 193
Fehlgeborene Babys in der Klinik belassen 194
Umgang mit Menschen aus anderen Kulturen 194
Meditative Begleitung der Gebärenden bei einer Totgeburt 195

Die Situation des Betreuungspersonals 197

Ein Trauerteam gründen 199

Kommentare, die zum Nachdenken anregen 200

9 Die Betreuung nach dem Verlassen der Klinik 202

Verschiedene Möglichkeiten der Begleitung 202

Die ambulante Weiterbetreuung durch die Klinik 202
Die Weiterbetreuung in der gynäkologischen Praxis 202
Die häusliche Betreuung durch eine niedergelassene
Hebamme 203
Seelsorgerische Betreuung 204

Wissenswertes für die Begleiter 204

Prinzipien und Vorgehensweisen in der Trauerbegleitung 205
Eine kontinuierliche Betreuung 205
Die besondere Trauersituation der Frau bzw. des Paares 205
Die fünf Aufgaben zur Trauerverarbeitung 206
Die vier Phasen der Trauer 207
Positive Bedingungen für Gespräche 208
Typisches Trauerverhalten 208
Beachtung lebenserhaltender Bedürfnisse 209
Bewertung der Effektivität des Stütznetzwerks Trauernder 210
Außergewöhnliche Erfahrungen von Trauernden 210

Medizinische Überwachung während der Trauerzeit 211

Erhöhte Anfälligkeit für Krankheiten 211
Sparsames Vergeben von Medikamenten an Trauernde 212

Der ungesunde, komplizierte Trauerprozeß 213

Varianten ungesunder Trauer 213
Indikatoren für therapeutische Intervention 214
Trauertherapie 215

**Die Betreuung bei Folgeschwangerschaften nach einem
vorangegangenen Verlust** 216

10 Seelsorgerischer Umgang mit Trauernden 218

Die Frage der Taufe und Beerdigung 218

Die Gefühle einer Mutter 218
Die Erfahrungen eines Pfarrers 219
Eltern sehen die Sache anders 221
Kraftvolle Rituale 222

Die Begegnung mit Trauernden 222

Die Sache mit dem Glauben 223
Wie SeelsorgerInnen noch helfen können 224

11 Stützgruppen für trauernde Eltern 226

**Zwei Selbsthilfe-Initiativen:
REGENBOGEN und LONELY PARENTS** 226

**Die Kontakt- und Informationsstelle
»Verwaiste Eltern in Deutschland«** 227

Das Modell der SHARE-Gruppen 227

Richtlinien 228
Gestaltung der Gruppentreffen 230

12 Der Umgang mit Tod in der Geburtsvorbereitung 232

Das Thema Verlust ansprechen – oder besser nicht? 232

Wie kann das Thema in die Geburtsvorbereitung einfließen? 233
Umgang mit Paaren nach einem vorangegangenen Verlust 234

**Wenn es eines der Paare aus der Geburtsvorbereitungs-
gruppe trifft** 235

Wie kann die Geburtsvorbereiterin stützen? 236
Wie kann die Gruppe stützen? 237

13 Trauerbegleitung durch Beerdigungsunternehmen 239

Der Einfluß der Bestatter 239
Eine ethische Fragestellung 239

Wie Bestatter zur Trauerverarbeitung beitragen können 240

Wissen über diese spezielle Situation ist nötig 240
Was sich als hilfreich erwiesen hat 241

Nachwort (von Sr. Jane Marie Lamb) 244

Dank 248

Anhang 251

Fragebogen I (für Eltern) 253
Was ist meine besondere Trauersituation? 253

Fragebogen II 255
Erfahrungen mit dem Tod 255

Anleitungen zur Meditation 256

Trauerrituale 259

Weitere liturgische Texte und Lieder 262

Gesetze und Bestimmungen 265

Adressen und Bezugsquellen 268

Literatur 279

Vorwort

Natürlich ist das vorliegende Buch in erster Linie für Eltern eines toten Kindes geschrieben. Ihnen soll es helfen, über die vielleicht schwärzesten Stunden ihres Lebens hinwegzukommen. Daß sein Inhalt und seine Intention aber im rechten Moment die betroffenen Eltern erreicht, dazu können wir in den Geburtskliniken Entscheidendes beitragen.

Das Buch von Hannah Lothrop ist nicht »bloß eine Bereicherung«, es ist eine Notwendigkeit für alle, die sich beruflich mit Geburten befassen.

Kein Mediziner hört heute Vorlesungen über den Tod. Dieser ist bestenfalls eine abstrakte Größe in unseren Statistiken und Doppel-Blind-Studien. Welchen einmaligen Stellenwert er im Erleben des einzelnen Menschen besitzt, wie entscheidend die Auseinandersetzung mit ihm ist, wurde den Ärzten bislang nur vereinzelt deutlich. Hannah Lothrop durchbricht mit ihrem Buch eine »Konspiration des Schweigens«. Bisher wurden in den Kliniken Mütter mit Totgeburten isoliert. Um ihnen »das Leid zu ersparen« wurde – möglichst in Vollnarkose – die tote Leibesfrucht beseitigt, entsorgt. Den Eltern wurde keine Möglichkeit des Abschiednehmens ermöglicht, die Hilflosigkeit der »Helfer« verschämt überspielt. Die so »fürsorglich« behandelte Mutter wurde erst später – zu spät – gewahr, was mit ihr passierte. Auch davon handelt dieses Buch.

Aber es handelt auch von der Chance, die alle Beteiligten erhalten, wenn sie sich auf den Schmerz und das Leid, die den Tod begleiten, einlassen. Das Buch fordert uns auf, den Weg der Trauer zu suchen, zu finden und zu begehen. Denn der Tod ist nie das Ende, sondern im Umgang mit ihm werden schon die Weichen für etwas Neues gestellt, vielleicht auch für eine neue Schwangerschaft, eine neue Geburt, neues Leben.

Hannah Lothrop ist seit Jahren in unserer Klinik eine Instanz. Meine Mitarbeiter und ich sind erleichtert, daß wir sie in derart kritischen Situationen jederzeit hinzuziehen können. Mit diesem Buch werden aber endlich ihre Empathie, ihr Wissen und ihre Fähigkeiten für jeden, der bereit ist, sich ihnen zu öffnen, nutzbar gemacht. Möge das Buch – auch und gerade unter Geburtshelfern – eine große Verbreitung erfahren. Wir möchten das im Sinne der Betroffenen nur wünschen. Viel Unglück und Einsamkeit könnten auf diese Weise verhindert werden.

Bensberg,
im November 1990

Dr. med. Gerd Eldering
(Chefarzt der Geburtshilflich-
Gynäkologischen Abteilung
am Vinzenz-Pallotti-Hospital)

Einführung

»Wer würde denn solch ein Buch kaufen?« meinten einige Leute, die von meinem Vorhaben erfuhren, dieses Buch zu schreiben. »Werdende Eltern wollen sich doch auf ihr Kind freuen und sich nicht mit Gedanken über ein so unerfreuliches Thema beschäftigen.« Manche Eltern, die ihr Baby verloren hatten und nirgends Unterstützung fanden, hätten sich sehr gewünscht, zumindest in einem Buch Hilfestellung zu bekommen.

Als unser Baby tot auf die Welt kam, fühlte ich mich sehr alleingelassen. Niemand konnte sich so richtig in meine Lage hineinversetzen. Mein Mann stürzte sich gleich darauf in die Arbeit und konnte mein Weinen nicht so gut haben. Ich war mit meinen Gefühlen und Ängsten allein. Wie froh wäre ich gewesen, wenn ich mit jemandem hätte reden können, der verstand, wie es mir ging, oder wenn es ein Buch gegeben hätte, in dem ich hätte lesen können, daß ich nicht verrückt geworden bin, sondern nur eine ganz normale Mutter in Trauer, mit denselben Verhaltensweisen, Gefühlen und Gedankengängen wie andere Mütter in derselben Situation auch. Wie sehr hätte ich mir gewünscht, von anderen Eltern zu erfahren, die dasselbe Schicksal getroffen hat wie uns. Wie sehr hätte ich mir gewünscht, mich nicht allein zu wissen in meiner Trauer. Wie sehr hätte ich die Versicherung gebraucht, daß ich eines Tages auch wieder lachen kann und die bleierne, lähmende Schwere meinen Körper verläßt.

1984 veränderte sich unser Leben von einer Minute auf die andere, als wir erfuhren, daß das erwünschte Baby, das in mir wuchs und zu dem ich bereits eine starke Bindung hatte, nicht gesund war (siehe S. 54). Ich lernte die fast unerträglichen Schmerzen der Trennung und die lange, tiefe Nacht der Trauer am eigenen Leib kennen. Und ich erfuhr auch, daß die Nacht irgendwann wieder zu Ende geht und das Leben wie von neuem beginnt. Ich weiß nicht, wie es mir ergangen wäre, wenn ich mich nicht zufällig zwei Jahre zuvor auf einer Fortbildungsveranstaltung der Geburtsvorbereiterinnen in

Amerika durch einen Dia-Vortrag mit solchen Erfahrungen konfrontiert hätte. So hatte ich eine gewisse Orientierung. Es war mir klar, daß wir nicht vor dem Schmerz davonlaufen könnten. Wir haben unser Baby angeschaut, es gehalten und uns unsere Zeit genommen, uns von ihm zu verabschieden. Es war so ein Friede in mir, und ich konnte es dann gehen lassen. Daß ich mich zuvor schon mit diesem Thema beschäftigt hatte, war uns eine große Hilfe bei der Bewältigung dieses schweren Schicksalsschlags.

Früher war der Tod ein ganz normaler Teil unseres Lebens. Verstorbene wurden in der »guten Stube« aufgebahrt, Tag und Nacht hielten die Nahestehenden Totenwache beim Schein der Totenkerzen und verabschiedeten sich dabei. Auch die Nachbarn entboten dem Toten ihren letzten Besuch. Heute sterben 90% aller Menschen fernab aller, die sie lieben, in Krankenhäusern oder Altenheimen. Viele Menschen haben noch nie einen Toten gesehen. Der Tod ist uns fremd geworden. Er ist aus unserem Leben ausgeklammert.

Obwohl schätzungsweise jede vierte oder fünfte Schwangerschaft in einer Fehlgeburt endet (manche Fachleute schätzen sogar, daß jede zweite Frau mindestens einmal im Leben eine derartige Erfahrung macht!) und darüber hinaus jedes 125. Baby in Deutschland totgeboren wird oder die ersten Lebenstage nicht übersteht, verbannen wir die Vorstellung von dieser Möglichkeit aus unseren Gedanken. Unsere Ängste dürfen sich höchstens in unseren Träumen zeigen.

So werden Eltern zumeist »aus heiterem Himmel« total unvorbereitet mit dem Tod konfrontiert. Durch die Verdrängung des Todes aus unserem Bewußtsein sind in der Regel auch die Traditionen abgestorben, die uns in dieser Lebenssituation, in der unser Leben aus seiner Ordnung herausgerissen ist, wieder Orientierung von außen geben könnten. Die noch bestehenden Rituale werden oft als gehalt- und bedeutungslos erlebt. Kirchliche Rituale werden uns manchmal sogar verweigert, wenn unser Baby noch nicht »gelebt« hat.

Wir müssen einander helfen zu überprüfen, ob die Modelle, mit denen wir aufgewachsen sind, hilfreich waren oder nicht. Manche Menschen haben wir bewundert, weil sie angesichts von Verlusten so stark schienen, aber vielleicht ist ihnen das im Endeffekt doch nicht so gut bekommen. (Sr. Jane Marie Lamb)

Für die Entscheidungen, die von uns im vernebelten Zustand des ersten Schocks gefordert werden, fehlt uns die Basis und jede Hilfestellung. Wir bewegen uns auf vollkommen unbekanntem Territorium, ohne Richtlinien, wie wir uns verhalten sollen, um an dieser Erfahrung nicht zu zerbrechen. Die »lange Nacht der Trauer« müssen wir allein durchleben.

Ärzte und Pflegepersonal fühlen sich der Erhaltung des Lebens verpflichtet und sind oft zutiefst betroffen, wenn ein Baby totgeboren wird oder sie ein kleines krank geborenes Wesen nicht retten können. Niemand hat ihnen beigebracht, damit umzugehen. Es ist ein schlimmes Gefühl, ohnmächtig dabei zu stehen und nicht helfen zu können. Nach außen zeigen diese Menschen vielleicht eine Fassade von Unnahbarkeit und Geschäftigkeit. Damit möchten sie jedoch nur das Gefühl von Hilflosigkeit und Versagen im tiefsten Inneren verbergen oder sich selbst gar vor der Konfrontation mit eigener unverarbeiteter Trauer oder der Angst wegen der eigenen Sterblichkeit schützen.

Trauerteams, wie sie an amerikanischen Krankenhäusern existieren, mit regelmäßigen Treffen von Geburtshelfern, Kinderärzten, Hebammen, Schwestern, Sozialarbeitern und Seelsorgern, wo diese auch gegenseitige Unterstützung erfahren, gibt es bei uns so gut wie nicht.

Aus Unwissen über die Natur der Trauer und die Zusammenhänge von Bindung und Abschied haben Ärzte und Hebammen immer wieder Eltern vor den Schmerzen des Verlusts schützen wollen, indem sie ihnen den Anblick ihres Kindes ersparen wollten oder Beruhigungsmittel verabreichten.

Daß sie dadurch die Trauerarbeit nur erschweren und im Endeffekt das Leid vergrößern würden, wußten sie nicht. Zurück bleiben Wunden, die nicht heilen wollen. Die Spuren der Unterlassung zeigen sich manchmal erst nach Jahren in Form von körperlichen und seelischen Erkrankungen. Oft werden sie gar nicht mehr damit in Verbindung gebracht.

Auch Verwandte, Freunde und Bekannte fühlen sich hilflos, unsicher und oft wie gelähmt.

Es kam von keinem etwas, was ich hätte gebrauchen können. Es hat wohl allen unheimlich leid getan, aber es war keiner da, der mich so ein bißchen gehalten hat. Ich hätte so richtigen Trost gebraucht. Es war alles irgendwie so kalt.

In ihrer Unbeholfenheit wollen die Umstehenden den Schmerz der trauernden Eltern durch beschwichtigende Bemerkungen lindern und tun damit oft nur noch mehr weh.

Man sagte mir, ich solle froh sein. Das sei besser als ein krankes Kind, und es hätte halt nicht sein sollen.

Die Leute haben gesagt, es wäre ja nicht so schlimm, ich wäre ja schon wieder schwanger, und als unser nächstes Kind geboren wurde, sagten sie, jetzt wäre das andere ja vergessen. Mir wurde richtig schlecht dabei. Ich habe meistens nichts darauf gesagt. Aber ein-, zweimal war ich nahe daran, gewalttätig zu werden, habe mich dann aber unheimlich zusammengerissen.

Wenn es anders kommt, ist es eine Wohltat.

Sie haben uns nicht allein gelassen. Das fand ich so wichtig. Auch die Nachbarn waren für uns da. Gegenüber wohnen junge Leute, die haben mir einen Riesen-Blumenstrauß gebracht. Was ich Blumen gekriegt habe! Eine Freundin hat mir einen Brief geschickt, in dem sie ihr Mitgefühl ausgedrückt hat.

Wie Eltern, die ein totes Kind zur Welt bringen, begleitet und unterstützt werden, beeinflußt maßgeblich, wie sie mit dieser Erfahrung fertigwerden.
Bei einem Nachgespräch in der Klinik drei Wochen nach der plötzlichen Totgeburt ihrer Tochter in der 33. Schwangerschaftswoche sagte eine Mutter:

Ich muß nochmals sagen, daß ich unheimlich froh bin, daß wir in dieser Klinik entbunden haben. Sie waren alle so ganz bei uns... Es ist zwar die schlimmste Erfahrung, die ich je in meinem Leben gemacht habe, weit schlimmer als irgend etwas, was mir je in meinem Leben widerfahren ist, und trotzdem muß ich sagen, die Geburt von Naomi hatte auch etwas ganz Schönes. Es war so eine Harmonie da und so ein Friede.

Diese Darstellung mag für Menschen, die noch nie eine annähernd ähnliche Erfahrung gemacht haben, nicht nachvollziehbar sein. Wenn sich die umstehenden Menschen wirklich einlassen, dann kann trotz der eigentlich schlimmen Situation ein unbeschreiblicher Friede entstehen. Wenn ein Kind, selbst wenn es tot ist, in Würde geboren wird oder ein krank geborenes in Friede und Würde sterben darf, kann trotz des Schmerzes erst einmal auch ein gutes Gefühl da sein, das die Eltern trägt. Wenn die Eltern in einer guten Weise begleitet werden und Hilfe bekommen, kann diese Erfahrung sie und ihre Beziehung zueinander und zur Welt verwandeln.

Der erste Teil dieses Buches ist zwar für Eltern geschrieben, gibt aber gleichzeitig Menschen, die trauernden Eltern begegnen und sie betreuen, Informationen und einen Einblick in deren Erlebniswelt. Im ersten Kapitel betrachten wir die spezielle Problematik beim Verlust eines Kindes allgemein, im zweiten Kapitel beschäftigen wir uns ausführlich mit den unterschiedlichen Verlustsituationen bei einer Fehlgeburt, Totgeburt, beim Neugeborenentod und dem Abbruch einer erwünschten Schwangerschaft aufgrund eines diagnostischen Befundes.
Im dritten Kapitel versuche ich die vielen Fragen, die Eltern um den Zeitpunkt des Verlusts haben, zu beantworten und praktische Hilfestellungen zu geben. Zwar wird kaum jemand, der gerade vom Tod seines Kindes erfahren hat, dieses Buch sofort in die Hand bekommen. Aber Betreuungspersonal oder Nahestehende, die vielleicht dieses Buch schon einmal aus eigener Betroffenheit gelesen haben, geben die Informationen vielleicht weiter. Außerdem sind Verluste oft nicht einmalig im Leben eines Elternpaares. Manches in diesem Kapitel schien mir zu trivial angesichts des Verlusts eines Kindes. Doch weiß ich aus meinen Gesprächen mit betroffenen Eltern, wie wichtig genaue Aufklärung auch über offensichtlich banale Dinge ist.
Kapitel vier, fünf und sechs sollen Eltern auf dem Weg durch die Trauer bis zur allmählichen Heilung und Erneuerung begleiten.
Der zweite Teil richtet sich ganz konkret an die Menschen, die trauernden Eltern begegnen: Klinikpersonal, FrauenärztInnen und

Hebammen in freier Praxis, Verwandte, Freunde, Nachbarn, Leiterinnen von Stützgruppen, Geburtsvorbereiterinnen oder Stillgruppenleiterinnen, Mitarbeiter von Beerdigungsinstituten, Seelsorger, Psychologen und Berater. Sie finden dort Informationen über die Besonderheit dieser Trauersituation und praktische Anregungen, wie sie in ihren jeweiligen Aufgabengebieten trauernde Eltern begleiten und zu einer guten Verarbeitung beitragen können.

Grundlage für dieses Buch bilden viele Gespräche mit trauernden Eltern in Deutschland und Amerika, meine Besuche von Trauerstützgruppen in Florida sowie meine mehrjährige Tätigkeit in der Geburtsbegleitung und Nachbetreuung von Eltern, deren Kind im Vinzenz-Pallotti-Hospital in Bensberg tot geboren wurde – dies alles auf dem Hintergrund meiner eigenen schmerzlichen Trauererfahrung um meine Tochter Cara. Außerdem hat mich Sr. Jane Marie, die Gründerin der SHARE-Stützgruppen, die über 15 Jahre lang trauernde Eltern begleitete, an ihrem großen Erfahrungsschatz teilhaben lassen.

Zitate aus Gesprächen mit trauernden Eltern zeigen Betroffenen, daß sie nicht allein sind. Sicherlich wird ihnen oft »aus der Seele« gesprochen. Mit Hilfe dieser persönlichen Aussagen können vielleicht auch Menschen, die bis jetzt von solch einer Erfahrung verschont geblieben sind, Zugang zu dieser Erlebniswelt bekommen und sich ein wenig besser einfühlen.

Möge dieses Buch trauernden Eltern und den Menschen, die sie umsorgen und die ihnen begegnen, eine Hilfestellung sein. Möge es dazu beitragen, daß Eltern an der zutiefst erschütternden Erfahrung, ein Kind zu verlieren, nicht zerbrechen, sondern vielleicht sogar auf ihrem persönlichen Weg ein Stück weiterkommen.

Holzhausen, im Oktober 1990   *Hannah Lothrop*

Teil I:

Trauer verarbeiten

Du kannst es nicht verhindern,
daß die Vögel der Sorge über deinem Kopf kreisen,
Aber du kannst sie daran hindern,
Nester in deinen Haaren zu bauen.

Chinesisches Sprichwort

1 Ein Kind verlieren

Der Tod kann unterschiedliche Gesichter haben. Kürzlich starb meine Oma im gesegneten Alter von 91 Jahren. Wir waren uns besonders in den letzten Jahren ihres Lebens sehr nah gewesen. Und doch, vielleicht gerade deshalb, konnte ich sie gut gehen lassen. Sie hatte ihren Lebenskreislauf ganz durchlaufen und war am Ende in vielem wieder dem Anfang nahegekommen – ein rundes Leben! Übrig blieben viele Erinnerungen an intensive Momente der Nähe, des Verstehens und der Zuneigung. Vergangenes Leid, das wir irgendwann einander zugefügt hatten, hatten wir angesprochen und einander vergeben. Im letzten Jahr hatten wir uns in kleinen Schritten, manchmal unter Tränen, manchmal ganz ruhig der Realität ins Auge sehend, voneinander verabschiedet. Es ist gut.
Ganz anders ist es, wenn ein Baby stirbt. Nichts ist gut. Keine Erinnerungen an gemeinsam gelebtes Leben, keine Erinnerungen, die wir mit anderen Menschen austauschen können.

Ich hatte das Gefühl, daß die Last dieses Ereignisses ganz bei mir alleine lag. Das Tragische dabei ist, daß ich der einzige Mensch bin, der das Baby kennt. Es gibt keine Großeltern, keine Tanten und Onkel. Menschen trauern nicht um etwas, das sie nicht kennen. Du stehst allein da in deiner Trauer um die Erinnerung an dein Kind. Alle sagen, es ist doch nicht so schlimm, du kannst doch andere haben… das ist doch nicht das Ende der Welt. Das Leben geht weiter. Aber es ist das Ende *meiner* Welt.

Manche Freundinnen sagten zu mir nach zwei oder drei Monaten: »Komm, laß dich doch nicht so hängen, du hast doch das Kind überhaupt nicht gekannt. Reiß dich doch jetzt zusammen.« Je mehr die anderen mich dazu bringen wollten, mit dem Trauern aufzuhören, desto mehr hatte ich das Gefühl, daß ich um meine Trauer kämpfen mußte.

Der Tod trifft uns fast immer unvorbereitet. Es scheint so unfair, daß dieses unser Kind nie den Himmel und die Sonne sehen wird und das Erwachen der Natur im Frühling, daß wir es nicht in unseren

Armen wiegen dürfen, daß wir nicht erleben dürfen, wie es heranwächst und seine Erfahrungen im Leben macht. Ein solcher Tod paßt nicht in die Ordnung der Welt hinein: wir erwarten, daß Kinder ihre Eltern überleben. Mit unseren Kindern sterben unsere Träume, Hoffnungen und Vorstellungen für unser weiteres Leben. Es stirbt ein Teil von uns.

Ich hatte meine Stelle als Lehrerin aufgegeben und wollte mich nun mit 38 Jahren ganz meiner Rolle als Mutter widmen. Es war ein wundervolles Gefühl, schwanger zu sein. Ich meine nicht das Körperliche, sondern die Freude, meine ganze Liebe diesem Kind in meinem Bauch geben zu können. Ich habe nicht nur mein Kind verloren, ich wurde auch um das Erleben meiner Mütterlichkeit betrogen.

Bindung und Verlust

Es ist unser Bedürfnis als Menschen, starke emotionale Bindungen einzugehen. Dies rührt von unseren Instinkten nach Sicherheit und Geborgenheit her. John Bowlby hat dies in seinen Büchern *Bindung* und *Verlust* sehr umfassend gezeigt. Unser Leben können wir nur dann wirklich *voll leben*, wenn wir in der Lage sind, uns zu binden, und auch angesichts eines möglichen Verlusts nicht vor einer Bindung zurückschrecken.

So sind Liebe und Trauer eng miteinander verbunden. Je mehr ich es wage, mich der Liebe zu öffnen und eine Bindung einzugehen, desto mehr Schmerzen empfinde ich, wenn ich das geliebte Wesen verliere. Außenstehende können die Trauer von Eltern, die ihr Kind »nicht gekannt« haben, nicht nachvollziehen, weil sie keine Vorstellung von der Tiefe der Bindung haben.

Lange bevor wir schwanger werden, bereiten wir uns innerlich auf unser Baby vor. Die Gedanken, die wir schon vor oder auch während der Schwangerschaft unserem Kind widmen, sind die Fäden des Gewebes der Bindung zu ihm.

Letzte Woche glaubte ich, schwanger zu sein. Wie schon einige Male zuvor hatte ich gehofft, daß das Wunschkind, zu dem ich wegen meines Alters nicht mehr den Mut hatte, sich vielleicht doch noch durchgesetzt hätte. Ich achtete sofort darauf, daß ich keinen Tropfen Alkohol zu mir nahm, geschweige denn irgendwelche Medikamente, und ich ging bewußter mit meinem Körper um. So ein bißchen dieser tiefen Liebe, die ein neu zur Welt gekommenes Kind in uns auslöst, hatte schon begonnen, sich wohlig in meinem Körper auszubreiten. Als dann meine Periode kam, wurde mir erst klar, wie sehr ich schon begonnen hatte, mich auf das vermeintliche Baby einzustellen. Ich hatte mich schon damit beschäftigt, was dies wohl für ein Wesen sein mag, wann es zur Welt kommen würde, wieviel Altersunterschied zu meinen älteren Kindern bestehen würde, wie sich mein Leben dadurch verändern würde und was ich dafür aufgeben würde und wollte.

Wenn die Schwangerschaft bestätigt wird, sehen wir unser Kind auf dem Ultraschallmonitor, hören seine Herztöne, spüren es als Mütter in uns und beginnen, es allmählich als ein eigenständiges Geschöpf anzuerkennen und es in seinem Wesen zu erkennen.

Susan (40) (vgl. S. 55), die von der Intensität ihres Schmerzes beim Verlust ihres Babys in der 19. Schwangerschaftswoche überwältigt war, reflektierte dies so:

Die Frage ist die Tiefe der Bindung und Liebe. Die Frage ist, wie tief sich die Schwangerschaft in einen »hineingesponnen« hat. Ich empfand die Schwangerschaft als etwas, was in der Gebärmutter anfing und sich dann langsam unausweichlich in meinen Körper, meinen Geist und in mein Herz ausbreitete und hineinspann. Sie schickte Fäden und Seile aus, die jede Woche dicker wurden. Je später der Verlust in der Schwangerschaft, desto tiefer der Schmerz und das Leid für die Frau.

Trauern ist ein Prozeß

Die Trauer sucht sich ihren Weg

Da mag der Schluß nahe liegen, daß man sich Schmerz und Trauer ersparen könnte, indem man das Entstehen einer frühen Bindung verhindert. Unter anderem auf dieser Annahme basiert auch die Vorgehensweise in Krankenhäusern, den Eltern ihr totes Kind vorzuenthalten und auch gar nicht darüber zu sprechen, so als ob nichts geschehen wäre. Doch der Preis dafür ist hoch.

In Gesprächen mit Frauen, die vor vielen Jahren eine Fehl- oder Totgeburt hatten, hat sich gezeigt, daß es ein Trugschluß ist zu glauben, wenn sie »nichts mit dem Geschehen zu tun haben würden«, würden sie es bald vergessen. Noch zwanzig und mehr Jahre später leiden sie unter der Last von Unverarbeitetem.

Trauerarbeit muß geleistet werden. Trauerarbeit wird geleistet werden… früher oder später, korrekt oder nicht korrekt, komplett oder unvollständig, auf kreative oder verzerrte Weise – die Arbeit wird getan werden. (Robbins, 1976)

Trauer findet immer einen Ausdruck, auch wenn wir sie daran hindern wollen. Der Preis für ungelebte, verdrängte Trauer können tiefe Depressionen, chronische Schmerzen, Abhängigkeiten, Über- oder Untergewicht, körperliche, zum Teil lebensbedrohliche und -verzehrende Krankheiten oder einfach die Unfähigkeit sein, Freude am Leben zu empfinden. Trauer ist eine starke Energie, die uns krank machen kann oder aber uns hilft wieder heil zu werden.

Trauer ist das ganz natürliche Gefühl beim Verlust von etwas oder jemandem, das oder der uns lieb war. Alle Gefühle kommen aus demselben »Quell« in unserem Inneren. Wenn wir mit Macht diese Quelle verstopfen, weil wir die Trauer nicht durchleben wollen, verkrüppeln wir und schneiden uns gleichzeitig von den uns angenehmen Gefühlen ab. Dann bleibt uns, wie Kahlil Gibran in *Der Prophet* es poetisch ausdrückt »die Welt ohne Jahreszeiten, wo du lachen wirst, aber nicht dein ganzes Lachen, und weinen, aber nicht all deine Tränen.«

Wieder heil zu werden, wieder liebes- und lebensfähig zu sein, ist nur möglich, wenn ich es wage, die Erfahrung bewußt zu durchleben, an mich heranzulassen und mich von ihr erschüttern zu lassen, und wenn ich mich im Zustand der Trauer annehmen und dazu Ja sagen kann.

… den Mut zu haben, den schier unaushaltbaren Schmerz, die blinde Wut und die bittere Enttäuschung, aber auch die tiefe Liebe in mir zuzulassen, um wieder ganz zu werden.

Es ist wie bei einer tiefen Wunde. Der Eiter muß abfließen können, und wir müssen die Wunde pflegen, damit sie heilen kann.

So schwer es sein mag – es gibt keinen einfacheren Weg. Anfangs mag es uns dabei schlimmer gehen, als wenn wir uns vor unseren Gefühlen abschotten. Doch im Endeffekt heilen die Wunden besser, und die Erfahrung kann einen wichtigen Beitrag zu unserer Selbstwerdung leisten.

Die Trauer hilft uns, zu einer neuen Ordnung zu kommen. Sie hilft uns auch, Abschied zu nehmen, das Verlorene in unser Leben zu integrieren, daran – so unwahrscheinlich das im Anfang scheinen mag – vielleicht sogar zu wachsen und zu einem neuen Verständnis und einer neuen Erfahrung unserer Selbst in der Welt zu kommen.

Es gehört Mut und Liebe zu uns selbst dazu zu glauben, daß es uns wirklich helfen wird, den Schmerz aufzulösen, wenn wir alle diese Gefühle jetzt durchleben. (Tatelbaum, 1980)

Ich habe unheimlich viel Traurigkeit gespürt, wie noch nie zuvor in meinem Leben. Aber gleichzeitig habe ich auch Freude erfahren – Freude am Leben zu sein, Freude an jedem Moment, so wie ich das bis dahin noch nicht gekannt hatte. Und das möchte ich nicht verlieren.

Es ist besser geliebt zu haben und zu verlieren, als nie geliebt zu haben.

Stufen der Trauer

Bei Umfragen in der Bevölkerung und unter Fachleuten aus medizinischen und pflegerischen Berufen wurde die Frage gestellt: »Wie lange trauert man normalerweise bei dem Verlust eines geliebten Menschen?« Die überwiegende Mehrheit meinte, daß Menschen zwischen 48 Stunden und zwei Wochen bräuchten, um über den Verlust hinwegzukommen. (Davidson, 1984)

Es ist jetzt sieben Wochen her, und ich komme langsam dazu zu akzeptieren, daß es nicht in zwei Wochen vorbei sein wird und auch nicht in einem Monat oder in zwei. Es wird »vorbei« sein, wenn es vorbei ist, und ich glaube allmählich, daß es etwas ist, wo wir nie ganz aufhören werden, traurig zu sein.

Die meisten Eltern, die ein Kind verloren haben, sind erstaunt, wie lange Zeit sie für den Heilungsprozeß brauchen. Sie glauben, nicht normal zu sein. Die akute Trauer dauert oft so lang wie die vorangegangene Schwangerschaft, meistens sogar länger, je nach früheren Verlusterfahrungen (und damit sind nicht nur Todesfälle gemeint) und Begleitumständen des jetzigen Verlusts. Der Jahrestag des Todestages ist für viele ein Meilenstein. Dann werden die Wellen der Trauer kleiner und kleiner, die Phasen der Ruhe dazwischen werden länger und länger. Der Trauerprozeß ist vollendet, wenn wir ein neues Gleichgewicht gefunden haben.

Jeder Mensch hat seinen ganz individuellen Trauerprozeß, basierend auf seiner individuellen Geschichte. Und doch gibt es auch Gemeinsames – ganz ähnlich ablaufende Prozesse bei allen Trauernden. Im vermeintlichen Chaos herrscht eine gewisse Ordnung.

Es mag trauernden Eltern helfen, die Phasen der Trauer und des Wegs zur Heilwerdung zu kennen und zu verstehen, um die eigenen Erfahrungen besser einordnen zu können. Wie bei jeder Entwicklung, so handelt es sich auch hierbei natürlich nicht um linear geordnete Stufen, sondern eher um einen spiralförmig verlaufenden Prozeß. Man denkt, ein Stadium abgeschlossen zu haben, und kommt dann wieder an demselben Punkt auf einem höheren Niveau an. Manchmal können auch Merkmale aller Phasen gleichzeitig da sein. Ich gebe hier zunächst einen Überblick über die vier Phasen, die in Kapitel 3, 4, 5 und 6 näher beschrieben sind.

PHASE 1: Schock und Betäubung

Als mir die Hebamme sagte, daß mein Kind tot ist, war das erstmal ein Schock. Ich kam mir innerlich wie abgestorben vor.

Die Nachricht vom Tod unseres Kindes bewirkt Schock, Lähmung und einen Zustand des Benommenseins. Wir können den Tod nicht begreifen, können ihn nicht wahrhaben, weil wir ihn auf einen Schlag gar nicht verkraften könnten. Andererseits erleben wir vielleicht unkontrollierbare Gefühlsausbrüche. Unser Kind zu sehen, zu berühren und zu halten, tut zunächst mehr weh, begünstigt aber unseren inneren Heilungsprozeß.

Das Stadium von Schock und Betäubung kann ein paar Stunden, ein paar Tage oder ein paar Wochen dauern, je nach Situation. Medikamenteneinnahme läßt uns in dieser Phase stagnieren.

PHASE 2: Suchen und sich sehnen

Mir ging es wie einem Hund, dem man die Jungen weggenommen hat und der dann umherrennt und sie sucht. … Ich habe unheimlich oft geträumt, daß ich durch Krankenhäuser gelaufen bin und mein Kind gesucht habe.

Dies ist die Zeit der Suche nach dem Verlorenen und der unstillbaren, schmerzlichen Sehnsucht danach. Es ist die Zeit des Grübelns über zumeist unbeantwortbare Fragen. Es ist auch, wie Verena Kast (1982) schreibt, die Zeit des Aufbrechens der Gefühle von Schmerz, Wut, Schuld, Angst, Verzweiflung, Versagen, Eifersucht und anderer starker Emotionen, die zur Heilwerdung zugelassen werden müssen.
Glen Davidson (1984) fand in seinen Untersuchungen über das Trauern heraus, daß diese Phase etwa vier bis sechs Monate andauerte.

PHASE 3: Desorientierung und Verwandlung

Vor dem Tod unseres Kindes war ich eine recht pingelige Hausfrau gewesen. Danach wurde ich richtig nachlässig, blieb den ganzen Tag im Nachthemd, saß am Fenster und starrte hinaus. Äußerlich muß ich wie erstarrt gewirkt haben. Innerlich, glaube ich, strukturierte sich mein ganzes Leben, mein ganzes Sein, ganz neu.

Diese Phase setzt dann ein, wenn die Umwelt glaubt, daß Eltern ihre Trauer überstanden haben. Doch leiden diese gerade dann an einem depressiven Zustand des Abgeschnittenseins, gekennzeichnet von Energielosigkeit, mangelnder Motivation, großer Vergeßlichkeit und Konzentrationsschwäche, Schlaflosigkeit und Appetitlosigkeit oder einem unkontrollierbaren Appetit und einem unwiderstehlichen Schlafbedürfnis. Sie fühlen sich oft nicht in der Lage, Entscheidungen zu treffen. Sie empfinden sich als nicht normal und hoffen, daß niemand ihren Zustand entdeckt. Sie ziehen sich deshalb von ihren Mitmenschen zurück. Ihre Widerstandskraft gegen Krankheiten ist extrem niedrig.

Diese Phase setzt meistens etwa nach vier bis sechs Monaten ein und kann Monate dauern. Sie ist am schwersten.

PHASE 4: Erneuerung

Ich fühlte mich wie aus einem tiefen Schlaf erwacht.

Je nach Todessituation kann es ein bis zwei Jahre dauern, bis sich allmählich wieder ein Gefühl von Normalität einstellt. Es erwächst neue Energie. Die Konzentrations- und Denkfähigkeit nimmt wieder zu, die Schlaf- und Eßstörungen verschwinden. Eltern beginnen wieder, sich nach außen zu richten. Auch wenn wahrscheinlich ein Leben lang Momente des Trauerns aufflackern werden, so ist doch jetzt der Verlust verarbeitet und integriert, und vielleicht ist eine neue Haltung gegenüber dem Leben entstanden.

Trauer ist eine persönliche Erfahrung

Die individuelle Situation

Auch wenn der Trauerprozeß nach einem mehr oder weniger geordneten Muster verläuft, so reagieren Menschen doch sehr unterschiedlich auf Verluste, weil jede Situation einzigartig ist.

Ich sagte mir, ich bin ja erst 26. Bis 35 werde ich schon noch ein zweites Kind kriegen.

Immer nur der Gedanke, ich werd kein Kind mehr kriegen... ich bring mich um, ich spring aus dem Fenster... Ernsthaft hätte ich das, glaube ich, nicht gemacht, aber ich war einfach total verzweifelt.

Bedeutung der Schwangerschaft für uns, Tiefe der Bindung, Geburts- und Todesumstände, vorangegangene Verluste und Art der Trauerverarbeitung, Länge des Wartens auf diese Schwangerschaft – all das wird ebenso die Erfahrung bestimmen wie Persönlichkeit,

Qualität und Form der Beziehung zum Partner, Formen der Kommunikation, innere Ressourcen, persönliche Weltanschauung, Lebensreife und Eingebundensein oder Nichteingebundensein in einem sozialen Netzwerk.
Auch die Motivation zum Kind spielt sicherlich im Erleben der Trauer eine Rolle.

Ich wollte unbedingt ein Kind, weil ich es auf meiner Arbeitsstelle nicht mehr aushielt. Irgendwo war es total egoistisch, ein Kind als Ersatzbefriedigung zu wollen. Ich hatte danach richtige Schuldgefühle.

Unsere Grundeinstellung zu Leben und Tod beeinflußt unser Erleben. Menschen mit einem festen Glauben kommen in der Regel besser mit einem Verlust zurecht als solche, die dazu keinen Zugang haben. Trudel (47), eine Ärztin, sagt:

Als ich vor 20 Jahren eine Fehlgeburt hatte, sah ich das Leben nur von der intellektuellen Seite. Und so war meine Fehlgeburt nur ein schrecklicher Zufall ohne Sinn. Mit Glaube konnte ich damals gar nichts anfangen. Es war danach nur noch Leere da. Im nachhinein sehe ich das als etwas sehr Bedauerliches, weil ich die Erfahrung gar nicht positiv verarbeiten konnte.

Die Trauer ist intensiver in den Fällen, wo Menschen meinen, daß sie den Tod ihres Kindes hätten verhindern können.
Eine vorausgegangene, wenn auch zunächst unbewußte Zwiespältigkeit der Schwangerschaft gegenüber kann die Trauerarbeit stark belasten. Anita (27), die ihr Kind im fünften Monat verlor, beschreibt das eine Woche nach der Geburt so:

Meine kleine Tochter sagt allen Leuten, dem Baby hätte es in meinem Bauch nicht gefallen. Ich bin ja auch oft ziemlich nervös gewesen, hatte so eine innere Unruhe, und manchmal habe ich richtig durchgehangen. Wir wollen diesen Monat anfangen zu bauen, und vielleicht hat das Baby gedacht, es kommt mir in die Quere. Ich denk, vielleicht hab ich doch zuviel geplant und bedauert, daß mein Mann so mit dem Bau beschäftigt wäre und wir zusammen das Kind nicht so intensiv genießen könnten, wie unser erstes Kind.
Oh, wenn ich wüßte, daß ich wirklich dran schuld wäre, dann bekäme ich kein Kind, nie mehr… (*Weinen*) Dann steht mir keins mehr zu. Ich würde

immer denken, dieses wollte nicht bleiben, weil ich selbst daran schuld bin, und dann darf ich auch keins mehr kriegen.

Wenn das Kind im Bauch gar von vorneherein abgelehnt wurde, treten oft Schuldgefühle auf.

Diese Schwangerschaft hatte so gar nicht in mein Leben hineingepaßt. Ich hatte an Abtreibung gedacht, aber tat es dann doch nicht, weil ich es nicht mit meinem Gewissen vereinbaren konnte. Als es dann in der elften Woche zur Fehlgeburt kam, hatte ich zunächst große Schuldgefühle. Auch wenn ich mich deshalb sehr schämte, sprach ich mit einigen Menschen ganz offen darüber. Ich glaube, weil ich allmählich zu meinem Schuldigwerden stehen konnte, erlebte ich dann so etwas wie Vergebung. Es ist jetzt gut.

Wenn eine Frau schon einmal ein Kind abgetrieben hat, wird eine Fehl- oder Totgeburt bei einer gewollten Schwangerschaft oft als Strafe erlebt. Außerdem kann es sein, daß verdrängte Trauer von dem ersten Erlebnis an die Oberfläche kommt und die Trauer vervielfacht.

Ich hatte die Gefühle und Erinnerungen sehr erfolgreich verdrängt gehabt. Jetzt hatte ich keine Wahl: ich mußte mich dem Schmerz und dem Bedauern stellen. Ich kramte alte Kalender heraus und rekonstruierte, wann die Abtreibung stattgefunden hatte. Ich weinte und weinte und weinte. Die ganze Traurigkeit, die ich zum Zeitpunkt der Abtreibung nicht zugelassen hatte, brach jetzt über mich herein und auch die Trauer darüber, daß wir so lange gewartet hatten, ein drittes Kind zu bekommen.

Wenn mehrere erschwerende Faktoren noch zu dem momentanen Verlust hinzukommen, kann es sein, daß wir Hilfe bei der Verarbeitung unserer Gefühle und der Wieder-heil-werdung brauchen. Dies ist umso wichtiger, wenn weitere Schwangerschaften geplant sind. Mit Hilfe eines Fragebogens im Anhang (S. 253) können wir unsere besondere Trauersituation reflektieren.

Die vergessene Trauer des Vaters

Väter und Mütter reagieren oft sehr unterschiedlich auf den Verlust ihres Babys. Viele Männer scheinen nach außen hin von einer Fehl- oder Totgeburt weniger betroffen als Frauen. Dies mag unter anderem mit dem Grad der Bindung zu tun haben. Wo die Bindung noch nicht so stark ist, da ist die Trennung noch nicht so schmerzlich.

Männer können naturbedingt während der Schwangerschaft noch keine so tiefe Bindung zu ihrem Baby aufbauen. Sie sind nicht körperlich-hormonell mit dem Baby verbunden, wie ihre Frau das ist. Erst im späteren Schwangerschaftsverlauf können sie es durch Handauflegen auf den Bauch von außen als separates Wesen erahnen.

Cornelia (30), die ihr zweites Kind in der 19. Woche verlor und es zusammen mit ihrem Mann gesehen hatte, sagte:

Die Reaktion meines Mannes hat mich schon sehr erstaunt. Wir hatten in der Zeit, bis es kam, und auch in den Wochen kurz danach eine sehr intensive Zeit. Aber für ihn war es schnell erledigt, einfach erledigt. Ich merke auch jetzt, wo ich wieder schwanger bin: Es ist weit weg für ihn. Vielleicht war das beim letzten Mal auch so, so daß es für ihn nie so nah war wie für mich.

Vielleicht scheint es aber auch nur so, als ob Männer weniger schwer an dem Verlust tragen. Manche Männer finden sogar, daß sie in einer Weise schlimmer dran sind, gerade *weil* sie die Erfahrung nicht so unmittelbar durchleben konnten wie ihre Frau.

Ich hatte das Gefühl, »draußen vor der Tür« zu stehen.

Männer können es sich schon wegen ihrer Arbeitssituation meistens gar nicht »leisten«, die Trauer an sich heranzulassen. Manche müssen am nächsten Tag wieder arbeiten. Ein trauernder Mann in der Arbeitswelt stößt oft auf Unverständnis.

Ich mußte kurz darauf wieder in der Schule stehen. Vor den kleinen Kindern konnte ich doch nicht einfach losheulen, die hätten das nicht verstanden. In einem anderen Job hätte ich mich vielleicht einfach für zehn Minuten auf der Toilette vergraben können, um mich auszuweinen, wenn es gerade wieder über mich hereinbrach. So mußte ich tapfer sein und durchhalten.

Die Gesellschaft tut sich schon schwer genug, einer Frau zu begegnen, die ein Kind verloren hat. Noch schwerer finden es die meisten, einem Mann gegenüber in adäquater Weise zu reagieren. Männer sind erzogen worden, stark zu sein. Sie haben nicht die »kulturelle

Erlaubnis« zu trauern. Meistens fragen alle nach dem Ergehen der Frau. Der Mann wird häufig nicht beachtet. Möglicherweise hat man Angst vor den Tränen eines Mannes.

Männer in unserer Kultur haben selten die Form von intimen Freundschaften, in der sie ihre Gefühle mitteilen und Zuwendung bekommen können. Noch haben sie gelernt, sich über ihre Sorgen und Gefühle auszusprechen.

Ich kann ja verstehen, daß meine Frau durch die unmittelbare Betroffenheit und den körperlichen Bezug zu unserem Kind das größere Leiden hat, und ich bin ja auch bereit, ihr mehr Liebe und Aufmerksamkeit zu geben. Aber sie hat nur ein geringes Verständnis dafür, daß auch ich leide. Das Dilemma ist, ich weiß überhaupt nicht, wo ich meinen Trost herkriegen soll.

Männer tragen eine doppelte Last. Sie fühlen ihre eigene Trauer und leiden gleichzeitig am Schmerz ihrer Frau. Oft halten sie ihre eigene Traurigkeit zurück, um ihre Frau nicht auch noch mit ihren Schmerzen zu belasten. Das kann von der Frau als Gleichgültigkeit mißverstanden werden.

Von außen werden Männer noch dazu ermahnt, »für Ihre Frau stark zu sein«. Sie meinen, ihre Traurigkeit wegnehmen zu müssen oder ihr Antworten auf ihre Fragen schuldig zu sein.

Mein Mann ist gewohnt, in jeder Krisensituation eine passende Lösung zu haben. Wenn ich so vor mich hinseufze: »Warum nur, warum?«, dann fühlt er sich unter Druck, mir eine Antwort servieren zu müssen. Ich weiß doch, daß auch er die Antwort nicht weiß, und ich erwarte keine Antwort von ihm.

Ein Vater stellte die eigentlich berechtigte Frage: »Wo kämen wir denn hin, wenn wir beide zusammenbrechen würden?«

Beziehungen können in dieser Zeit in die Brüche gehen oder zumindest zeitweise sehr angespannt sein. Andererseits können sie auch tiefer werden.

Meiner Beobachtung nach ist das Risiko, nach einem Verlust nicht heil werden zu können, bei Männern größer als bei Frauen. *Die Trauer der Väter darf nicht unter den Tisch gefegt werden.*

Wenn auch der Mann sich der Trauer stellen kann, kann dies für ihn eine Hilfe auf seinem Weg zur Ganzheit werden. Aus der tiefen Not heraus geboren entsteht die Chance, die noch nicht erschlossenen – vielleicht die verletzlichen und zarten – Seiten an sich zuzulassen und neue Verhaltensweisen auszuprobieren. In dieser Zeit kann er vielleicht wirkliche Freunde finden, die ihm geduldig zuhören, wenn er »seine Geschichte« erzählt, die keine Angst vor menschlicher Nähe haben, die ihn in den Arm nehmen und seine Tränen aushalten können. Oft sind gerade für Männer die Stützgruppen für trauernde Eltern bei diesem Verwandlungs- und Leidensprozeß besonders hilfreich.

Neue Dimensionen des Seins in Verbindung mit dem Tod

Im Zusammenhang mit Tod und Sterben machen Menschen oft Erfahrungen, die sie nicht in ihren Alltag einordnen können, so als ob wir in der Begegnung mit dem Tod Grenzen unseres Bewußtseins sprengen können. Im Umfeld des Todes lernen wir oft andere Dimensionen des Seins kennen.
In den vielen Gesprächen, die ich mit Betroffenen geführt habe, wurde mir eine große Vielzahl von solchen Phänomenen vor oder um den Todeszeitpunkt herum berichtet.

Zwei Tage vor dem Tod unseres Babys malte unsere sechsjährige Tochter mit Wachsmalkreiden einen bunten Regenbogen und darüber Schwarz. Dann kratzte sie Kreuze um Kreuze heraus, die in schillernden Farben auftauchten.

Die Mutter eines Mädchens, das mit elf Monaten an plötzlichem Kindstod starb, berichtete folgendes:

Wir waren neu im Dorf, und ich machte mit meinen drei Kindern einen Erkundungsspaziergang, der uns auch zum Friedhof führte, wieso weiß ich nicht. Rebecca saß in ihrem Buggy. Auf dem Friedhof machten wir an dem Grab eines Babys halt. Anna, die Älteste, meinte, daß neben dem Grab des Babys noch Platz sei und daß, wenn ein Baby stirbt, dieses dann einen Freund hätte. Rebecca krabbelte aus ihrem Buggy und setzte sich auf diesen Platz. Eine Woche später wurde sie an dieser Stelle begraben.

Marie-Louise von Franz, eine Mitarbeiterin von C.G. Jung, sagt in ihrem Buch *Traum und Tod*, daß im tiefsten Unbewußten, wo Zeit und Raum aufgehoben erscheinen, »eine relative Ewigkeit und ein relatives Ungetrenntsein von anderen Seelen, respektive ein Einssein mit denselben« herrscht. So läßt sich ein von manchen Frauen berichteter Seelenkontakt mit ihrem Kind erklären.

Ein anderer bekannter Psychoanalytiker dieses Jahrhunderts, Erich Fromm, geht davon aus, daß wir mit einem Teil unseres Seins Wahrheiten »wissen«:

Wenn wir behaupten, die Wahrheit werde verdrängt, dann gehen wir natürlich von der Voraussetzung aus, daß wir die Wahrheit wissen und dieses Wissen verdrängen; mit anderen Worten, daß wir über »unbewußtes Wissen« verfügen. Meine psychoanalytischen Erfahrungen sowohl in bezug auf andere als auch auf mich selbst zeigen mir, daß dies in der Tat zutrifft. Wir nehmen die Realität wahr, ob wir wollen oder nicht. Ebenso wie unsere Sinne so organisiert sind, daß sie mit Seh-, Hör-, Geruchs- und Tastempfindungen reagieren, wenn sie mit der Realität konfrontiert werden, so ist auch unsere Vernunft so organisiert, daß sie die Realität erkennt, das heißt die Dinge so sieht, wie sie wirklich sind, kurz, daß sie die Wahrheit erfaßt.

Ich spreche natürlich nicht von dem Teil der Realität, der nur mit Hilfe wissenschaftlicher Instrumente und Methoden erkannt werden kann. Ich beziehe mich auf das, was durch konzentriertes »Sehen« begreifbar ist, speziell die psychische Realität – unsere und die der anderen... Wir wissen fast alles Wesentliche über das menschliche Verhalten, so wie unsere Vorfahren erstaunlich viel über die Bahnen der Gestirne wußten. Doch während sie sich ihres Wissens bewußt waren und es anwandten, verdrängen wir unser Wissen sofort, denn wenn es bewußt bliebe, würde unser Leben zu schwierig werden und – so reden wir uns ein – zu »gefährlich« sein... In der Tat verwenden wir einen großen Teil unserer Energie darauf, vor uns selbst zu verbergen, was wir wissen; das Ausmaß dieses verdrängten Wissens ist kaum zu überschätzen. (Fromm, 1976, S. 99f.)

Oft erhalten wir Informationen in verschlüsselter Form in unseren Träumen.

Ich sah alle meine Kinder vorher im Traum. David und Tobias sah ich als Jungen, und ich sah ihre Gesichter. Der totgeborene Timo hatte kein Gesicht.

In der Interpretation unserer Träume ist natürlich Vorsicht geboten, denn nicht alle Träume vom Tod sagen einen reellen Tod an, d.h. nicht alle sind in den Worten C.G. Jungs als »objektstufig« anzusehen. Unser Unterbewußtsein mag uns dadurch auch den Hinweis bringen, daß sich unser Leben wandeln wird oder muß (»Subjektstufigkeit«), oder es verarbeitet damit Ängste, die sonst den Geburtsprozeß und unser Elternsein behindern würden. Träume zeigen uns auch oft in Symbolen, daß das Unbewußte den Tod nicht als das Ende ansieht, sondern an ein Weiterleben der Seele nach dem Tod glaubt.

Oft wagen wir gar nicht, unsere außergewöhnlichen Erfahrungen mitzuteilen, weil wir befürchten, von anderen für verrückt erklärt zu werden. In der Tat kann es sein, daß technisch-medizinisch ausgerichtete Menschen solche Erfahrungen als Halluzinationen einordnen, die ihrer Meinung nach auf tiefe geistige Störungen hindeuten würden und medikamentös oder gar psychiatrisch behandelt werden müssen.

Für den gesunden Verlauf des Trauerprozesses ist es ungeheuer wichtig, diese Erfahrungen nicht verschweigen zu müssen. Für Trauernde ist es gut, sich Menschen zu suchen, zu denen sie Vertrauen haben und bei denen sie sich in *all* ihren Erfahrungen und Gefühlen ernst genommen wissen. Urteilsfrei angehört und bedingungslos angenommen zu werden, mag sie ein Stück weiter bringen. (Lindstrom, 1983)

Wenn ein im Umgang und in der Interpretation unserer »Erlebnisse« oder Träume erfahrener Mensch (siehe S. 272f.) uns gar beistehen kann, können diese Erfahrungen unseren weiteren Lebensweg bereichern, wie das bei Cornelia (30) der Fall war:

Ich kam in Kontakt mit meinem in der 19. Schwangerschaftswoche verstorbenen Kind. Für jemanden, der das noch nicht erlebt hat, mag das unvorstellbar erscheinen. Für mich jedenfalls war diese Begegnung so real wie die erste im Spital: Auf meine Frage, warum es nur so kurz bei uns geblieben sei, sagte es in etwa: »Das war nötig für dich. Du warst so ›verschlossen‹ und starr vorher. Wir haben gemeinsam deine Stärken und Schwächen angeschaut. Du mußtest lernen, mich loszulassen.« Diese »Begegnung« hat mich enorm verändert.

2 Unterschiedliche Verlustsituationen

Der Tod eines Babys kann in verschiedenen Lebensstadien auftreten. Wir unterscheiden zwischen Fehlgeburt, Totgeburt, Neugeborenentod und Plötzlichem Kindstod. Auch auf den Verlust eines Babys durch einen Abbruch der Schwangerschaft aufgrund eines diagnostischen Befunds wird im folgenden eingegangen. Jede Situation hat ihre Sonderheiten.

Fehlgeburt: Verlust während der Schwangerschaft

Wann spricht man von einer Fehlgeburt?

Rechtlich gesehen werden alle nicht-lebenden Babys unter 1000 g als Abort oder Fehlgeburt bezeichnet. Das betrifft sowohl einen Embryo (so nennen die Mediziner ein Kind während der Organentwicklungszeit) als auch einen Fötus (so heißt es nach der zwölften Schwangerschaftswoche). Eine Fehlgeburt kann auftreten in Form einer starken, verspäteten Monatsblutung. Es kann sich dabei aber auch um die Geburt eines lebensfähigen vollständig ausgebildeten Kindes handeln, die sich unter starken Wehenschmerzen vollzieht. Das Empfinden der Eltern und auch des medizinischen Personals entspricht in der Regel nicht dieser starren rechtlichen Definition. In der Praxis wird wohl niemand ein lebensfähiges Kind (das ist es in der Regel ab der 24. Schwangerschaftswoche) als Fehlgeburt, sondern als Früh- beziehungsweise Totgeburt ansehen.
Eine Fehlgeburt kann zu Hause oder in der Klinik stattfinden. Danach wird meistens eine Kürettage (eine Ausschabung) unter Periduralanästhesie oder Vollnarkose vorgenommen, weil sich die

Plazenta (Mutterkuchen) in diesem frühen Stadium zumeist nicht vollständig ablöst. Häufig wird eine Frau direkt zur Ausschabung in die Arztpraxis oder Klinik bestellt, wenn feststeht, daß die Schwangerschaft »nicht mehr intakt ist«. In diesem Fall wird »die Leibesfrucht« mitsamt Plazenta vom Arzt entfernt. Etwa 75% der Fehlgeburten treten im ersten Schwangerschaftstrimester auf, 25% danach.

Gründe für eine Fehlgeburt

Wenn ich mir bildlich vor Augen halte, was bei der Zeugung eines Menschen und in den Wochen danach geschieht, werde ich ganz ehrfürchtig. Es ist schon ein Wunder, daß durch die Vereinigung eines winzig kleinen Eis und eines noch kleineren Samens ein Mensch entsteht, der sehen, hören, sprechen, laufen, fühlen, denken, empfinden, lachen, lieben kann. Es ist eigentlich erstaunlich, daß dies mit solcher Präzision in der Mehrzahl der Fälle gelingt. Aber es gelingt nicht immer.

Wenn die Natur versagt und sich nicht alles nach dem Meisterplan entwickelt, dann hilft sie sich in der Regel selbst, indem die Arbeit abgebrochen wird. Fehlentwicklungen können z.B. durch ein in der Anlage fehlerhaftes Ei der Mutter oder eine fehlerhafte Samenzelle des Vaters entstehen. Oder bei der Zellvermehrung und -teilung, bei der aus einer Zelle die Millionen und Millionen von Zellen erwachsen, die den Menschen ausmachen, läuft etwas schief. Wenn Frauen während der Ontogenese (Organentwicklung) Bestrahlung, bestimmten Medikamenten, Chemikalien oder anderen schädlichen Umwelteinflüssen ausgesetzt werden, hat dies schädliche Auswirkungen auf das sich entwickelnde Baby. Auch bestimmte Infektionen können dem Kind schaden. Daß sich auch die Gene des Vaters durch Bestrahlung verändern können, ergab eine Studie in England, bei der man herausfand, daß Kinder von Vätern, die kurz vor der Zeugung in einem Atomkraftwerk gearbeitet hatten, vermehrt an Leukämie starben. Fehlgeburten aufgrund der genannten Faktoren treten meistens vor der zwölften Woche auf.

Wir haben versucht herauszufinden, wieso wir unser Kind verloren haben. Natürlich, die Umweltbelastungen werden immer größer…

Fehlgeburten können aber auch durch die Gebärmutter betreffende Faktoren ausgelöst werden, wie Myome (eine gutartige Geschwulst an der Gebärmutter), Entzündungen, Narben von Operationen oder einem Intrauterinpessar. In diesen Fällen gibt es Probleme bei der Einnistung des Embryos in der Gebärmutter. Ab und zu muß auch eine Schwangerschaft chirurgisch beendet werden, wenn, oft erst während der achten oder zwölften Schwangerschaftswoche, eine auch für die Frau gefährliche Eileiter- oder Bauchhöhlenschwangerschaft festgestellt wird.

Hormonstörungen können ebenfalls ein Grund für eine Fehlgeburt sein. Auch kann eine solche durch ein traumatisches Ereignis ausgelöst werden, sei es durch Schock, Unfall oder einen diagnostischen Eingriff, wie die Amniozentese oder Chorionzottenbiopsie (vorgeburtliche Diagnostikmethoden zur Erkennung von bestimmten Fehlbildungen des Babys, siehe S. 54). Ein weiterer Grund mag eine Muttermundschwäche sein.

Manchmal kann man gar keine offenbaren Ursachen finden. Die Gründe müssen dann eher dem seelisch-psychischen Bereich zugeordnet werden. Sabine (24), die nach der Geburt ihres ersten Sohnes, den sie sehr jung bekam, vier Fehlgeburten hatte, sieht das für sich so:

Vielleicht habe ich mich zu sehr darauf versteift, noch ein zweites Kind zu bekommen und dieses Mal alles besser zu machen, und habe dabei alles andere zurückgedrängt. Ich bin ja aus meiner Familie mit zwölf Kindern direkt in meine Ehe hinein, und kurz darauf war der Gabriel schon da, und ich hatte eigentlich nie mal Zeit für mich selbst. Vielleicht ist das auch mit ein Grund, weshalb der Körper es jedes Mal wieder abgestoßen hat, weil ich im Inneren noch nicht wieder bereit war, mich in sowas reinzustürzen. Man opfert sich ja die ersten drei Jahre so ziemlich für sein Kind auf, bevor man dann wieder ein bißchen mehr Zeit für sich hat.

Vielleicht war es auch diese ganze Verrücktmacherei mit den Ärzten. Ich bin nur noch von Arzt zu Arzt gelaufen. Zum Gynäkologen, zum Internisten, zum Hormonspezialisten, und jeder hat was anderes erzählt.

Mit zunehmendem Alter der Mutter nimmt die Wahrscheinlichkeit einer Fehlgeburt zu. So ist sie bei 40jährigen Frauen etwa dreimal höher als bei 20jährigen. Oft sind Fehlgeburten eine einmalige

Angelegenheit. Doch es gibt auch Frauen, die fünf und mehr Fehlgeburten hintereinander haben, und dann doch noch ein ganz gesundes Kind zur Welt bringen.

Der Arzt sagte mir, ich hätte halt fünfmal Pech gehabt. Er konnte mir auch keine Erklärung geben, woran es liegt. Jetzt haben wir einen süßen kleinen Sohn.

Es mag hilfreich sein, die Gründe einer Fehlgeburt herauszufinden, um gegebenenfalls therapeutische Schritte einleiten zu können, wie dies etwa im Falle einer Entzündung nötig ist. Gespräche und eine Beschäftigung mit der Situation können unbewußte, im seelisch-geistigen Bereich liegende Gründe aufdecken und Sinn und Aufgaben erkennen helfen. Dadurch entsteht die Chance, Konflikte zu bearbeiten, damit sie einer weiteren Schwangerschaft nicht mehr im Weg stehen.

Erleben einer Fehlgeburt

Außenstehende können sich schwerlich vorstellen, daß eine Fehlgeburt auch schon im Frühstadium als ein großer Verlust erlebt werden kann. Viele bekommen zu hören: »Das war ja noch gar kein richtiges Kind, erst ein Embryo.«
Doch, wie wir im vergangenen Kapitel gesehen haben, beginnt die Bindung an ein Kind schon lange, bevor seine Existenz konkret nachweisbar ist. Die Chinesen sagen, daß ein Baby bei seiner Geburt ein Jahr alt ist.
Wie Eltern eine Fehlgeburt erleben, hängt mit vielen Faktoren zusammen. Fast immer aber ist die Reaktion auf den Verlust viel intensiver als man allgemein annimmt oder als Eltern es sich selbst gegenüber zugeben wollen oder sich gestatten können.

Es ist so, als ob nichts gewesen wäre. Ich war im Krankenhaus und weiß gar nicht warum… außer meinem bißchen Bauch, und der ist auch weg. Da war was, und dann war's weg. Ich kann doch niemandem erzählen, warum ich so traurig bin… (*weint*) Das Kind war doch noch gar nicht richtig da. Das versteht doch keiner. Die sagen: »Was für eine hysterische Ziege!«

Eltern werden meistens gar nicht gefragt, ob sie ihr winziges Kind sehen wollen. So haben sie in der Regel Mühe, die Realität des Geschehenen zu begreifen.

Wenn die Fehlgeburt eintritt, bevor die Schwangerschaft nach außen hin sichtbar wird, erfährt die Umwelt häufig kaum etwas davon. Für die Trauer bleibt wenig Raum. Sie muß im Stillen geschehen.

Ich war so froh, kürzlich in einer Frauenzeitschrift einen Artikel über Fehlgeburten zu finden. Ich hatte gedacht: »Du spinnst doch. Irgendwie bist du nicht ganz normal. Das war doch gar kein richtiges Kind, das war doch nur ein ›Windei‹, hat der Doktor gesagt.« Aber ich heulte mich jeden Abend in den Schlaf.

Bei wiederholten Fehlgeburten, zudem bei fortschreitendem Alter, wächst oft die Angst, vielleicht nie mehr Kinder bekommen zu können.

Wenn schwerwiegendere Verluste vorangegangen sind, so kann diese Erfahrung im Vergleich dazu als nicht so schlimm erlebt werden.

Dieses Mal war es, als ob ein Nagel entfernt wurde. Bei der anderen Schwangerschaft hatte es sich angefühlt, als ob mir das Herz herausgerissen worden sei.

Auch wenn sich vielleicht die Tiefe der Trauer jeweils unterscheiden mag, Trauer ist immer da. Leider macht unsere Gesetzgebung das heilsame Durchleben der Trauer bei einer Fehlgeburt nicht leicht. Sie gilt ja nicht als Entbindung (selbst wenn es sich, wie ich es in einem Fall erlebte, um ein sehr kleines, in der 33. [!] Schwangerschaftswoche totgeborenes Kind handelt) und schon gar nicht als Trauerfall. Der Mann bekommt häufig nicht einmal einen Tag frei, die Mutter nur, insoweit es aus medizinischer Indikation erforderlich ist. *Das muß anders werden!*

Totgeburt: Verlust vor oder bei der Geburt

Wann spricht man von einer Totgeburt?

Wenn ein bereits lebensfähiges Kind im Leib der Mutter oder unter der Geburt stirbt, spricht man gesetzlich von einer Totgeburt, sofern das Kind über 1000 g gewogen hat. Es wird dann in das Stammbuch der Familie eingetragen, jedoch ohne Namensgebung. Der kleine Mensch wird sozusagen als eine Nicht-Person angesehen, auch wenn die Mutter die Bewegungen und Regungen ihres Kindes schon wochen- oder monatelang gespürt hat.

Gründe für eine Totgeburt

Babys können durch Nabelschnurverschlingungen oder -verknotungen während der Schwangerschaft oder unter der Geburt sterben oder weil die Plazenta sich abgelöst hat. In beiden Fällen bekommt das Baby keinen Sauerstoff mehr. Der Tod kann aufgrund von Anomalien, von schweren Fehlbildungen, auftreten, die das Kind nicht lebensfähig machen. Auch bestimmte Infektionen können, selbst noch im letzten Schwangerschaftstrimester, das Leben eines Kindes kosten. Manchmal ist auch durch eine Autopsie keine Todesursache zu erkennen. Es ist, als ob die Seele sich für dieses Mal gegen ein Erdenleben entschieden hätte.

Erleben einer Totgeburt

Manche Frauen werden beunruhigt, wenn sie meinen, über einen bestimmten Zeitraum keine Kindsbewegungen mehr zu spüren. Ein CTG (eine Herzton-Wehen-Aufzeichnung) bestätigt die fürchterliche Ahnung, daß das Kind tot ist.
Andere Frauen »wissen« plötzlich mit unumstößlicher Sicherheit, daß ihr Kind nicht mehr lebt.

Ich hatte urplötzlich ein Gefühl, das man niemandem beschreiben kann: Ich hatte das Gefühl, als würde ich innerlich erstarren. Erstarren … und dann wurde ich ganz weit. In diesem Moment fing ich auch schon an zu weinen und sagte zu meinem Mann: »Mein Kind ist gestorben.« Am nächsten Morgen fuhr ich ins Krankenhaus. Dort wurde ich an das CTG angeschlossen, es waren keine Herztöne mehr zu hören.

Oder sie oder ihnen nahestehende Menschen haben Träume oder auch Ahnungen, die sie in irgendeiner Weise vorbereiten (s. S. 38):

Sechs Wochen vor der Geburt hatte ich einen Traum: »Ich spüre das Baby im Bauch. Die Wehen setzen ein, ich muß pressen, das Baby kommt und ist tot.« Als Timo dann wirklich totgeboren wurde, war ich vorbereitet. Er war in seiner Entwicklung fünf bis sechs Wochen zurück. Im Traum hat sich Timo von mir verabschiedet. Auch daß er sich in letzter Minute noch einmal gedreht hatte… er mußte ja nicht nach unten, er mußte nicht raus. Er hatte den Kopf nach oben, weil er in den Himmel wollte.

Manche Frauen gehen nichtsahnend zur Routineuntersuchung und erfahren dort, daß ihr Kind tot ist.

Ich hatte einen Termin bei meinem Arzt. Das Baby hatte sich noch nicht gesenkt, und er schien etwas besorgt darüber. Er versuchte mich vorsichtig darauf vorzubereiten, daß ich unter Umständen mit Kaiserschnitt entbinden müßte. Ich dachte: »Nun gut, wenn's sein muß.« Wir unterhielten uns noch über das Resultat der letzten Ultraschalluntersuchung. Dann sagte er: »Gut, nun laß uns mal schauen, wie es heute aussieht.« Er suchte und suchte und fand keinen Herzschlag. Da wußte ich sofort: Es ist vorbei! Mein Baby ist tot.

Wenn Eltern erfahren, daß ihr ungeborenes Kind gestorben ist, ist es für sie zunächst einmal so, als ob sie von einer Minute zur anderen das »Buch, das da Baby hieß«, zuklappen. Sie wollen nichts mehr damit zu tun haben. Viele gehen davon aus, daß es per Kaiserschnitt geholt wird. Dem ist nicht so. Ein totes Kind wird in der Regel wie jedes andere geboren (mehr über die Geburt in Kapitel 3).
Da das Personal zumeist Schwierigkeiten mit dem Tod hat, herrscht oft zuerst einmal Schweigen. Die Todesbotschaft wird in einer scheinbar herzlosen, knappen Form mitgeteilt.

Die erste Hebamme, mit der ich zu tun hatte, hat sehr wenig mit mir geredet. Sie hat sich auf die rein medizinischen Sachen beschränkt, auf das, was sie jetzt mit mir macht.

Eine alleinstehende Mutter erzählte:

Ein Arzt, den ich noch nie vorher gesehen hatte, sagte: »Das Kind ist tot. Gehen Sie heim und warten Sie!« Ich war in Schock. Ich ging nach Hause, und kam die nächsten sechs Tage nicht mehr aus meinem Zimmer heraus. Ich war nicht einmal in der Lage, mich zu waschen oder anzuziehen.

Einige Frauen berichteten von einer Behandlung von seiten des Krankenhauspersonals, die unverzeihlich ist. Der folgende Bericht bezieht sich auf Mariannes Totgeburt im März 1977, und es bleibt zu hoffen, daß eine solche unerhörte Behandlung der Vergangenheit angehört:

Als ich in der Universitäts-Frauenklinik ankam, wurde ich von einem mir unbekannten Arzt untersucht, und er stellte fest, daß »die Frucht frei beweglich« sei. Mein Kind war tot. Er herrschte mich an, ich sei eine der Frauen, die ihr Kind nicht wollten, und ich hätte es ja jetzt geschafft! Das hat mich zu Tode getroffen. Ich wurde stationär aufgenommen. Vier Tage lang konnte ich weder essen noch trinken, bis bei einem Schichtwechsel einem neuen Arzt auffiel, daß meine Blutwerte verändert waren. Ich hatte die ganze Zeit in einem Zimmer mit zwölf Frauen gelegen, alles Risiko-schwangere. Dieser Arzt holte mich dann aus dem Zimmer heraus, und redete mir freundlich zu, bis ich dann schließlich ein Glas Tee zu mir nehmen konnte.

Wenn etwas Zeit verstreicht zwischen dem Moment des Todes und der Geburt und es den Eltern gelingt, den Tod nicht zu verleugnen, so kann dies unter Umständen als eine Hilfe empfunden werden, da Zeit ist, die eigenen Gefühle zu sortieren und »vorzutrauern«.

Daß wir auf die Geburt warten mußten, hatte auch seine Vorteile: wir konnten so allmählich zu einer Akzeptierung des Todes kommen und uns dann von unserem Kind bewußter verabschieden als wir dies in der Abgestumpftheit des ersten Schocks gekonnt hätten.

Eltern, deren Kind unter der Geburt stirbt, können sich überhaupt nicht vorbereiten. Sie werden noch mehr von dem Ereignis über-rumpelt als Eltern, die schon einige Stunden oder Tage Bescheid wissen.

Ich kam in die Klinik mit Wehen. Die Fruchtblase wurde gesprengt und dem Baby eine Kopfschwartenelektrode zur CTG-Überwachung angelegt.

Es war ein guter Herzton hörbar. Nur das Fruchtwasser war etwas von Mekonium gefärbt. Die Atmosphäre war ganz locker. Ich sagte jedoch, daß ich etwas nervös sei, und wurde beschwichtigt. Ich bekam eine Periduralanästhesie zur Schmerzbekämpfung. Das Baby kam also zur Welt, und die Hebamme sagte: »Es ist ein Junge.« Und ich sagte zu meinem Mann: »Stell dir vor, wir haben einen Jungen.«

Die nächsten 45 Minuten waren die schlimmsten Minuten meines Lebens. Daniel atmete nämlich nicht, und die fingen sofort an, ihn abzusaugen. Es wurde Alarm geschlagen, und zwölf Personen plagten sich damit ab, unseren kleinen Jungen zum Atmen zu bringen. Ich hörte einen Arzt sagen: »Er atmet. Ich hör Atemgeräusche.« Ich war erleichtert. Doch nach einiger Zeit wurde es auf einmal ganz still. Dann kam der Neonatologe zu mir, seine Hände zitterten, und er sagte: »Es ist etwas Furchtbares passiert. Wir können Ihr Baby nicht zum Atmen bringen.«

Neugeborenentod: Unser Kind wird lebend geboren, ist aber nicht lebensfähig

Wann spricht man vom Neugeborenentod?

Wenn ein Kind lebend geboren wird, aber innerhalb der ersten sieben Tage stirbt, spricht man von Frühsterblichkeit. Tritt der Tod innerhalb der ersten 28 Tage auf, spricht man vom Neugeborenentod.

Wenn das Baby auch nur einen Atemzug getan hat, die Nabelschnur pulsiert oder sein Herz auch nur einmal geschlagen hat, verändert sich gegenüber dem totgeborenen Baby sein gesetzlicher Status in den einer Person, der die Eltern einen Namen geben müssen. Es wird dann standesamtlich ins Geburten- und ins Sterberegister eingetragen.

Gründe für einen Neugeborenentod

Jedes Jahr vollenden in Deutschland nahezu 3000 Babys nicht ihren ersten Lebensmonat (Stand 1991; Angaben des Statistischen Bundesamtes). Die meisten davon sterben schon in den ersten Stunden.

Etwa die Hälfte sind Frühgeborene, bei denen trotz intensiver medizinischer Betreuung (90% aller Kinder mit einem Geburtsgewicht zwischen 1000 und 1500 g und 30 – 50% der Babys mit einem Geburtsgewicht zwischen 500 und 700 g überleben heute) die Organfunktionen nicht aufrechterhalten werden können. Andere Kinder sterben an angeborenen Anomalien des Kreislaufsystems, des Nervensystems, der Verdauungsorgane oder an schwerwiegenden Chromosomenanomalien. Einige wenige sterben aufgrund von Komplikationen der Plazenta, der Nabelschnur oder der Eihäute oder durch infektiöse Erkrankungen.

Erleben eines Neugeborenentods

Neue Technologien und medizinische Eingriffe haben es möglich gemacht, daß winzige Babys, unter ein Pfund schwer, gerade groß genug, um in eine Hand hineinzupassen, heute am Leben erhalten werden können. Sie müssen Wochen und Monate im Brutkasten verbringen. Die Eltern wissen nicht, ob ihr Kind überlebt und welche Behinderungen es haben wird. Sie sind daher oft sehr zurückhaltend, eine Bindung einzugehen, aus Angst vor den Schmerzen des Verlusts. Selbst wenn ein krank geborenes Baby überlebt, ist neben der Freude häufig Trauer und vielleicht zunächst auch etwas Ablehnung da. Möglicherweise brauchen sie psychologische Betreuung.

Rita (27) schildert die Erfahrung mit ihrem zweiten Kind, für dessen Herzfehlbildung es während Schwangerschaft und Geburt keine Anzeichen gegeben hatte:

»Ein Mädchen!« sagte mein Mann. »Es ist alles dran.« Als die Nabelschnur abgeklemmt wurde, lief Anne ganz blau an. Sie zog nur so nach Luft und weinte einmal ganz leise und jämmerlich. Sie wurde eingewickelt und sofort ins Nebenzimmer gebracht. Ich hatte sie vorher nicht gesehen. Die Hebamme sagte mir, es sei nicht ganz so rosig, wie wir uns das wünschten, aber ich solle mir keine Gedanken machen. Die nahmen zuerst an, daß sie Fruchtwasser in der Lunge habe, und sie wurde abgesaugt. Die Kinderärztin kam dann zu mir und sagte: »Frau K., ich kann Ihnen gar nichts sagen, das Kind ist total zu. Wir wollen kein Risiko eingehen und bringen es gleich in die Kinderklinik, dort wird man weitersehen.«

Ich war innerlich wie abgestorben. Wenn man da gewartet hat, daß man sein Kind in den Arm kriegt und ist voller Glück, und dann ist alles plötzlich ganz anders… Zwei unendlich lange Stunden mußten wir warten. Mir sind immer wieder die Tränen gelaufen, aber innerlich war ich wie in einer Wolke verwoben – völlig weg. Ich habe es nicht begriffen. Es kam mir alles vor wie ein schrecklicher Alptraum.

Dann kam der Anruf des Herzspezialisten, das Kind habe einen so starken Herzfehler, daß man ihm nicht helfen könne, es müsse sterben. (Man vermutete, daß meine Mittelohrentzündung in der dritten Schwangerschaftswoche diesen verursacht habe.)

Zuerst dachte ich, ich könne mir das Baby nicht ansehen und gleichzeitig wissen, daß ich es nicht behalten dürfe. Mein Schwager fuhr uns zur Kinderklinik zu einem Gespräch mit dem Arzt. Als mein Mann dann auf dessen Frage beschloß, daß er Anne sehen wolle, ging ich doch mit hinein. Ich stand vor dem Bett und sah, daß Anne sehr unregelmäßig atmete, sie war an Schläuche angeschlossen. Sie war durch Barbiturate betäubt, damit sie ihre Atemnot nicht merkte. Ich stand da und heulte Rotz und Wasser.

Ritas Mann Peter (29) war direkt nach der Geburt in den Nebenraum gerufen worden, wo sein Kind mit Sauerstoff versorgt wurde:

Ich dachte, das ist doch nicht normal. Das ist was ganz Schlimmes. Der Arzt beruhigte mich aber, das Kind könnte Fruchtwasser in der Lunge haben, das wäre in zwei Wochen ok. Ich hab's felsenfest geglaubt, weil ich's so sehr glauben wollte. Ich erzählte es Rita: »Mein Gott, zwei Wochen!« Aber wir dachten, wenn es halt so ist, dann ist das auch in Ordnung. Wir hingen dann regelrecht aneinander, während wir mit großer innerer Spannung auf den Anruf aus der Kinderklinik warteten. Die Nachricht kam, daß sie unheilbar krank sei.

Im nachhinein empfinden die meisten Eltern es als Bereicherung, wenn sie ihr Kind sehen, berühren und, sei es auch nur für kurze Zeit, umsorgen können.

In der Kinderklinik standen wir dann die ganze Zeit bei Anne am Brutkasten und haben sie angefaßt und gestreichelt, und sie hat meinen kleinen Finger umklammert. Das werde ich nie vergessen. Es war wahrscheinlich Hallo und Auf Wiedersehen zugleich.

Der von uns herbeigerufene Priester kam, um eine Nottaufe vorzunehmen. Der hat uns dann nach Hause gefahren. Bei mir kamen die Tränen erst auf der Heimfahrt. Danach bin ich nochmals mit dem Fotoapparat ins Krankenhaus gefahren und habe Anne fotografiert.

Mein Schwiegervater, den ich zu Hause anrief, wollte, daß wir uns um eine Herztransplantation bemühen, womöglich sogar in den USA. Er hätte sein Vermögen dafür geopfert. Wir riefen in München an, wo eine Zentrale Daten über Organe speichert, aber es war kein Herz da.

Rita und Peter waren im Glauben gewesen, daß ihr Kind schon mittags gestorben sei und waren schockiert, am Abend einen Anruf zu erhalten, durch den sie von seinem Tod benachrichtigt wurden. Man hatte es entgegen schriftlicher Anweisung des behandelnden Arztes mit Elektroschock reanimiert. Dies war nicht im Sinne der Eltern gewesen, die ihr Kind gern von seinem Leiden erlöst gesehen hätten.

Plötzlicher Kindstod

Es kam für eine kurze Zeit und blickte
mit offnen Augen in die Welt.
Dann ging's dahin –
und wir erfuhren nie, was es zutiefst bewegte.
Denn manchmal scheint's, als habe sich
ein Kind verirrt in dieses Leben.
Es geht, als hätt' es sich besonnen
und dächte: Wo blieb mein früheres Zuhaus?
Wer sagt mir, ob ich's jemals wiederfind.
Bisweilen scheint's bei seinem Kommen
schon so reif.
Gleich einer süßen Frucht
bewegt sich's schwankend in der Frühlingsluft.
Die Haut ist warm, von rotem Blut durchströmt.
Es stirbt, nur wenig erst ermüdet.
Jedoch das Rätsel, das es in sich trug,
das war sein naher Tod.
Gefallen in das Chaos wie ein Blitz,
hat uns sein Wesen kurz entzückt.

Ein Funke – rasch erlosch er wieder.
Nun tasten wir nach Farbe und nach Wort
und nähren unsere Erinnerung
mit einer Zeichnung, einem Spruch.

(Albert Verwey, »Beim Tod eines Kindes«, aus: Christoph Rau: *Kinderseelen – Geistesboten*, Stuttgart: Ogham Bücherei, 1990)

Trotz vieler Forschungen ist der Plötzliche Kindstod noch immer ein Rätsel. Es gibt viele Theorien, doch keine endgültige Erklärung. Acht von 1000 Babys im ersten Lebensjahr, meistens zwischen zwei und vier Monaten, sind zwar ganz und gar munter, wenn sie in ihr Bettchen gebracht werden; wenn die Eltern aber am nächsten Morgen nach ihnen schauen, sind sie tot.
Erschwerend für Eltern ist, daß im Falle des Plötzlichen Kindstods häufig die Kriminalpolizei eingeschaltet wird, die begutachten muß, ob das Kind nicht verwahrlost oder mißhandelt worden war. Es folgt eine gerichtsmedizinische Untersuchung.

Der Mediziner tröstete mich: »Ihr Kind hat einfach aufgehört zu leben.«

Eltern suchen selbst erbarmungslos nach Gründen für den Tod ihres Kindes. Eine Bestätigung von außen, daß sie nicht schuld daran sind, kann hilfreich sein. Eltern brauchen vielleicht Unterstützung, ihre Schuldgefühle rational zu durchleuchten, eventuell durch Gespräche mit anderen Betroffenen oder den Besuch einer Stützgruppe (siehe S. 127f.).

Ich hatte tagelang die Befürchtung, mein Kind sei erstickt.

Was diese Form von Tod so leidvoll macht, ist, daß diese Kinder oft gerade dann aus dem Leben herausgerissen werden, wenn Kind und Eltern zusammen ihre »Flitterwochen« erleben. Man hat sich gerade aneinander gewöhnt; die Probleme späterer Erziehungsphasen sind noch nicht ahnbar. Eine aufregende, freudvolle Zeit hat gerade eingesetzt, in der das Baby Kontakte mit seiner Umwelt aufnimmt, seine Eltern imitiert und sie anlacht. Liebe und Bindung sind tief gewachsen.

Andererseits sind da auch Erinnerungen an das kurze Leben, die einem niemand mehr wegnehmen kann und die die Trauerarbeit begünstigen. Der folgende Brief wurde bei der Beerdigung von Rebecca, die mit elf Monaten starb, verlesen, während Luftballons in den Himmel stiegen:

Liebe kleine Rebecca Lea Andrea,
Leise und sanft hast Du uns verlassen, wider Deine Natur,
denn laut und ungestüm, so warst Du, schon vor Deiner Geburt.
Dann Dein Geburtstag – aufregend und turbulent.
So begann es, und so blieb es
Dein kleines, kurzes Leben lang.

Für uns, die wir uns alle gerne an Dich erinnern,
warst Du etwas Besonderes.
Du warst einfach Du.
Jeden von uns hast Du mit Blicken beseelt.
Du warst Dir Deines Charmes schon bewußt,
hast jeden zum Lächeln gebracht,
ohne der Sprache mächtig zu sein.
Ohne viele Worte konntest Du Deine Lebensfreude verbreiten.
Du kleine Hexe.
An alle Deine kleinen Scherze werden wir uns gerne erinnern,
an Deine Augen denken, die neugierig und offen waren
und an die Dir eigene Stimme,
die wie der Herbstwind in blattlosen Bäumen erklang,
so rauh und tief,
wenn Du über unsere Späße lachtest.
Ja, Du lebst weiter in unserer Erinnerung,
auch wenn wir jetzt in Trauer, Wut und Verzweiflung
einsam hier stehen mit vielen Fragen in unseren Köpfen.
Elf Monate lang hast Du uns an Deiner Lebensfreude teilhaben lassen,
und wir danken Dir für jede Minute davon.
Wir vergessen Dich nie.
Mach's gut, kleine Hexe.

Schwangerschaftsabbruch

Abbruch einer erwünschten Schwangerschaft

Die Trauer bei einem von einer höheren Gewalt gelenkten Verlust eines Babys ist schon schlimm genug. Wenn uns die Entscheidung abgenommen wird, das heißt wenn es aufgrund einer Fehlbildung zu einer spontanen Fehlgeburt kommt, ist es einfacher für uns. Aber selbst den Tod beschließen zu müssen, die Verantwortung dafür tragen zu müssen, macht die Not größer, macht den Trauerprozeß komplizierter.

Methoden vorgeburtlicher Diagnostik – Fluch oder Segen?

Pränatale Diagnostik ist bei uns in Deutschland mehr als in jedem anderen Land der Welt gang und gäbe. Durch Blutuntersuchungen bei der Mutter (Alpha-Fetoprotein-Bestimmung), Amniozentese (Fruchtwasseruntersuchung) und Chorionzottenbiopsie (Entnahme einer Gewebeprobe aus der Plazenta) und letztlich auch durch die Ultraschalluntersuchung, auf die jede Schwangere zweimal während jeder Schwangerschaft ein Anrecht hat, können schwerwiegende Anomalien des Kindes bereits während der Schwangerschaft festgestellt werden. Bei 35- bis 40jährigen Frauen liegt die Wahrscheinlichkeit, z.B. ein mongoloides Kind zu bekommen, zwischen 0,9 und 2,3%, bei 41- bis 46jährigen bei bis zu 7,7%. Durch das Wissen um bestimmte Tatsachen verlieren wir »unsere Unschuld«. Auf den ersten Blick scheint es eine wunderbare Sache, daß wir bestimmte Abnormalitäten vorher erkennen können. Die emotionalen und ethischen Probleme, die uns dadurch entstehen, können wir im voraus oft gar nicht ermessen. In ihrem Buch *Gläserne Gebär-Mütter* beleuchtet Eva Schindele die Problematik vorgeburtlicher Diagnostik und gibt Entscheidungshilfen.

Ich mußte den lieben Gott spielen, ich mußte eine Entscheidung treffen, die mir meines Erachtens nicht zustand.

Schon alleine die Entscheidung, diagnostische Tests durchführen zu lassen oder nicht, ist nicht leicht. Frauen, die sich dafür entschieden haben, werden oft von Schuld, Zweifeln und Ambivalenz geplagt. (Golbus, 1974) Manche Frauen würden eher dazu tendieren, auf Amniozentese oder Chorionzottenbiopsie zu verzichten, lassen aber die Untersuchung auf Drängen ihres Mannes durchführen.

Julia verlor ihr Kind in der 19. Woche nach einer Amniozenteseuntersuchung, was etwa in 1% der Fälle vorkommt:

Ich hatte in der 13. Woche einen Traum: »Wer sich gegen das Meer versündigt, den verschlingt es.« Da fiel mir als erstes die Amniozentese ein, weil ich die als Versündigung empfand. Ich traute mich aber nicht, mich gegen meinen Mann zu stellen, aus Angst, er würde gegebenenfalls ein behindertes Kind nicht akzeptieren, und ließ diese Untersuchung trotzdem machen.

Manche Familien entscheiden sich in vollem Bewußtsein des emotionalen Traumas und ohne Selbstanklage für eine Untersuchung, da sie wissen, was ein Leben mit Behinderung bedeutet:

Nachdem wir hatten mit ansehen müssen, wie sehr unser erstes Baby gelitten hatte, gab es gar keine Frage, ob wir die Schwangerschaft abbrechen sollten. Es wäre schwer gewesen, Schuldgefühle zu entwickeln, nachdem wir das Leiden dieses Babys erlebt hatten. (Blumberg, 1975)

Eine andere Frau wollte ihr älteres Kind vor dem Leben mit noch einem kranken Geschwisterchen, das die Mutter ununterbrochen braucht, bewahren.

Manchmal lassen wir uns aber auch recht naiv und unbewußt auf eine solche Untersuchung ein und verdrängen, was diese praktisch bedeutet. Auch mir ging es so bei meiner dritten Schwangerschaft im Alter von fast 39 Jahren.

Es sollte nur eine Routineuntersuchung sein, weil das eben in meinem Alter üblich ist. Was sie wirklich bedeutete, überfiel mich erst beim Vorgespräch in der Klinik, als mir gesagt wurde, daß ich zu 97% mit einem nicht-krankhaften Befund rechnen könne. »Und was ist, wenn das Resultat nicht normal ist?« fragte ich, und schon schossen mir die Tränen in die Augen.

Susan Hodge, eine Genetikerin, die an der Medizinischen Fakultät einer großen amerikanischen Universität selbst Vorlesungen über medizinische Genetik hält, ließ bei ihrer dritten Schwangerschaft eine solche Untersuchung durchführen. In der bekannten medizinischen Fachzeitschrift *New England Journal of Medicine* veröffentlichte Susan diesen Brief:

Den folgenden Brief an die Redaktion hatte ich, eine Woche, bevor ich das Resultat von meiner Amniozentese-Untersuchung erhielt, verfaßt:
»Ich bin 40 Jahre alt und in der 19. Schwangerschaftswoche mit meinem hoffentlich dritten Kind. Ich lehre im Grundnaturwissenschaftlichen Bereich einer Universität.
Wenn ich auf Amniozentese zu sprechen komme, erwähne ich gelegentlich die Schwierigkeiten, die sich für die Frauen ergeben, weil sie das Resultat erst im zweiten Trimester erhalten. [*Vom Untersuchungszeitpunkt an dauert es drei bis vier Wochen, bis man das Ergebnis der Zellkultur in Händen hat; Anm. d. Autorin.*]
Ich bin jetzt selbst in dieser Situation und warte auf das Resultat. Und bevor ich diese Erfahrung gemacht hatte, war ich auf zwei Phänomene nicht vorbereitet. Das eine war, wie schwer es ist zu warten. Das zweite, noch schwerwiegendere Phänomen ist, welche Auswirkung dieses Warten auf meine Haltung gegenüber meiner Schwangerschaft hat. Schwangerschaft ist immer eine Zeit des Wartens, aber jetzt hat sich die Zeit verlangsamt auf ein Maß, das ich nicht erwartet habe. Auf vielen Ebenen leugne ich solange, daß ich wirklich schwanger bin, bis ›nachdem wir das Resultat bekommen haben‹. Ich ignoriere die kleinen Bewegungen und Tritte, die ich spüre. Ich spreche von ›falls‹ anstatt ›wenn‹ das Baby da ist. Ich habe Scheu, anderen mitzuteilen, daß ich schwanger bin. Ich habe häufig schreckliche Träume von Abtreibungen im zweiten Trimester. Ich halte mich davon ab, eine Bindung zu meinem entstehenden Kind einzugehen. Dies ist ein unerwarteter negativer Nebeneffekt der diagnostischen Amniozentese. Und all dies, obwohl mein Risiko einer genetischen Abnormalität weniger als 2% ist…
Ich nehme an, daß ich nicht allein bin mit diesen Reaktionen, und doch habe ich noch nirgends in der Fachliteratur etwas davon gelesen, und auch mein Arzt und mein genetischer Berater hatten dies nicht erwähnt…«

Susan ging es also wie den meisten Frauen, mit denen ich sprach: sie bemühte sich, gar keine Bindung aufkommen zu lassen, die so wichtig für die Entwicklung des Urvertrauens eines Kindes ist. Dabei bekommen 99 – 93% der Frauen ein erfreuliches Resultat. Susan gehörte nicht zu ihnen:

Am nächsten Tag, noch bevor ich diesen Brief abschicken konnte, erhielten wir das Resultat, und leider war es das befürchtete: Trisomie 21 [*Mongolismus*]. In der Zwischenzeit hatte ich die schreckliche Zweites-Trimester-Abtreibung [*per Absaugmethode, die in den USA bis zur Mitte der Schwangerschaft durchgeführt wird; Anm. d. Autorin*]. Aus meiner jetzigen Perspektive von Trauer und Schock, ermutige ich alle Kliniker und Patientinnen, die Verdrängung zu vermeiden, die ich in meinem Brief beschrieben habe. Mein Mann und ich haben uns keine Schmerzen erspart, indem wir uns emotional zurückgehalten haben. Es ist zu einer kulturellen Erwartung geworden, daß man seine Schwangerschaft geheim hält, bis man »grünes Licht« durch das Amnioresultat bekommen hat. Man denkt: »Wenn wir ein schlechtes Resultat bekommen, brauchen wir niemandem etwas davon zu erzählen.« Aber ich glaube, daß diese Denkweise falsch ist. Nachdem wir das Resultat erhielten, erzählten mein Mann und ich allen davon. Mitgefühl und Unterstützung von Freunden, Familie und Kollegen haben uns geholfen, die Tortur zu überleben, eine sehr gewünschte Schwangerschaft abbrechen zu lassen. Wenn wir unseren Verlust geheimgehalten hätten, hätten wir uns selbst dieser Hilfe beraubt, als das Gefürchtete wahr wurde. (Hodge, 1989)

Dieser letzte Abschnitt spricht für sich.

Eine unsagbar schwierige Entscheidung für Eltern

Susan und ihr Mann hatten sich im voraus 95:5 für einen Abbruch entschieden.

Aber als es uns traf, als Trisomie 21 für uns eine Realität wurde, war die Entscheidung sofort 100:0. Andererseits hatte ich erwartet, daß ich »wirklich traurig« sein würde; ich war *nicht im geringsten* darauf gefaßt, daß ich mich total am Boden zerstört fühlen würde.

Nach vier langen Wochen des Wartens wurde auch uns mitgeteilt, daß unser Kind eine genetische Abnormalität hatte, das »Turner«-Syndrom, das bei einem von 10.000 Kindern auftritt. Unser Entscheidungsprozeß war bei weitem nicht so einfach.

»Verkraftbar«, dachte ich zunächst, als ein mit uns befreundeter Frauenarzt uns über die genetische Fehlentwicklung aufklärte… das zweite weibliche Gen fehlt… Zwergwuchs… keine Eierstöcke… keine Entwicklung als

Frau… Der Schock kam, als ich am nächsten Morgen das Foto eines entstellten Mädchens mit an den Schultern angewachsenem »Flügelhals« in einem medizinischen Wörterbuch sah und las, welche schwerwiegenden zusätzlichen Symptome unser Kind noch haben könne. »Mein Gott, das schaff ich nicht, das schaffen wir nicht!«

Ich hatte mein Kind schon seit der 13. Woche gespürt. Es war mir schon sehr »ans Herz gewachsen«. Es ist für mich und die ganze Familie schon sehr real. Wir sind alle wie gelähmt. Vom »Baum der Erkenntnis gegessen zu haben«, stürzt uns in Gewissens- und Entscheidungsnöte, die ein Außenstehender gar nicht ermessen kann.

Es wird von Eltern verlangt, die wahrscheinlich schwerste Entscheidung ihres Lebens zu treffen in der Phase des Schocks, wo selbst die kleinsten Entscheidungen des Alltags als unzumutbare Belastung empfunden werden.

Die Gedanken wirbeln wie wild und kommen in den nächsten Wochen nicht mehr zur Ruhe. Es folgt die undenkbar schwerste und quälendste Zeit meines Lebens. Immer wieder: »Ich *kann* so eine Entscheidung überhaupt nicht treffen, die kann ein Mensch doch gar nicht treffen! Verdammter Test!« Was ist wohltätiger meinem Kind gegenüber – ein Leben auch der genetischen Abnormalität oder ihm dieses Leiden zu ersparen? So oder so Vorwurf … so oder so Schuld! Wir können nicht mehr *nicht* entscheiden. Selbst wenn wir uns nicht entscheiden, haben wir entschieden. Wir haben noch nie mit Behinderung zu tun gehabt. Wir beraten uns verzweifelt mit Menschen, die uns lieb sind und zu denen wir Vertrauen haben. Ein Pfarrer vermittelt ein Gespräch mit einer Frau, die uns ungeschminkt das Leben mit ihrem behinderten Kind schildert. Daß bei unserem Kind die Bandbreite der möglichen Symptome so groß ist, von milder bis schwerster Störung, macht alles noch schlimmer. Das Ausmaß der Behinderung kann niemand auch mit noch so raffinierten Methoden der Diagnostik voraussagen. Niemand kann uns die Entscheidung abnehmen. »Mein Gott, solch eine Entscheidung kann ich nur von innen treffen, von innen fühlen« … aber es kommt keine Antwort… die Zeit läuft aus… die Entscheidung drängt – aber ich fühle nichts. Nur im Kopf wirbelt es ununterbrochen.

»Vielleicht haben die den Test verwechselt!« Wir lassen eine Kontrollpunktion machen – ohne Illusionen, doch irgendwo ein Funke Hoffnung an ein Wunder. Und doch trauerten wir schon, bevor wir wirklich eine Entscheidung getroffen hatten. Egal, wie wir uns entscheiden, unser Leben wird nie wieder werden wie vorher. Die Kinder, die begeistert gewesen waren, daß sie noch ein Geschwisterchen bekommen würden, und sich schon darum gestritten hatten, bei wem unser Baby wohl schlafen dürfe, litten sehr. Unser Sohn bekam enorme Schwierigkeiten in der Schule. Dann die Bestätigung: ein voll ausgeprägtes »Turner«-Syndrom!

Als mein Kind bei einer aggressiven Szene einer Theateraufführung wild in meinem Bauch hüpft, lege ich schützend die Hände darauf, dann wird mir die ganze Absurdität bewußt, und ich heule los. »Jetzt schütze ich Dich, und dann beende ich vielleicht Dein Leben.« …eine wirklich schizophrene Situation, aus der es kein Entweichen gibt. Trotz allem ist es mir mehr denn je ganz wichtig, mich emotional nicht zurückzuziehen, meine Liebe zu meinem Kind weiterhin zuzulassen.

Nach vier langen Wochen des quälenden Ringens um eine Antwort gab es keinen Zeitaufschub mehr. Wir fuhren in die Klinik, immer noch nicht einer Antwort sicher. Aufgrund einer tiefgehenden Erfahrung in der Krankenhauskapelle, die außerhalb des ins Alltägliche Einzuordnenden liegt, fand ich Friede und konnte der Geburtseinleitung zustimmen. Ich will keine schmerzreduzierende Betäubung, ich will bis zur letzten Minute mein Kind nicht allein lassen. Ich will bewußt die Verantwortung tragen. Trotz vorheriger empörter Proteste der Narkoseärztin, daß ich den Anblick nie vergessen werde, daß es unerträglich für mich wäre, halte ich Cara (dieser Name war unter der Geburt auf einmal da – »die Liebe« und »die Trauer«, wie ich später lerne), meine Tochter, nach zweitägiger Geburtsarbeit in den Händen und verabschiede mich von ihr. Es ist wahr, daß ich den Anblick nie vergessen werde, aber anders als die Ärztin es gemeint hatte. Ihr Gesicht ist friedvoll. Die tiefe, schmerzhafte Trauer, die Leere, die Aggressionen folgen erst in der Zeit danach.

Ein anderes Paar erfuhr kurz vor der Geburt über Ultraschall, daß sein Kind Hydrocephalus, das heißt einen sogenannten Wasserkopf, habe. Der Mann, der mit Behinderten arbeitete, wußte sehr unmittelbar, welches Leben ein solches Kind haben würde, falls es überlebte. Sie entschieden sich gegen den Kaiserschnitt, den einzigen Weg, das Baby lebend zur Welt zu bringen, und übernahmen somit die Verantwortung dafür, daß es bei der Geburt sterben würde.

Eine Frau entschied sich nach Erhalt eines »positiven« Resultats trotzdem dafür, ihr Kind zur Welt zu bringen. Sie konnte sich jetzt in der ihr verbleibenden Zeit bis zur Geburt noch gut auf ihre

Aufgabe vorbereiten, obwohl natürlich große Ängste da waren über das mögliche Ausmaß der Behinderung.

Manche Menschen sind gefordert, im Leben mit einem behinderten Kind zu reifen, andere in der Trennung.

Die besonderen Umstände dieser Trauersituation

Von gesellschaftlicher und medizinischer Seite werden wir bedrängt, doch von der »wunderbaren« Möglichkeit der Diagnostik Gebrauch zu machen und uns abzusichern. Den Test nicht machen zu lassen, wird als unverantwortlich angesehen.

Bekommen wir dann tatsächlich das gefürchtete Testresultat, wird zunächst von den meisten Seiten blindlings zum Abbruch geraten. Haben wir uns dann unter großen Kämpfen wirklich zu einem Abbruch durchgerungen, schlägt uns von mancher Seite Unverständnis wegen unserer Trauer oder gar Ächtung entgegen. Menschen, die vorher noch zum Abbruch geraten haben, sagen nachher, daß sie auch ein behindertes Kind genommen hätten. Manche können nicht verstehen, daß wir trauern, wo wir doch selbst den Tod beschlossen haben.

»Bist du etwa traurig?« meinte mein Frauenarzt mit erstaunten Augen, als ich zwei Wochen nach dem Verlust mit Tränenspuren im Gesicht zur Nachuntersuchung kam. Auf dem Weg zur Praxis war die Erinnerung daran hochgekommen, wie sehr ich mich bei unserem letzten Besuch zusammen mit meinem Mann auf unser Baby gefreut hatte und wie wir es zum ersten Mal auf dem Ultraschall gesehen hatten. Die Tränen taten gut. Mein Arzt fühlte sich jedoch davon überfordert und hat bis heute nicht verstanden, daß ich gar nichts von ihm wollte, außer nicht fröhlich wirken zu müssen, wenn es mir zum Weinen war.

Wenn wir das Gefühl haben, daß unser Verlust mit einem Tabu belegt ist – daß wir nach den Gesetzen der Gesellschaft etwas Verbotenes getan haben, daß wir »schuldig« geworden sind –, dann können wir uns noch weniger als bei einem spontan eingetretenen Tod die Unterstützung holen, die wir brauchen. Es ist sehr wichtig, Menschen zu finden, mit denen wir offen sprechen können, die nicht mit dem Finger auf uns zeigen und die uns helfen, die auf uns genommene Schuld zu verarbeiten, anstatt sie zu verdrängen. Vielleicht können auch von seiten der Klinik Kontakte mit anderen Paaren in derselben Situation vermittelt werden.

Die Bremer Beratungsstelle für vorgeburtliche Diagnostik »Cara e.V.« (siehe Anhang S. 271) steht Menschen in ihren Entscheidungsnöten – Tests, ja oder nein?, ggf. Abbruch, ja oder nein? – über telefonische und briefliche Kontakte zur Seite und unterstützt sie kontinuierlich, wie immer sie sich entscheiden. Wie sehr hätte ich mir solch eine Unterstützung damals gewünscht, und wie gut, daß es solch eine Stelle jetzt gibt!

Abbruch einer nicht erwünschten Schwangerschaft

Zu einer Atemtherapeutin kam eine Patientin wegen starker Hüftgelenksbeschwerden. Als die Frau im Laufe der Behandlungen immer stärker in der Tiefe angesprochen wurde, begann sie plötzlich von einer vergangenen Abtreibung zu sprechen. Sie war damals froh, die Schwangerschaft beendet zu haben, weil in ihrem Leben kein Platz für ein Kind gewesen wäre. Während sie davon sprach, durchlebte sie all die Gefühle, die sie damals unterdrückt hatte, und die Schmerzen verschwanden.

Auch wenn eine Abtreibung als eine Erlösung aus einer zu der Zeit nicht handhabbaren Situation erscheint, bedeutet sie gleichzeitig, bewußt oder unbewußt, das Abschiednehmen von einem Teil seiner selbst. Genau wie bei der im vergangenen Kapitel beschriebenen Situation ist es üblich, daß Frauen ihre Gefühle zurückhalten. Es ist aber wichtig, die Gefühle von Trauer und Schuld und sicherlich auch Wut zuzulassen, damit sie sich nicht zu einem späteren Zeitpunkt in »Verkleidung« melden müssen. Es ist wichtig, sich Menschen zu suchen, die zuhören, die nicht urteilen, die nicht gleich beschwichtigen wollen, die keine Angst vor Tränen haben.

Vielleicht mögen Menschen, die an ein vielfaches Leben auf dieser Erde glauben, mit therapeutischer (siehe S. 273ff.) Hilfe die Bedeutung dieses ungeborenen Kindes für sich selbst und ihr Leben erkunden.

3 Wenn es uns trifft

Wenn wir mit dem Verlust eines Kindes konfrontiert werden, wirbeln zunächst Hunderte von Fragen in unserem Kopf herum. Wir wissen nicht, was uns erwartet, und wir wissen nicht, welche Handlungen angemessen sind und welche Rechte und Pflichten, welche Optionen wir haben. Allgemein kann gesagt werden, daß wir desto eher und vollständiger gesunden, je mehr Kraft und Mut wir haben, bewußt die Trauer zu durchleben und das notwendig Werdende selbst zu erledigen. Wenn wir uns der Realität des Geschehenen gestellt haben, beginnt die nächste Stufe des Trauerprozesses.
Dieses Kapitel will ganz praktische Hilfestellung für die ersten Stunden und Tage geben.

Die Zeit des Schocks und der Betäubung

Wenn wir die Nachricht vom Tod, vom möglichen Tod oder von einer wahrscheinlichen Behinderung unseres Kindes erhalten, egal in welcher Phase der Schwangerschaft oder Neugeborenenzeit dies sein mag, kommen wir uns vor wie in einem bösen Traum. Schock und Schmerz lassen uns in uns selbst zurückziehen, so wie eine Schnecke sich zum Schutz in ihr Schneckenhaus verkriecht. Wir können den Tod zuerst nicht fassen oder wollen ihn nicht wahrhaben.

Ich habe so gehofft, es bewegt sich vielleicht doch noch ein bißchen oder man sagt mir, das Kind sei noch nicht lange tot, man könne es wiederbeleben... solche Spinnereien.

Wir ringen verzweifelt darum, das Geschehene – das Unbegreifliche – zu begreifen. Wir sind wie benommen, wie von einer Wolke oder einem Nebel umhüllt, weit ab von der Realität. Es ist uns unmöglich, klar zu denken.

Die ganze Wirklichkeit auf einmal zu erfassen, könnten wir nicht verkraften. Deshalb schützt uns die Natur wie mit einer natürlichen Form von »Anästhesie«. Wenn wir unser Kind im Anschluß an die Geburt sehen, schmerzt dies somit unter Umständen nicht so sehr, wie zu einem späteren Zeitpunkt.

Durch die Schockreaktion und die körperlichen Vorgänge steigt der Adrenalinspiegel an. Dadurch wird unsere Denkfähigkeit herabgesetzt, und dies in einer Zeit, in der Entscheidungen von uns verlangt werden, über die wir uns meistens noch nie zuvor Gedanken gemacht haben und die die Weichen stellen für den späteren Verlauf der Trauerarbeit.

Wenn unser Kind lebend geboren wird, aber krank ist, werden Entscheidungen von uns gefordert, die nicht aufzuschieben sind. Wir müssen gegebenenfalls unsere Einwilligung zu Eingriffen geben, welche das Leben unseres Kindes vielleicht nur um einige Tage verlängern oder es – mit der Aussicht auf lebenslange Behinderungen – am Leben erhalten. Neue Technologien stellen Eltern und Fachleute heute vor neue Probleme. Oder wir müssen vielleicht beschließen, ob lebensverlängernde Geräte abgestellt werden sollen.

Da wir selber zuerst zu gelähmt sind, um manche Entscheidungen zu treffen, ist es gut, uns in dieser Phase mit Menschen zu umgeben – so weit dies in unserer Macht steht –, die uns dabei helfen, ohne uns zu bevormunden. Um die Auswirkungen des Schocks zu lindern und unseren Kopf klarer zu machen, können wir uns Erste-Hilfe-Tropfen (Rescue No. 39) (siehe S. 157ff.) aus der Bach-Blütentherapie verschreiben lassen.

Von den Menschen, die uns betreuen, brauchen wir Informationen über die Alternativen, die uns zur Verfügung stehen und ihre eventuellen Auswirkungen. Manche Entscheidungen müssen wir auf der Stelle fällen. Für andere ist möglicherweise Zeit nötig, manchmal ein oder zwei Tage. Krankenhäuser müssen einen Weg finden, uns diese Zeit zu gewähren.

Die Geburt eines toten Kindes

Das tote Baby im Mutterleib

Etwas Totes im Leib zu haben, ist vielen unheimlich. Das Kind, das noch Stunden oder gar Minuten zuvor als Teil eines selbst geliebt wurde, wird nach Bekanntwerden seines Todes als Fremdkörper empfunden.

Besonders, wenn sich herausstellt, daß es schon seit einiger Zeit tot ist, haben Frauen Angst, dadurch vergiftet zu werden. (Dem ist nicht so: Wenn ein Kind abstirbt, ist es wie bei einem Infarkt, wo auch ein Teil des körperlichen Gewebes zugrunde geht. Solange die Fruchtblase geschlossen ist und es nicht zu einer aufsteigenden Bakterienbesiedlung kommt, entstehen keine »Gifte«. Eine allmähliche Verwesung tritt erst ein durch Kontakt mit Bakterien.)

…da ist so ein Klumpen in meinem Bauch, es lebt ja nicht mehr… es ist irgendein Fremdkörper… es ist schon seit einem Monat tot.

Und trotzdem ist oft gleichzeitig eine Tendenz da, das Baby nicht hergeben zu wollen.

Jetzt ist es noch ganz nah bei mir. Wenn es draußen ist, bringen sie es weg.

Im Falle, daß eine Geburt bevorsteht, macht diese Gespaltenheit den Geburtsvorgang oft beschwerlich und kann ihn hinausziehen.

Eine Fehlgeburt

Eine Fehlgeburt oder ein Abgang, wie man in der Umgangssprache sagt, kündigt sich mit Blutungen an, der krampfartige Schmerzen folgen. Manche Frauen verlieren ihr Baby zu Hause. Andere werden mit schlimmen Blutungen durch den Krankenwagen in die Klinik eingeliefert, wo per Ultraschall untersucht wird, ob die Fehlgeburt nicht aufzuhalten ist, und falls nicht, wird – sofern die Fehlgeburt in den ersten zwölf Wochen eintritt – in der Regel eine Ausschabung gemacht. Wo medizinisch vertretbar und sofern das Leben und die

Gesundheit der Mutter dabei nicht in Gefahr kommen, kann auf Wunsch der Eltern auch der normale Verlauf abgewartet werden.

Bei der ersten Fehlgeburt, da wußte ich gar nicht hundertprozentig, daß ich schwanger war. Es kam Knall auf Fall. Am Tag nach der kirchlichen Trauung mußte ich ins Krankenhaus. Ich hatte Blutungen und so eine Art von Wehen. Es ging dann so schnell. Hinterher im Krankenhaus habe ich geheult. Das war schon schwer. Beim zweiten Mal wußte ich, daß ich schwanger war, und habe mich geschont und alles gemacht, und dann im dritten Monat konnte ich es doch nicht halten.

Direkt nach der Fehlgeburt ist man eh in einem Schockzustand, und die Realität holt einen erst ein, wenn alles vorbei ist. Zuerst fand ich es gar nicht so schlimm, doch als ich nach Hause kam und das Ganze verdaut hatte, wurde mir erst bewußt, daß mich dies doch ganz schön niederge-schlagen hat. Es tut mir heute noch weh, wenn ich darüber spreche, obwohl es drei Jahre her ist. Es war für mich ein Kind, obwohl ich erst eine Woche wußte, daß ich schwanger bin.

Eine »richtige« Geburt

Wenn unser Baby während der Schwangerschaft nach dem dritten Monat stirbt, steht uns in der Regel *eine richtige Geburt* bevor. Nur beim Feststellen einer Fehlgeburt im Anfangsstadium der Schwan-gerschaft wird ein Arzt diese durch Ausschaben beenden wollen und können. Je nach Situation und Zeitpunkt der Schwangerschaft wird entweder die Geburt bald nach Feststellen des Todes eingeleitet oder aber, wenn Frauen nahe am errechneten Entbindungstermin sind, möglicherweise das natürliche Einsetzen der Wehen abgewartet. Für manche Frauen ist die Vorstellung, daß sie ihr totes Kind selbst zur Welt bringen müssen, unerträglich.

Oh, Gott, ich soll warten, bis die Wehen beginnen! Warten! Und dann ging es durch meinen Kopf: Wie fangen die Wehen denn überhaupt an? … Das Baby verwest in mir, und wahrscheinlich wird es mich ganz krank ma-chen… Und dann muß ich auch noch die Geburt hinter mich bringen, ohne daß ich etwas davon habe. »Können Sie es denn jetzt nicht einfach wegnehmen?« fragte ich. Sie antworteten, daß sie keinen Kaiserschnitt machen würden. Man wolle die Risiken so gering wie möglich halten, und ich hätte nur unnötige Schmerzen danach.

Obwohl zunächst der Wunsch nach einem Kaiserschnitt sehr häufig ist, sind Frauen meistens im nachhinein froh, daß sie davon verschont blieben. Ute (29), die im Beisein ihres Partners in mitfühlender Umgebung ihr totes Kind zur Welt gebracht hatte, sagte danach:

Was bin ich froh, daß ich keinen Kaiserschnitt bekam. Dann hätten wir unser Kind nicht gesehen, und Frank und ich hätten gar nicht beteiligt sein können. Mit Sicherheit ginge es mir dann um einiges schlechter, als es mir jetzt geht.

Die Erfahrung der Geburt kann tief anrühren.

Es war ein tiefes Erleben, mein Kind geboren zu haben, auch wenn es tot ist.

Frauen erfahren das Geburtserlebnis oft losgelöst vom Tod. Deshalb ist wichtig, eine positive Geburtserfahrung anzustreben und in der Geburtsvorbereitung Erlerntes anzuwenden. Manche Frauen, die ihr Kind gesehen haben, berichten, daß sie trotz des Todes des Kindes zunächst ganz euphorisch gewesen seien, so als ob der Körper nur Schritt für Schritt auf die Ereignisse reagieren kann: zuerst auf die Geburt und erst Tage danach auf den Tod.

Wenn die Geburt aufgrund eines Todesbefundes eingeleitet werden muß, bevor der mütterliche Körper geburtsbereit ist, führt dies häufig zu einer langen Geburtsarbeit.

Ich hing 48 Stunden am Tropf, ohne daß etwas passierte. Panik breitete sich in mir aus.

Über 24 Stunden sind seit Beginn der Geburtseinleitung vergangen. Die anderen fangen an, besorgt zu sein. Ich bleibe ruhig und sicher, daß ich unser Kind zu seiner Zeit hergeben könne. Es *kann* nicht schneller gehen! Ich brauche noch ein wenig Zeit zum Abschiednehmen…

Aber möglicherweise geht es ganz schnell. Bei Geburtsreife können die Wehen, durch eine Tropfinfusion mit Oxytozin oder andernfalls mit Prostaglandin oder auch durch Spritzen hervorgebracht werden. Je nach Vorliebe der Klinik kann der Muttermund lokal durch in die Scheide eingeführte Prostaglandin-Zäpfchen, -Tabletten oder -Gel zur Wehentätigkeit stimuliert werden. Manchmal wird Prostaglandin direkt in den Muttermund injiziert. Diese Wehen sind schmerzhafter als die wellenartigen, von der Gebärenden selbständig produzierten. Bei der Prostaglandin-Einleitung, die meistens bei einer Geburt früh in der Schwangerschaft angewandt wird, können Fieber, Schüttelfrost und eine rapide Blutdrucksenkung auftreten, und Frauen müssen deshalb besonders gut überwacht werden.

Medikamente – ja oder nein?

Die gängige Meinung in der Klinik ist, daß man Frauen, die ein totes Kind zur Welt bringen, prinzipiell das Erleben der Geburtswehen ersparen sollte. Das kommt sicherlich vielen, vielleicht den meisten Gebärenden entgegen, aber nicht allen. Für manche Frauen ist es ungeheuer wichtig, die Geburt bewußt und unvernebelt mitzuerleben. Kirsten, deren Kind nach dem errechneten Termin in ihrem Bauch ohne offensichtlichen Grund starb, sagte:

Ich wurde von der Hebamme regelrecht bombardiert, ich solle mir gleich eine Periduralanästhesie geben lassen. Das stand für mich gar nicht zur Debatte. Ich *wollte* mein Kind spüren, ich *wollte* die Geburt erleben. So wie es gestorben war, ohne daß ich es gespürt hatte, sollte es nicht auch noch geboren werden.

Auch mir war es klar, daß ich nach der Einleitung keine schmerzreduzierenden Mittel wollte.

Ich wollte mein Kind nicht allein lassen. Ich konnte erfahren, daß der Schmerz für mich auch eine schützende Funktion hatte. Der gegen Ende durchschneidende Schmerz zusammen mit dem unfreiwilligen Fasten während der langen Wehenzeit versetzte mich in einen anderen Bewußtseinszustand. Ich fühle einen »Bannkreis« von 1,50 m um mich herum… nur mein Kind und mein Mann existieren… Die Grenzerfahrung des Schmerzes hebt Zeit und Raum auf und macht mich offen für die Begegnung mit meinem Kind. Ohne Zeit und Raum ist Ewigkeit, und für weiß Gott wie lang oder kurz nach der Geburt gibt es für mich keinen Tod. Ich schaue Cara an, ohne in dem Moment zu leiden. Ich spreche mit ihr, rede mir alles von der Seele… Liebe und Zärtlichkeit ist da und doch Gehenlassen-können.

Eine Frau, die ich kürzlich beim Tod ihres Kindes in der 27. Schwangerschaftswoche begleitete, hatte zwei Tage Wehenmittel bekommen unter Periduralanästhesie, ohne ersichtliche Fortschritte. Nachdem ich viele Stunden an ihrem Bett verbracht hatte und die Wirkung des Betäubungsmittels nach einiger Zeit nachließ, fragte ich gegen Morgen ganz vorsichtig, ob sie vielleicht mal probieren wollte, nur für kurze Zeit, ohne das Anästhesiemittel auszukommen, damit der Körper etwas mithelfen könne. Sie willigte ein. Es dauerte nicht lange, bis ihr totes Kind unter ihrer Mithilfe geboren wurde. Sie sagte danach:

Ich hätte das nicht gedacht, daß es so besser für mich wäre. Mein erstes Kind kam mit Kaiserschnitt, ich weiß nichts davon. Dieses Mal habe ich wenigstens die Geburt erlebt.

Barbara, eine Hebamme, hat noch etwas anderes festgestellt:

Ich habe die Erfahrung gemacht, daß es für Frauen, die ein totes Kind zur Welt bringen, gut sein kann, den Geburtsschmerz zu spüren. Wo sie sonst durch den Schock stumm wären, können sie bei der Geburt gleichzeitig ihre emotionalen Schmerzen hinausschreien, und das hilft ihnen.

Noch mehr als bei der Geburt eines lebenden Kindes sollten wir bei der Geburt eines toten Kindes selbst entscheiden können, was für uns jeweils gut und richtig ist. Wir sollten uns langsam vortasten und auch immer wieder im Laufe der Geburtsarbeit unsere Meinung ändern können.

Wenn wir mit Beruhigungsmitteln vollgepumpt werden oder gar, wie mancherorts immer noch üblich, bei der Entbindung eine Durchtrittsnarkose bekommen, verzögert und behindert dies das Einsetzen der Trauerarbeit und den Verlauf des Trauerprozesses.

Es ist so, als ob die Gefühle »auf Eis« gelegt werden – »schockgefroren« – und beim Absetzen der Medikamente mit voller Macht – oft zu einem ganz unpassenden Zeitpunkt – wieder »auftauen«.

Bei einem Verlust in einem frühen und mittleren Stadium der Schwangerschaft ist meistens eine Ausschabung nach der Geburt notwendig, um sicherzugehen, daß keine Gewebereste im Uterus (Gebärmutter) zurückbleiben (besonders wenn die Geburt mit Prostaglandinen eingeleitet wurde). Später wird sie nur gemacht, wenn sich bei Untersuchung der Plazenta zeigt, daß diese nicht vollständig ist. Klinikroutine ist es, diesen operativen Eingriff unter Vollnarkose vorzunehmen. Eine Ausschabung kann auch unter Peridural- oder Spinalanästhesie vorgenommen werden. Wir spüren dann, daß die Wände der Gebärmutter abgeschabt werden. Diese Vorstellung mag für manche unangenehm sein. Jedoch Schmerzen empfinden wir nicht. Eine Vollnarkose andererseits bewirkt, daß wir danach, noch mehr als sonst, das Gefühl haben, alles nur geträumt zu haben. Beides hat Vor- und Nachteile. Es ist eine Frage der individuellen Persönlichkeit und der individuellen Entscheidung.

Ein Kaiserschnitt

Wenn wir per Kaiserschnitt ein Kind zur Welt bringen, das unter der Geburt oder in den ersten Stunden danach stirbt, sind wir in einer besonderen Situation. Wir erfahren erst beim Aufwachen aus der Narkose vom Kranksein oder Tod unseres Kindes.

Michaela (20) hatte in der 24. Woche einen Blasensprung gehabt. Ihr Kind wurde in der 31. Woche per Kaiserschnitt geholt und starb zwölf Stunden nach der Geburt:

Als ich aus der Narkose erwachte, war es schon ein komisches Gefühl, daß mein Bauch flach war und ich solche Schmerzen hatte. »Aber Du weißt ja wofür«, dachte ich mir. Morgens um acht Uhr kam eine wildfremde Ärztin zu mir und sagte, sie habe eine traurige Nachricht: mein Kind sei heute nacht um halb zwei gestorben. Aber ich sei ja noch jung und käme bestimmt schnell darüber hinweg. Und weg war sie.

Um neun Uhr kam mein Mann. Wir wurden gefragt, ob wir unser totes Kind sehen wollten, und auf meine Bejahung wurde ich dann in meinem Bett in ein Zimmer gerollt, wo auch der behandelnde Arzt war, der uns erklärte, daß unser Kind gestorben sei, weil seine Lungen noch nicht reif waren und die Lungenbläschen sich nicht entfaltet hatten. Unser Kind, Patrick, stellten sie in einem Tragekörbchen auf mein Bett und ließen uns auf unseren Wunsch allein. Ich hatte noch starke Schmerzen und hatte rechts und links am Arm Schläuche, so daß ich mich gar nicht bewegen und das Kind nicht anfassen konnte. Mein Mann stand auch ziemlich unsicher daneben, und da haben wir es wieder wegbringen lassen.

69

Es tut mir sehr leid, daß ich es nicht halten konnte und auch noch so vollgepumpt war mit Medikamenten, daß ich gar nicht soviel mitbekommen habe. Ich habe es bedauert, daß ich eine Vollnarkose hatte, sonst hätte ich mein Kind noch lebend gesehen. Mein Mann hat wenigstens unser Kind direkt nach der Geburt noch schreien hören und hat es im Brutkasten liegen sehen. Da hat er mir etwas voraus, das fehlt mir halt.

Manchmal wird aber auch ein Kaiserschnitt notwendig, wenn die angestrebte Vaginalgeburt für die Mutter zu gefährlich wird (z.B. bei Störungen der Blutgerinnung) oder sie aus technischen Gründen nicht möglich ist (z.B. bei Querlage).

Die Narkose wird wie ein »Filmriß« empfunden, der den Tod noch unwirklicher erscheinen läßt als dies ohnehin der Fall ist. Den Schmerz herauszuschreien oder zu weinen, ist für frisch operierte Frauen fast unmöglich oder nochmals ein zusätzlicher fast unaushaltbarer körperlicher Schmerz. Gefühle können deshalb nur ganz zaghaft zugelassen werden.

Durch die Operation ist die Mutter eine Woche lang relativ unbeweglich. Wenn das Kind in die Kinderklinik verlegt wurde, kann sie nicht dorthin fahren, um es zu sehen. Wenn das Kind in der Kinderklinik stirbt und die Mutter die Klinik noch nicht verlassen kann, muß offiziell ein Bestattungsunternehmen das tote Baby zu ihr bringen. Jedoch sind Ausnahmen möglich (siehe S. 266). Diese Situation erfordert sowohl Kooperationsbereitschaft und guten Willen von seiten des Klinikpersonals wie auch das Wissen, wie wichtig es ist, das Kind unter diesen Umständen zu sehen.

Kennenlernen und Abschied

Entgegen landläufiger Meinung ist das Bestehen und die Entwicklung einer Bindung zum Baby die beste Voraussetzung für ein heilsames Abschiednehmen, ein Wieder-heil-werden-Können und die Fähigkeit, später neue Bindungen eingehen zu können. Deshalb ist es wichtig, daß der Prozeß der Bindung stattfindet, vollendet und nicht abrupt unterbrochen wird, selbst wenn das Baby tot ist oder stirbt.

Wir brauchen konkrete Erinnerungen an unser Kind. Dafür hat es sich als positiv erwiesen, unserem toten Baby wirklich begegnen zu können: es genau anzusehen, zu berühren, im Arm oder – wenn es noch sehr klein ist – in unseren Händen zu halten und es vielleicht, je nach Situation, auch zu baden und anzuziehen – die einzige Gelegenheit, die wir dazu je haben werden. Wir brauchen Zeit, die Einzigartigkeit dieses Kindes wirklich in uns aufzunehmen.

Das Loslassenlernen, was im Leben allmählich geschehen kann, uns aber wahrlich nicht immer gelingt, müssen wir nun in kurzer Zeit und unter schwierigen Umständen leisten. Wir brauchen dabei jede nur erdenkliche Unterstützung.

Das Entstehen einer Bindung ermöglichen

Unser totes Kind sehen, berühren, halten

Die Hebamme wollte uns das Kind gar nicht zeigen, aber es war uns klar, daß wir es sehen wollten, daß das wichtig für uns war.

Andere fürchten zunächst, die Schmerzen einer Begegnung nicht verkraften zu können.

Direkt nach der Geburt wurde ich gefragt, ob ich mein totes Kind sehen wollte. Ich dachte mir: »Wenn du es jetzt siehst, wirst du wahnsinnig.« Ein bis zwei Stunden später, nachdem es schon zur Untersuchung weggebracht worden war, überkam mich die starke Sehnsucht, es doch zu sehen, doch ich hatte nicht mehr den Mut, danach zu fragen.

In meinen Gesprächen sind mir keine Eltern begegnet, die im nachhinein wünschten, sie hätten ihr Kind nicht gesehen. Doch fast alle Eltern, die es nicht sahen, sprechen auch Jahre danach noch Bedauern darüber aus oder Wut auf das Pflegepersonal, das sie um diese Möglichkeit gebracht hat. Manche davon waren offensichtlich in der zweiten Stufe des Trauerprozesses steckengeblieben, spürten auch noch nach langer Zeit eine unstillbare Sehnsucht und Unruhe in sich. Es fiel ihnen schwer, mit dem Tod Friede zu schließen und ihn anzunehmen. So ging es auch Helene, die neun Monate nach dem Tod ihrer Tochter noch sehr mit dem Schicksal haderte:

Ich wollte sie nicht sehen… Ich bedauere es jetzt so sehr, daß ich sie nicht gesehen habe… Oh, Gott! Das Baby neun Monate in mir getragen zu haben, es wirklich zu kennen, seinen Rhythmus und seine Reaktionen genau zu kennen, und es dann nicht gesehen zu haben! Das werde ich ewig, ewig bereuen!

Der Anblick unseres Kindes tut zuerst ungeheuer weh. Aber es ist dabei wie mit einer Wunde, die verätzt wird. Das tut zuerst auch mehr weh, aber sie heilt dann schneller und sauberer.

Sr. Jane Marie, die über 15 Jahre ihres Lebens der Begleitung und Betreuung trauernder Eltern gewidmet und darin sicherlich die meiste Erfahrung hat, empfiehlt ihnen, auch ihr ganz winziges, fehlgeborenes Baby zu sehen, wenn es bereits als Menschlein erkennbar ist (es hat bei Ende der achten Woche eine menschliche Gestalt erreicht) und durch die Ausschabung nicht maßgeblich verletzt wurde.

Wenn Eltern zunächst nicht die Kraft oder den Mut haben, ihr Kind selbst zu sehen, sollte auf alle Fälle jemand anderes in der Lage sein, ihnen später ihr Kind genau und liebevoll zu beschreiben, wenn sie dies wünschen oder zur Trauerverarbeitung sogar brauchen. Nancy, eine ledige Mutter, hatte den Anblick ihrer Tochter gefürchtet, weil sie schon sechs Tage tot im Leib gewesen war, und konnte sich nicht dazu überwinden, sie anzuschauen. Sie stand zudem unter solch starker Medikamenteneinwirkung, daß sie sich kaum der Geburt ihres toten Kindes bewußt war. Ihre eigene Mutter empfand die Verantwortung, das Baby anstelle ihrer Tochter zu sehen, falls diese später Fragen habe.

Kürzlich wurde ich zu Beate gerufen, deren Tochter, 520 g schwer, am Tag zuvor in der 24. Schwangerschaftswoche per Kaiserschnitt auf die Welt geholt worden war, weil Beate sonst verblutet wäre. Christina überlebte nur eine Nacht. Ihr Vater hatte sie noch lebend gesehen und sehr unter dem Anblick des winzigen, mit Schläuchen und Geräten übersäten Kindchens gelitten. Es war Beate zwar klar, daß sie ihr Kind sehen wollte und mußte, aber sie hatte *ganz* schreckliche Angst davor. Ein Bestattungsunternehmen wurde beauftragt, das tote Baby zu seiner Mutter in die Klinik zu bringen, weil es gerade nach einem Kaiserschnitt schwierig ist, die Realität des Geschehenen zu begreifen.

Bevor ich zu Beate ins Zimmer ging, hatte ich versucht, ihre Tochter mit den Augen einer Mutter anzuschauen, und bemühte mich dann, sie ihr liebevoll und anschaulich zu beschreiben. Sie saugte jedes kleine Detail mit jeder Faser ihres Körpers auf. Als ich ihr winziges Kind in einem Wägelchen verdeckt in ihr Zimmer rollte, verging sie fast vor Angst und brauchte einige Momente allein mit ihrem Mann, um sich zu fassen. Dann wollte sie wieder, daß ich ihr bei-stehe.

Der Anblick eines toten Babys

Mein Gott, das ist ja schon ein ganz fertiges Kind! Und das war in mir!

Beate und ihr Mann schauten mit großem Schmerz im Gesicht, aber mit tiefster Intensität, in das Wägelchen hinein und saugten den Anblick ihres Kindes in sich auf, wie Beate vorher meine Worte aufgesaugt hatte. Sie stellten die Ähnlichkeit mit ihrem bereits lebenden Kind fest, sie staunten über die schöne Gesichtsfarbe, über das feine Mündchen und Kinn und die zarten Gesichtszüge, über die voll ausgebildeten Nägelchen an den winzigen Fingern, über die kleinen Ohrmuscheln, über die Härchen auf der feinen Haut, und wunderten sich über die großen Füßchen an den noch dünnen Beinchen.

Neugeborene sehen oft so aus, als ob sie sich noch auf einem anderen Stern befänden, so ganz weit weg, in einer anderen Welt. Tote Babys sehen so aus, als ob sie von diesem Stern nie ganz bei uns angekommen sind.

Wenn Babys noch sehr klein sind oder schon eine Weile tot im Bauch waren, sind ihr Gewebe und ihre Haut sehr empfindlich. Sie können dunkle Flecken auf dem Untergewebe der Haut haben, so wie bei einem Bluterguß, und ihre Haut kann sich schälen (Mazerierung). Durch starke Wassereinlagerungen im Gewebe kann dieses aufgeschwemmt wirken. Die Lippen sind oft himbeerrot. »Das Baby hat Lippenstift auf den Lippen«, berichtete in dem Film *Auch Babys sterben* (siehe S. 278) das ältere Geschwisterchen aufgeregt seiner Mutter.

Eltern haben oft Scheu vor dem Anblick ihres Babys, wenn es schon einige Zeit tot im Bauch war. In der Tat kann ein Zersetzungsprozeß angefangen haben. Cornelias Kind kam in der 19. Woche zur Welt, nachdem es schon drei Wochen tot gewesen war:

Die Hebamme nahm es in die Hand und rückte es so ein bißchen auf ihrer Hand zurecht. Es war sehr weich, so als ob es keine Knochen drin hat. Ich war erstaunt, wieviel Ausdruck das Gesicht dieses winzigen Wesens hatte, obwohl es ja erst 19 Wochen alt war und die letzten drei Wochen schon tot in meinem Bauch gewesen und somit schon ein bißchen schwabbelig war. Ich bin so froh, daß wir es gesehen haben.

Wenn Babys mit Fehlbildungen zur Welt kommen, stellt sich die Frage, ob die Eltern ihren Anblick verkraften können. Erfahrung hat gezeigt, daß die Realität *nie* so schlimm ist wie die Monsterfantasien, die Eltern entwickeln, wenn sie ihr Kind nicht sehen.

In dem Film *Alive Again* (siehe S. 277) wird die Geschichte einer Frau erzählt, die nach der Geburt ihres toten, fehlgebildeten Kindes, das sie nicht gesehen hatte, sechs Jahre lang psychotisch war. Ihr Kind hatte Anenzephalie gehabt, eine Fehlbildung, bei der anstelle des Gehirns eine Gewebsmasse an der Schädeldecke bloßliegt. Nach einiger Zeit wurde dem behandelnden Psychologen klar, daß sich die Mutter vorgestellt hatte, ihr Kind habe keinen Kopf. Die Besserung trat ein, als der Psychologe Röntgenaufnahmen besorgte, auf denen das Skelett des Kopfes ihres Kindes deutlich zu sehen war. Zur Heilung kam es, als ihr Schwiegervater einen Gehirntumor bekam und sie ihn baden und füttern konnte und ihm die Liebe und Pflege angedeihen ließ, die sie ihrem Kind gern gegeben hätte.

Sr. Jane Marie berichtet, daß sie es in all diesen Jahren *nur einmal* für besser gehalten habe, daß die Mutter ihr Kind nicht sehe. Sie sagt: »Eltern sehen ihr Kind mit den Augen des Herzens und nicht aus der klinischen Sicht des medizinischen Betreuungspersonals.« Fehlbildungen werden oft nicht wahrgenommen oder stehen zumindest nicht im Mittelpunkt der Betrachtung, sondern Eltern verweilen bei dem, was an ihrem Kind schön und einzigartig ist, und bewahren das in ihrem Herzen.

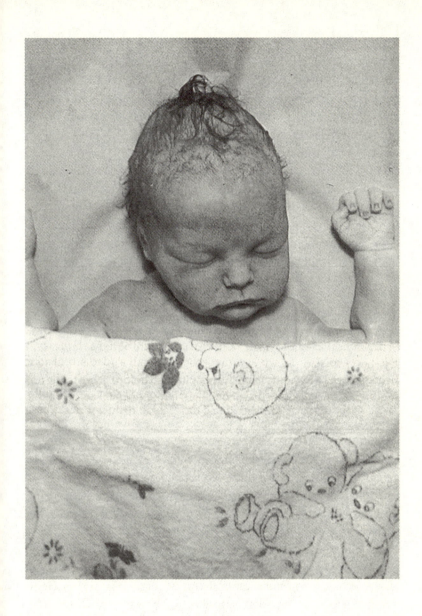

Ein Baby, das, zwei Tage bevor das Foto aufgenommen wurde, gestorben ist. (Das Büchlein *Ein sehr wichtiges Bild*, dem dieses Foto entstammt, enthält Hilfestellungen für Betreuungspersonal zum Fotografieren toter Babys – siehe S. 275.)

Das medizinische Betreuungspersonal meint manchmal, daß »man ein totes Kind ein paar Stunden oder Tage danach nicht mehr anschauen könne«. Ein Bestatter hingegen äußerte mir gegenüber gerade, daß er Babys auch am dritten Tage noch zeige, und er meine, daß sich ihr Anblick sogar verbessere. Eltern konzentrierten sich sowieso auf das Wesentliche und würden etwaige Veränderungen nicht so sehr registrieren.

Wenn wir glauben, daß wir oder uns nahestehende Menschen unser Kind noch einmal sehen möchten, sollten wir dies dem Betreuungspersonal sagen. Ein totgeborenes oder nach der Geburt verstorbenes Baby kann in einem kühlen Raum im Untergeschoß des Krankenhauses aufgebahrt werden, wo auch andere Verstorbene liegen. Auch wenn uns der Wunsch überfällt, unser Kind zu sehen, nachdem es bereits weggebracht worden ist, sollten wir mit dem Personal sprechen. Falls unser Kind untersucht werden soll, um die Todesursache festzustellen, kann es möglicherweise schon zur Pathologie gebracht worden sein. Es kann, zwar mit etwas Aufwand, gegebenenfalls von dort zurückgeholt werden, oder wir können den Bestatter bitten, es uns noch einmal sehen zu lassen. Es anzuschauen, wenn unser Hormonsystem sich einigermaßen normalisiert hat, kann uns helfen, die Endgültigkeit seines Tods noch besser zu realisieren, was uns in unserem Trauerprozeß weiterbringt.

Manche Eltern fürchten sich vor der Totenstarre, die bei Erwachsenen nach vier bis zwölf Stunden einsetzt und mindestens einen Tag anhält. Sie wird in der Regel bei Totgeborenen nicht beobachtet. Totgeborene haben auch noch keine Darmbakterien, die sonst bei Leichen den Verwesungsprozeß beschleunigen.

Oft haben wir Angst, das auszusprechen, was wir uns im Innersten wünschen. Wir scheuen uns, Fragen zu stellen. Wir fürchten, daß unsere schlimmen Fantasien bestätigt werden. Wir mögen Hemmungen haben, im Schock gemachte Äußerungen zu widerrufen. *Doch später ist es zu spät!* Dies uns klar zu machen, gibt uns im Moment vielleicht die nötige Kraft.

Ich würde wer weiß was dafür geben, hätte ich unser Kind im Arm halten können.

Ich hatte so stark den Wunsch, mit meinem Kind und meinem Mann alleine zu sein, aber ich wagte nicht, die Hebamme zu bitten, den Raum zu verlassen.

Den Abschied einleiten

Unwiederbringliche Momente

Wenn wir mit der Situation konfrontiert werden, daß unser Baby sterben wird oder bereits tot ist, dann gibt es Momente, die nie wiederkommen. Die gilt es zu nutzen. Wir sollten uns die dafür notwendige Zeit und Ruhe nehmen, wenn nötig mit großer innerer Bestimmtheit.

Beate und ihr Mann, bei deren Begegnung mit der toten Christina ich dabei sein durfte, erlebten diese als großes Geschenk. Der friedliche Ausdruck auf dem Gesicht ihres Kindes brachte auch ihnen Friede. Sie konnten sich nicht satt genug sehen. Der Vater nahm ein Kreuzchen von seinem Hals ab und steckte es dem Kind zu.

Schritt für Schritt näherte sich Beate ihrem winzigen Baby, das zuerst im Bettchen, dann auf dem Bettrand und dann auf ihren angestellten Knien lag. Die Eltern schauten und schauten. Sie wußten, daß sie in diesen Augenblicken ein ganzes Leben einfangen mußten, daß jede Sekunde, jeder Blick eine monumentale Wichtigkeit hatte. Dann kamen zaghafte Berührungen und ein Das-Kindchen-ganz-nah-an-sich-Herannehmen. Ich ließ die Eltern allein, damit sie in Stille und Intimität Abschied von ihrem Kind nehmen konnten.

Dasselbe gilt auch für sterbende Kinder. Der Anblick ihres leidenden, möglicherweise an viele Schläuche angeschlossenen Kindes ist für Eltern sehr, sehr schmerzhaft. Es ist so natürlich für uns, unser Kind vor allem Leid schützen zu wollen. Doch hier sind wir absolut machtlos. Wir können nur *einfach da sein*, in dem Wissen, daß diese kleine Seele unsere Anwesenheit und Liebe spüren wird. Es berührt, gehalten, vielleicht sogar gestillt zu haben, mag die Trauer erleichtern. Manche Eltern finden besonderen Trost darin, daß ihr Kind in ihren Armen sterben durfte und nicht irgendwo alleingelassen wurde. Die an der Seite auch eines so kleinen Menschleins verbrachten Stunden oder Tage und Nächte bergen in sich die Kraft der Verwandlung.

Anderen den Abschied ermöglichen

Ein großes Problem, besonders für Mütter, ist es, wenn ihr Kind nur für sie *wirklich* ist, wenn niemand sonst ihr Kind gekannt hat. Auch für Väter wird das Kind meist erst Realität, wenn sie es gesehen haben. Geschwisterkinder gehen oft mit dem Tod eines Babys ganz natürlich um (siehe S. 111ff.). Wenn Großeltern oder nahe Freunde und Verwandte das tote oder dem Tode nahe Baby sehen, halten und eine Verbindung zu ihm aufbauen können, werden sie den Eltern viel mehr Verständnis und Unterstützung entgegenbringen können. Doch auch hier geht es um Persönlichkeit, Beziehung, Reife, und es wird von Situation zu Situation sehr unterschiedlich sein.

Das Kind *wirklich* machen: Namensgebung und Taufe

Kürzlich begleitete ich ein Paar, das gerade zum dritten Mal ein Kind verloren hatte, diesmal in der 31. Schwangerschaftswoche. Die beiden vergangenen Erfahrungen waren sehr negativ gewesen, und die Eltern hatten sie nie richtig verarbeitet. Ich fragte sie, ob sie daran gedacht hätten, ihrem totgeborenen Kind einen Namen zu geben. Beide schauten mich ganz erstaunt an. Dann meinte die Frau zu ihrem Mann:

Ja, das mag ja wirklich besser sein, wenn wir von ihm namentlich sprechen können, anstatt zu sagen: unsere dritte Fehlgeburt.

Dem Kind einen Namen zu geben, kann der Trauerverarbeitung sehr nützlich sein. Es hilft auch, dem Kind einen Platz und ein Andenken in der Familie zu erhalten. Besonders, wenn noch andere Kinder da sind, kann dies wichtig sein.

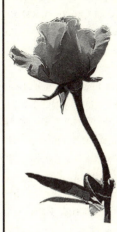

Jedes Leben ist in der Tat
ein Geschenk
Egal wie kurz
Egal wie zerbrechlich
Jedes Leben ist ein Geschenk
Welches für immer
in unseren Herzen weiterleben wird.

Daniel Clarke Gould
geboren und gestorben
am 27. Mai 1986
4630 g, 57 cm, rotblondes Haar

Eine Geburts-Todesanzeige (von Sandra Gould, Washington), mit der die Eltern sich und ihren Freunden öffentlich des kurzen Lebens ihres Kindes versichern.

Manche Eltern wünschen sich, daß die Namensgebung durch eine Taufe bekräftigt wird. Selbst Eltern, die vielleicht in den letzten Jahren sich der Kirche fern fühlten, wird dies angesichts des Todes oder des nahenden Todes ihres Kindes oft ein dringliches Anliegen. Um so mehr gilt dies dann natürlich für praktizierende Christen.

Wenn ein Kind für kurze Zeit lebt, kann ein herbeigerufener Pfarrer oder Priester eine Jähtaufe vornehmen. Wenn es tot zur Welt kommt, gerät mancher durch den Wunsch der Eltern nach einer Taufe in einen Konflikt. Laut Kirchenordnung ist die Taufe nämlich nur als Handlung oder Sakrament für lebende Kinder gedacht. Geistliche haben jedoch die Möglichkeit, sie dennoch aus ihrer seelsorgerischen Verantwortung heraus vorzunehmen, um Eltern Trost und Hilfe zu spenden. Sie können auf jeden Fall auch das Kind mit Handauflegen segnen. Außerdem darf jeder Mensch, der selbst getauft ist, eine Nottaufe vornehmen.

Beweise für die Existenz des Babys gewinnen

Es ist schwer, sich zu erinnern, was im Schock passierte. Wenn wir unser Kind unter dem Schutz der Geburtshormone gesehen haben, glauben wir, seinen Anblick nie zu vergessen, und doch kann es sein, daß die Erinnerungen nach einigen Tagen schwinden.

Ich dachte, ich würde keine Fotos brauchen, weil ich meine Tochter nach der Geburt gar nicht als tot begriff. Später habe ich bedauert, keinerlei Anzeichen für ihre Existenz zu haben.

Das versetzt uns manchmal in Panik. Wenn wir unser Kind erst gar nicht gesehen haben, fällt es uns schwer, die Realität wahrzuhaben.

Für einen gesunden Trauerprozeß hat es sich als *sehr wichtig* erwiesen, Erinnerungen zu haben. Konkrete Erinnerungen an unser Kind helfen uns, Zugang zu unseren Gefühlen zu finden. Fotos von unserem Baby sind vielleicht für uns und auch für unsere Verwandten und Freunde die einzige greifbare Erinnerung an es. Für viele von uns ist es wichtig, auch für die Umwelt einen Beweis dafür zu haben, daß unser Kind *wirklich* existiert hat. Vielleicht schon lebende Kinder, die zum Zeitpunkt des Geschehens möglicherweise noch zu jung sind, um mit einbezogen zu werden, werden später dankbar für ein Foto sein.

Unser Baby kam vor viereinhalb Jahren tot zur Welt. In der letzten Zeit fingen unsere Kinder plötzlich an, ständig Fragen darüber zu stellen. Die Frage, wie es ausgesehen hat, konnte ich ihnen zu meinem großen Leidwesen selbst nicht beantworten. Ich weiß nur, daß es ein sehr schönes, friedlich aussehendes Baby gewesen sein muß, weil der Bestatter dies meiner Mutter gesagt hatte. Dann kam ich auf die Idee, daß ja vielleicht irgendwo Fotos existieren könnten. Ich rief an verschiedenen Stellen an – Arzt, Krankenhaus, Pathologie, Bestatter, aber leider hat niemand ein Bild gemacht…

Wir oder die Menschen, die die Fotos machen, sollten sich besondere Mühe damit geben, weil wir nur diese einzige Chance dafür haben. Vielleicht wollen wir auch ein Bild von unserem Kind in unserem Arm oder im Arm von Geschwistern.

Alles, was uns die Erinnerung an unser Kind wieder wachruft, wenn wir in unserem Trauerprozeß zeitweise festgefahren sind, ist hilfreich: eine Haarlocke, ein Identifikationsbändchen oder eine Karte mit den Daten des Kindes und mit seinen Fuß- und Handabdrücken, ein Tuch, in das es eingewickelt war. Vielleicht könnte man auch die alte Sitte der Totenmasken wieder aufleben lassen.

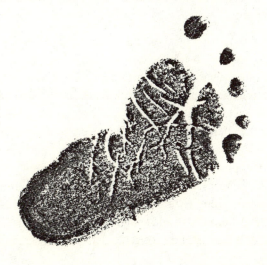

Was soll mit unserem toten Kind geschehen?

Autopsie, ja oder nein?

Wir haben oft Fragen, die wir nicht formulieren können oder die wir gar nicht zu stellen wagen, aus Angst vor der Antwort. Unvorbereitet werden Entscheidungen von uns gefordert.

Eine solcher Entscheidungen betrifft die Frage der Autopsie. Meistens wird Eltern angeraten, die Todesursache ihres Kindes pathologisch feststellen zu lassen. Außer in manchen Fällen von Plötzlichem Kindstod, wo eine Autopsie gerichtlich angeordnet wird, ist es jedoch Sache der Eltern, einer solchen Untersuchung zuzustimmen oder sie abzulehnen. Eltern können ihre Einwilligung, die in schriftlicher Form geschieht, innerhalb eines bestimmten Zeitraums zurückziehen (siehe Anhang S. 265).

Wir haben oft Fantasien, daß Kinder in der Pathologie »zerschnippelt« werden. Dem ist nicht so. Wie bei einer Operation wird am Körper ein Schnitt gemacht, Gewebeproben der Organe entnommen und die Haut dann, genau wie bei einem lebenden Menschen, wieder vernäht. Danach wird das Kind zur Bestattung freigegeben.

Als wir das Baby am Tag darauf noch einmal sahen, war es angezogen und hatte ein Mützchen auf. Man konnte nicht sehen, daß etwas mit ihr geschehen war.

Ein vorläufiges Ergebnis bekommt man gewöhnlich schon nach einigen Tagen. Die Gewebeproben werden in einer konservierenden Flüssigkeit aufbewahrt für eingehendere Tests zu einem späteren Zeitpunkt. Oft dauert es deshalb eine Weile, bis Eltern den abschließenden Autopsiebefund erhalten.

In manchen Fällen mag es wünschenswert und sinnvoll sein, die genaue Todesursache herauszufinden, in anderen Fällen erübrigt sich eine Autopsie oder Obduktion, wie sie auch noch genannt wird, weil die Ursache offensichtlich ist. Manche Eltern fürchten, mit einer Obduktion der Kirche zuwiderzuhandeln. Die christlichen Kirchen haben keine Einwände dagegen. Es mag sein, daß es unserer Lebenseinstellung mehr entspricht, den Tod unseres Kindes als schicksalhaft hinzunehmen und ihn nicht medizinisch ergründen zu wollen.

Gedanken und Informationen zur Bestattung

Das Bestattungsgesetz variiert von Bundesland zu Bundesland und ist dazu noch abhängig von den Friedhofssatzungen der Gemeinden und Städte. Es herrscht oft Unwissen und Verwirrung über die Gesetze bezüglich der Bestattung fehl- und totgeborener Babys. Selbst von einem Beerdigungsinstitut bekam ich kürzlich unrichtige Informationen. Oft kennen auch die Betreuenden die gesetzlichen Bestimmungen (mehr darüber im Anhang) nicht genau. »Es ist nicht selbstverständlich, daß Eltern auf ihre Rechte und Pflichten aufmerksam gemacht werden, ihr Kind zu bestatten«, sagt die Kinderseelsorgerin Dorothea Bobzin.

Ich mußte schon allen Mut zusammennehmen, um zu sagen, daß ich mir wünsche, daß unser winziges Kind beerdigt wird. Auf mein wiederholtes Fragen wurde mir gesagt, daß ein Baby unter 1000 Gramm nicht beerdigt werden könne. Es sei ein »Abortabfallprodukt«, und ich habe keine Verfügungsgewalt darüber. Später erfuhr ich, daß dies nicht stimmt. Es *muß* nicht, *kann* aber beerdigt werden. Als ich dies erfuhr, war es jedoch dafür zu spät. Ich habe lange Zeit gebraucht, darüber hinwegzukommen. Immer wieder hat es an mir genagt, haben mich die Gedanken verfolgt: Was ist jetzt mit meinem Kind? Wo ist es jetzt? Und so ganz schlimm der Gedanke, es ist vielleicht irgendwo im Abfalleimer gelandet.

Die Medizin schafft es inzwischen sogar, Babys unter 500 Gramm am Leben zu erhalten.

Dieser Entwicklung werden das Personenstandsrecht des Bundes und die Bestattungsgesetze der Länder nicht mehr gerecht. Im Gegensatz zu allen vergleichbaren Staaten hat es der deutsche Gesetzgeber bisher versäumt, die Lebensrechte der Frühgeborenen mit einer zeitgemäßen Neudefinition der Lebenszeichen und einer Herabsetzung der Registrierungspflicht der Totgeburten von 1000 Gramm auf 500 Gramm (entsprechend einer WHO-Empfehlung) besser zu gewährleisten. Die gesetzliche Definition der »Fehlgeburt« bedarf dringend der Revision, schreibt Dr. Christian Ullmann in der *Zeitschrift für Rechtspolitik* (Juli 1993). Auch der nordrhein-westfälische Gesundheitsminister Müntefering sprach sich kürzlich – lt. *Ärzteblatt* – für eine entsprechende Änderung des Personenstandsgesetzes aus.

So war bis vor kurzem die würdevolle Behandlung der Körper totgeborener Babys unter 1000 Gramm gesetzlich nicht gewährleistet, mancherorts sogar unmöglich. Einer Familie, deren Kind Anfang des sechsten Monats tot geboren wurde, gelang es erst durch eine einstweilige Verfügung des Regierungspräsidenten, ihr Kind beerdigen zu lassen.

Diese Situation ändert sich allmählich. Erfreulicherweise haben die Gesetzgeber seit Erscheinen der ersten Auflage dieses Buches in einigen Bundesländern (z.B. NRW, RLP, Bremen – Niedersachsen und BW waren Vorreiter) Erlasse herausgegeben, die sowohl neueren psychologischen Erkenntnissen über die Wichtigkeit eines Begräbnisses für die Trauerarbeit als auch medizinischen Veränderungen – vor allem aber dem Wunsch betroffener Menschen – Rechnung tragen. Entsprechende Gesetze folgen oder sind gefolgt – eine Belohnung auch für die Selbsthilfegruppen und Kirchenorganisationen (siehe dazu auch Rundverfügung G 14/1985 der Evangelischen Landeskirche Hannover und Empfehlung des Vorstandes des Katholischen Krankenhausverband Deutschlands e.V. vom 14.11.1986 »Über den Umgang mit Tot- und Fehlgeburten« sowie einzelnen Personen, die sich vereint für eine menschenwürdigere Handhabung eingesetzt haben).

Das über den Tod hinauswirkende Persönlichkeitsrecht des Verstorbenen und sein Anspruch auf eine ungestörte Totenruhe gebieten eine ehrfurchtsvolle Behandlung. (Hessisches Bestattungsgesetz)

Sobald wir eine Bindung zu unserem ungeborenen Kind empfinden, wird es uns wahrscheinlich wichtig sein, daß dieses im Todesfalle, auch wenn es noch nicht auf dieser Erde gelebt hat, mit Ehrfurcht und Würde behandelt wird. Wenn es so behandelt wird, wie wir es uns in unserem tiefsten Inneren wünschen, dann gibt es vielleicht selbst in der schlimmsten Situation unseres bisherigen Lebens so etwas wie ein »Gut«. Sich dafür einzusetzen, ist lohnenswert.

Wenn es unser tiefer innerer Wunsch ist, daß unser Kind bestattet werden soll, dann muß das möglich sein, egal wie groß, schwer oder »weit« es ist. Dazu meinen Helga Schweitzer, Leitende Hebamme, und Dr. Albrecht Storz, Arzt, von der Universitäts-Frauenklinik Tübingen:

Unbedingt ist jedoch eine bewußte und individuelle Beerdigung in den Fällen zu ermöglichen und zu fördern, wo dies gewünscht wird, gerade im Hinblick auf den Wert der Trauerarbeit, aber auch im Namen der Menschenwürde, die sicher nicht bei 1000 Gramm enden und auch nicht nach Gewicht begrenzt werden kann. Auch die Möglichkeit, das tote Kind, zu dem bereits eine Beziehung aufgebaut worden war, später am Einzelgrab besuchen zu können, ist sicher von großer Bedeutung.

Wenn diese Möglichkeit nicht besteht, wird es oft als Mangel empfunden:

Mir stellte sich die Frage, was ich mit meiner Trauer machen solle. Es gab kein Grab und auch sonst keinen Platz, wo ich meine Trauer hätte hintragen können.

Wenn Eltern ihr Kind gesehen haben, wird es oft selbstverständlich für sie, es bestatten zu lassen. Ein Vater, der zuerst gezögert hatte, sich einzulassen, sagte danach:

Es ist gar keine Frage, daß ich es sehen mußte, und es ist gar keine Frage, daß es beerdigt werden muß.

Wohlmeinende Menschen werden uns auch in dieser Hinsicht schützen wollen, indem sie anbieten, für uns »diese Dinge« zu erledigen. Doch wir sollten uns nicht beirren lassen, wenn wir unsere Entscheidung getroffen haben.

Meine Schwägerin versuchte mir einzureden, ich solle mich doch nicht auch noch mit der Beerdigung belasten, sie würden mir das gerne abnehmen. Aber für mich war es wichtig, dabei zu sein und zu helfen, die Feier mitzugestalten. Es war der letzte Liebesdienst, den ich meinem kleinen Engel erbringen konnte, und mein ganz bewußter Abschied von ihm.

Die Erfahrung hat gezeigt, daß eine Bestattung, so schwer sie empfunden werden mag, Eltern in ihrer Trauerarbeit weiterbringt.

Aber manchmal fühlen Eltern sich aus welchen Gründen auch immer nicht in der Lage, der Bestattung beizuwohnen. Sie können dann ein Bestattungsunternehmen beauftragen, diese für sie vorzunehmen. In den Friedhöfen größerer Städte gibt es ein anonymes Grabfeld. Mancherorts können Totgeborene in einem Massengrab beerdigt werden. Das anonyme Beilegen eines Babys in dem Grab eines zu beerdigenden Verstorbenen, wie es jahrzehntelang praktiziert wurde, ist, soweit ich das in Erfahrung bringen konnte, nicht mehr zulässig und zumindest für die Trauerverarbeitung auch nicht wünschenswert. Leichen der Babys, die nicht unter die gesetzliche Bestattungspflicht fallen, werden vom Krankenhaus »entsorgt«, doch eine würdevolle Behandlung ist in vielen Fällen nicht gewährleistet. Eine beim Bundesrat vorliegende Gesetzesinitiative soll die mißbräuchliche Verwendung fehlgeborener Kinder verhindern und auch ihre »Totenruhe« gesetzlich schützen.

An dem kirchlichen Krankenhaus, in dem ich in den USA arbeite, wurde ein Teil des Krankenhausparks zur Bestattung fehlgeborener Kinder freigegeben. Bei der Einweihungsfeier wurde ein Stein aufgestellt zum Gedenken an alle Kinder, die einen unzeitigen Tod erlitten haben.

Angesichts des Todes eines Kindes mag es banal wirken, über die Kosten einer Bestattung zu sprechen. Doch ist es vorgekommen, daß die Erfüllung von Herzenswünschen der Eltern an ihrer Scheu scheiterten, materielle Dinge anzusprechen.

Als unser Kind totgeboren wurde, waren wir in einer finanziellen Notlage. Ich hätte es gerne bestatten lassen, fürchtete aber, daß eine Beerdigung zu teuer würde. Aber ich schämte mich, nach den Kosten zu fragen, und wir überließen es schließlich der Krankenhausroutine.

Je nachdem, ob es sich um ein einfaches Begräbnis handelt oder ob eine Trauerfeier stattfindet, betragen die Kosten einer Beerdigung zur Zeit zwischen DM 600,— und 2000,— (inkl. Grabstätte). Es gibt Preisunterschiede von Unternehmen zu Unternehmen.
Die Bestattungsunternehmen erledigen auf Wunsch der Eltern alle nötigen behördlichen und kirchlichen Formalitäten. (Eigeninitiative der Eltern ist für die Verarbeitung jedoch positiv.) Sie besorgen die

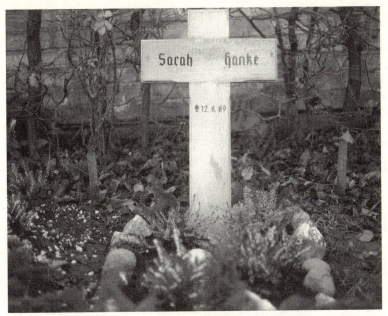
Einen Platz haben, wo man die Trauer hintragen kann.

Grabstätte. Preise variieren sehr, je nachdem ob ein Reihengrab, ein Privatgrab oder ein Familiengrab gewünscht ist, ob auf dem Land oder in der Stadt. Ein Baby kann auch im Familiengrab beigesetzt werden. Mancherorts werden die Kosten für Kinderreihengräber lobenswerterweise von den Gemeinden oder auch der Kirche getragen.
Mit wachsendem Bewußtsein auch von seiten der Kommunalpolitiker für die besondere Situation verwaister Eltern bleibt zu hoffen, daß in Zukunft elternfreundliche Änderungen von Friedhofssatzungen erwirkt werden. Leider hat die Gesundheitsreform Eltern von Totgeborenen und nach der Geburt sterbenden Kindern benachteiligt. Das Sterbegeld, das zuvor einen Teil der Begräbnisausgaben deckte, ist ersatzlos gestrichen worden. In Notfällen gewährt das Sozialamt auf Antrag eine finanzielle Unterstützung bzw. übernimmt die Kosten für das Begräbnis.
Bei bestattungspflichtigen Babys muß ein Arzt nach einer Untersuchung den Totenschein ausstellen. Auf dem Standesamt der Ge-

meinde, in der das Begräbnis stattfindet, wird der Sterbefall in das Sterberegister eingetragen und eine Bestattungsgenehmigung erteilt, die zusammen mit dem Stammbuch der Familie an den Bestatter übergeben wird.

Ein toter Mensch darf frühestens nach 48 Stunden begraben werden, und z.B. in Hessen nicht später als 96 Stunden nach dem Eintreten des Todes, in Rheinland-Pfalz nicht später als sieben Tage danach. (Eine Urnenbeisetzung nach einer Verbrennung ist bis zu einem halben Jahr danach möglich.) Wegen einer Bewilligung zur Verschiebung dieses Termins, z.B. wenn die Mutter nach einem Kaiserschnitt erst nach dem vorgegebenen Zeitpunkt die Klinik verlassen kann, muß man sich an das Gesundheitsamt oder Ordnungsamt der Gemeinde wenden. Auch Babys, denen gesetzesmäßig noch kein Bestattungsrecht eingeräumt worden ist, können mit Hilfe der von Dr. Barbara Valentin vom Sozialmedizinischen Dienst Berlin entworfenen Ärztlichen Unbedenklichkeitsbescheinigung für die Bestattung von Fehlgeburten eine Sonderbewilligung der Ortspolizeibehörde für ein Begräbnis erhalten (siehe Anhang S. 267).

Rituale als Lebenshilfe

Rituale helfen uns, besonderen Gelegenheiten eine besondere Bedeutung zu geben. Rituale bauen eine Gemeinschaft auf und stützen sich andererseits auf die Gemeinschaft. Wir kennen sie für alle großen Übergänge von einer Lebensstufe zur anderen. Alles Neue, Unbekannte erhöht zunächst die Spannung in uns. Rituale sollen eine Hilfe sein, diese Übergänge zu erleichtern. Die stille Sprache der Symbolik fördert ein Verstehen und Verarbeiten auf einer tieferen Ebene und hilft unserem inneren Wesen, die Veränderung zu integrieren.

In unserer Situation fallen zwei der wesentlichsten Übergänge im Leben der Menschen – Geburt und Tod – zusammen.

Wenn die Bedeutung von Ritualen in einer Kultur abnimmt, steigt oft die Orientierungslosigkeit. Es wäre gut, Rituale am Leben zu erhalten oder vielmehr bestehende wieder mit Sinn zu füllen oder uns durch Schaffung eigener Rituale den Umgang mit dem Tod zu erleichtern. Gute Rituale wirken durch Wiederholung und bestimmte Muster, lassen aber Raum für Spontaneität und Individualität. Bei einem Begräbnis geben wir den Körper unseres toten Kindes oder seine Asche der Erde zurück. Dies hilft uns, die Endgültigkeit und Realität seines Todes wirklich zu begreifen und anzunehmen. Oft werden tote Babys beerdigt, bevor die Mutter das Krankenhaus verlassen konnte. Es ist jedoch gut, wenn *beide* Eltern zugegen sind.

»Die nicht beerdigten oder durch eine Handlung verabschiedeten Kinder lassen Mütter und Väter oft nicht bzw. nur mühsam zur Ruhe kommen und erschweren ihnen die Trauerarbeit«, stellte Dorothea Bobzin fest.

Gerade wenn unser Kind nicht gelebt und es sonst niemand gekannt hat, hilft die Beerdigung auch, anderen Menschen seine Existenz sichtbar zu machen und sie anzuerkennen – ein ungemein wichtiges Anliegen aller trauernden Eltern, mit denen ich gesprochen habe. Durch das Begräbnis können wir auch unser Eingebundensein in die Gemeinschaft unserer Familie, Freunde und Mitmenschen erfahren. Das Ritual der Bestattung kann ein wichtiger, wenn auch noch einmal äußerst schmerzhafter Schritt in unserem Heilungsprozeß sein.

Die Beerdigung wird, wenn wir einer Kirche angehören, wahrscheinlich als kirchliche Handlung vorgenommen werden. Manchmal mag ein Geistlicher uns das kirchliche Ritual verweigern, wenn ein Kind noch nicht gelebt hat oder nicht getauft war.

Wenn ein Geistlicher kein offizielles Ritual ausführen will, kann er trotzdem das Kind segnen, mit uns beten und in dieser schweren Stunde mit uns sein. Wenn wir bei einem Pfarrer kein Verständnis finden, sollten wir einen anderen fragen. Ein christliches Begräbnis ist auch ohne Pastor möglich, indem wir einen ausgewählten biblischen Text lesen und ein Gebet sprechen, die für uns Bedeutung haben und die uns Trost geben. (Dies hat die Evangelisch-Lutherische Landeskirche Hannover in ihrer Rundverfügung G 14/1985 vom 13. Juni 1985 offiziell festgehalten.) Wie immer ist es hilfreich, wenn wir unsere Wünsche einbringen und verwirklichen helfen. Wir können Lieder, Gedichte und Lesungen (siehe z.B. Anhang S. 262ff.) auswählen, die uns trösten.

Wir können auch eine einfache weltliche Beisetzung in aller Stille oder im Kreise lieber Freunde und Familienmitglieder vornehmen. Vielleicht haben wir einfühlsame Freunde, die uns helfen können, ein Abschiedsritual zu gestalten, das für uns bedeutungsvoll und unseren Bedürfnissen gemäß ist. Sandy, deren sechstes Kind, auf das sich die ganze Familie sehr gefreut hatte, totgeboren wurde, berichtet:

Daniel wurde verbrannt. Meine Zwillingsschwester kam mit ihrer Familie von San Francisco angeflogen. Wir fuhren zum Gipfel des Mt. Rainier, einem atemberaubend schönen Berg, 45 Minuten von unserem Haus entfernt. Wir verstreuten die Asche über dem Berg, und meine elfjährige Tochter verlas ein tröstliches Gedicht über ein totgeborenes Baby, meine neunjährige Nichte spielte ein wunderschönes Lied auf der Flöte, und all die anderen Kinder hatten Margeriten gepflückt, die sie der Asche hinterherwarfen. Es war für mich eine bedeutungsvolle Zeremonie.

Übrigens: Diesen Wunsch, die Asche an einem Lieblingsort zu verstreuen, hatten einige der Menschen, mit denen ich sprach, aber dies ist hier bei uns nur auf offener See erlaubt.

Oft findet ein Begräbnis zu früh statt, in der Phase, in der die Eltern noch wie gelähmt sind. Manchmal hatte die Mutter keine Möglichkeit, an dem Begräbnis teilzunehmen. Oder die Eltern wollten niemanden dabei haben, weil sie fürchteten zusammenzubrechen. Es ist angemessen, zu einem späteren Zeitpunkt ein Trauerritual nachzuholen. Ein Elternpaar lud dazu wie folgt ein:

Als unser Kind tot geboren wurde, wollten wir allein sein. Wir hatten nicht die Kraft, viele Menschen um uns zu haben. Wir wissen, daß wir einige von euch vor den Kopf gestoßen haben. Für uns ist die Trauer immer noch nicht vorbei. Wir würden euch gerne mit einschließen und das nachholen, was uns damals nicht möglich war. Wir möchten euch bitten, am … um … mit uns zusammen zum Grab unseres Kindes zu gehen, und laden euch im Anschluß zu einer Trauerfeier ein.

Bei einem Menschen, der gelebt hat, wird bei einer Gedenkfeier Rückschau gehalten auf sein Leben. Vielleicht kann es für Eltern heilsam sein, nachdem einige Zeit seit dem Tod ihres Kindes vergangen ist, zu reflektieren, was dieses Kind für ihr Leben bedeutet hätte und auch in seinem Nicht-Leben weiterhin bedeutet.

In manchen Kulturen gibt es offizielle Zeremonien zu späteren Zeitpunkten, die für Hinterbliebene Meilensteine in ihrer Trauerverarbeitung bedeuten können.

Der Klinikaufenthalt

Körperliche Nachwirkungen der Geburt

Nach einer Fehl- oder Totgeburt, genau wie nach einer Lebendgeburt, braucht der mütterliche Körper einige Zeit, um sich wieder zu normalisieren.

Schon ab der zwölften Schwangerschaftswoche kann Milch in den Brüsten sein, mit Sicherheit aber ist sie es ab der 20. Woche. Wir können durch Laktationshemmer, die allerdings auch bedenkliche Nebenwirkungen haben, das Einschießen der Milch verhindern. Manche Hebammen und Ärzte raten eher dazu, auf natürlichem Wege abzustillen – durch Hochbinden der Brust (mit einer breiten Binde am Rippenbogen beginnend), durch Trinken von Salbeitee und möglicherweise durch das Einnehmen des homoöpathischen Mittels Phytolacca. Durch Kühlen der Brust mit Eispackungen können Schmerzen verhindert oder zumindest gemindert werden. Die Milch bildet sich dann allmählich von selbst zurück. Nur vereinzelt wurde mir berichtet, daß noch Wochen oder gar Monate nach der Geburt Milch da war, vielleicht als Zeichen der Sehnsucht des Körpers nach dem Baby. Einen Milcheinschuß zu haben, vergegenwärtigt uns noch einmal schmerzhaft, daß unser Körper sich auf ein Kind vorbereitet hat, das nun nicht da ist.

Ungefähr drei Tage nach der Geburt schoß meine Milch ein. Meine Brüste waren hart wie Stein und taten weh, und ich bekam Fieber. Dieser Tag und die zwei Tage darauf waren die schlimmsten Tage überhaupt. Ich hatte schon zwei Babys mit großer Freude gestillt, und jetzt Milch zu bekommen, war so ziemlich der denkbar grausamste Hinweis auf das, was nicht stattfinden würde. Ich konnte nicht aufhören zu weinen.

Die Gebärmutter muß sich zu ihrer normalen Größe und Form zurückbilden. Dabei können nach einer Geburt im fortgeschrittenen Schwangerschaftsstadium, besonders bei Mehrgebärenden, ziemlich starke Nachwehen auftreten.

Die Blutgefäße an der Stelle, wo die Plazenta eingenistet war, müssen sich schließen. Dieser Heilungsprozeß wird vom Wochenfluß begleitet, bei dem das Wundsekret abfließt. Nach einer Fehlgeburt in einem frühen Stadium der Schwangerschaft wird die Blutung, besonders nach einer Ausschabung, schon nach einer Woche zu Ende sein, während sie nach einer voll ausgetragenen Schwangerschaft in einer immer schwächer werdenden Form bis zu sechs Wochen andauern kann. Übelriechender Wochenfluß ist ein Anzeichen für eine Infektion und muß ärztlich behandelt werden. Falls ein Dammschnitt gemacht wurde, muß dieser versorgt werden.

Die Frauen, deren Blut Rhesus-negativ ist, müssen auch nach einer Fehlgeburt innerhalb von 72 Stunden mit Gammaglobulin behandelt werden, um eventuell entstandene Antikörper in ihrem Blut zu vernichten, die bei einer möglichen späteren Schwangerschaft ein Rhesus-positives Kind schädigen würden.

Unterbringung in der Klinik

Nach einigen Stunden brachte man uns auf ein Einzelzimmer auf der Wöchnerinnenstation. Es wurde ein Klappbett für meinen Mann dazugestellt. Es war mir ganz, ganz wichtig, daß wir zusammenbleiben konnten. Ich wollte auf gar keinen Fall alleine sein. Doch dann hörten wir ein Baby schreien, und ich sah den Ausdruck eines unaushaltbaren Schmerzes auf dem Gesicht meines Mannes. Da wußte ich, daß wir nicht bleiben konnten. Ich zog mich an, wir riefen den Arzt herbei und gingen dann nach Hause – nur ein paar Stunden, nachdem unser Baby geboren und gestorben war.

Frauen haben berichtet, daß sie im gleichen Zimmer mit Müttern und deren Babys untergebracht waren. Dies ist natürlich eine unzumutbare Belastung in dieser schlimmen Situation.

Andererseits wollen die wenigsten in einem Einzelzimmer alleine sein. Am idealsten ist eine familienbezogene Unterbringung auf der gynäkologischen Station, wo auf Wunsch der Ehemann (vielleicht auch ein Kind) mit aufgenommen werden kann und Familienmitglieder und Freunde jederzeit hinzukommen können, um das verstorbene Kind zu verabschieden und die Familie zu unterstützen. Dies würde sehr dazu beitragen, daß es im Schlimmen ein »Gutes« gibt.

Wir sollten selbst wählen können, wo wir untergebracht werden. Wenn eine Frau vielleicht schon vorher stationär aufgenommen war und Beziehungen zu Zimmernachbarinnen aufbauen konnte, wird sie da sicherlich am meisten Unterstützung bekommen. Kirsten überwand ihren eigenen Schmerz dadurch besser, daß sie ihrer Zimmernachbarin bei der zweiten Geburt eines toten Kindes beistehen konnte.

Ich habe ihr den Schweiß abgewischt und ihr ein feuchtes Tuch auf die Stirn gelegt und sie in den Arm genommen. Das war sehr wichtig für mich, denn ich stellte fest, daß ich noch Kraft in mir hatte, Trost zu geben. Wir verstanden uns ohne Worte, und sie konnte meinen Trost ganz annehmen.

Auf Wunsch besuchen Mitglieder von Stützgruppen betroffene Eltern in der Klinik.

Manche Frauen möchten sich noch die ihnen zustehende Zeit in der Klinik betreuen lassen, vor allem, wenn verständnisvolles und engagiertes Personal ihnen zur Seite steht. Zu Hause wären sie vielleicht isoliert und alleingelassen.

Wenn jedoch trauernde Eltern sich in der Klinik nicht wohl fühlen, ist es, wenn medizinisch keine Bedenken bestehen und Hebammenbetreuung arrangiert werden kann, in der Regel möglich, bald nach der Geburt die Klinik zu verlassen. Besonders, wenn wir zu Hause Unterstützung durch Familienmitglieder und Freunde erwarten können oder ein noch kleines Geschwisterchen uns über die Leere mit hinweghelfen kann, sollten wir an diese Möglichkeit denken.

Es war für mich wichtig, gleich nach Hause zu kommen und mit unserer Zweijährigen zusammen zu sein, die ja auch noch ein bißchen Baby war. Es tat so gut, ihren knuddeligen kleinen Körper in meinen Armen zu halten.

Gerade eine Mutter, die ein Kind verloren hat, sollte die ihr zustehende zehntägige häusliche Hebammenbetreuung voll ausschöpfen. Bei Bedarf kann diese sogar verlängert werden.

4 Die erste Zeit danach

Die Zeit des Suchens und sich Sehnens

Wenn wir langsam aus dem Schock erwachen, bricht die Wirklichkeit über uns herein. Dies ist eine besonders schwere Phase für *die* Menschen, vor allem *die* Frauen, die ihr Kind nicht sehen konnten.

Begreifen wollen

Es ist die Zeit des Fragens: Wie hat mein Kind ausgesehen? Wem hat es ähnlich gesehen? War es fehlgebildet, und hat man versucht, dies vor mir zu verheimlichen?

Monatelang lief ich durch die Straßen und schaute sehnsüchtig in jeden Kinderwagen: »Vielleicht hätte es so ausgesehen? Oder so? Nein, *so* hätte es bestimmt nicht ausgesehen!«

Es ist auch die Zeit des Grübelns und Nachforschens: Was ist schiefgelaufen? War es meine Schuld? Ist es wieder gegangen, weil ich mich so oft gefragt habe, wie ich das mit zwei so kleinen Kindern schaffen soll? Oder hat sein Tod gar mit unseren Partnerschaftsproblemen zu tun?

Ich glaube, ich bin ein guter Mensch, und ich bin verwirrt. Wofür werde ich denn bestraft?

Als Todesursache wurde mir Plazentaablösung benannt. Ich ging im Kopf noch einmal die letzten zwei, drei Tage durch und habe überlegt: »Was hab ich gemacht? Hab ich zu viel gearbeitet? Hab ich in den letzten neun Monaten Tabletten oder Schnupfenspray genommen?«

Eltern kommen zurück in die Klinik, um von Hebammen und Ärzten noch einmal die Situation aus ihrer Sicht geschildert zu bekommen und um eine Erklärung für das Unerklärliche zu finden. Dies entspringt dem menschlichen Bedürfnis, Erfahrungen in eine begreifbare Ordnung zu bringen.

Der Arzt hatte mir angeboten, die Geburt einzuleiten, ich hatte abgelehnt. Nachher dachte ich: »Hätten wir die Geburt eingeleitet, wäre mein Kind jetzt wahrscheinlich am Leben!« Ich *mußte* das klären, ob ich an seinem Tod schuld war.

Eltern durchstöbern Bibliotheken, um anhand von Literatur noch mehr Information zu bekommen.

Starke Gefühle und Vorstellungen überwältigen uns

Dies ist auch die Zeit der »aufbrechenden Emotionen«, wie Verena Kast sie in ihrem Buch *Trauern* nennt. Wenn nach und nach die Wirkung der »natürlichen Betäubung« nachläßt, werden die darunterliegenden Gefühle spürbar. Der Schmerz und die Sehnsucht nach diesem Wesen, auf das wir uns vorbereitet hatten, zerreißt uns fast. Seelische Schmerzen tun körperlich weh. Unser Selbstwertgefühl fällt auf einen Tiefststand.

Der Protest gegen das Geschehene und die Enttäuschung über das, was uns weggenommen worden ist, drücken sich oft in einer ungeheuren, zeitweise fast unkontrollierbaren Wut aus: Wut auf den Arzt, Wut auf die Hebamme und Schwestern, Wut auf den Partner, Wut auf Gott und das unfaire Schicksal, Wut auf andere, die gesunde Kinder bekommen haben, Wut auf den eigenen Körper, der versagt hat, oder Wut auf das Baby, das einfach von uns gegangen ist, vielleicht sogar ohne ersichtliche Ursache. Möglicherweise hoffen wir in unserem Unterbewußtsein, daß wir unser Kind zurückbekommen, wenn wir nur lange genug »wettern«. Wut ist auch Ausdruck der Hilflosigkeit darüber, keine Kontrolle über unser eigenes Leben zu haben. Nicht ausgedrückte Wut kann sich in Schuldgefühle verwandeln. Aggression kann Ausdruck ungelebten Schmerzes sein.

Ich hätte gern geweint, aber ich fand kein Ventil für meine Trauer. Die wenigen Erinnerungen wollten von alleine nicht hochkommen. Nach zwei Monaten suchte sich meine ungelebte Trauer in schrecklichen Aggressionen ihren freien Lauf. Erst nach dem Anblick einer schwangeren Freundin konnte ich meinen Schmerz hinausschreien und fand wieder Friede in mir. Da wurde mir bewußt, daß Schmerz, der nicht ausgedrückt werden kann, sich im Körper aufbaut, ihn fast zum Explodieren bringt und sich dann in Aggression entlädt. Der Schmerz muß raus, so oder so, oder du explodierst!

Manche Mütter wünschen sich vorübergehend sogar den Tod, um bei ihrem Baby sein zu können.

Wenn unser Baby schon gelebt hat, meinen wir vielleicht, sein Schreien noch zu hören. Oder wir träumen, daß es noch lebt. Wenn die Bewegungen des Babys zuvor schon deutlich spürbar gewesen sind, glauben wir vielleicht noch weiterhin, kindliche Bewegungen in uns wahrzunehmen.

Drei Wochen später stellte sich ein neues Problem ein. Jeden Abend vor dem Einschlafen spürte ich Bewegungen in meinem Bauch, und später nach dem Einschlafen fing ich jedesmal wieder an zu weinen.

Andere leiden an innerer Leere.

Wenn ich ein Bild von mir malen könnte, dann sähest du jemanden, der außen ganz in Ordnung ist. Aber in der Mitte wäre ein großes Loch.

Die beschriebene Phase kann einige Monate dauern.

Was uns in dieser Zeit hilft

Vielleicht hilft es uns, uns selbst in unserer tiefen Verzweiflung mit all unserem Gefühlswirrwarr annehmen zu können, wenn wir wissen, daß unsere Gefühle ganz normal sind und daß es anderen in derselben Situation genauso geht.

Wir müssen uns Menschen suchen, die unsere Gefühle aushalten können und uns immer wieder zuhören, ohne zu urteilen, ohne zu beschwichtigen. Dafür kann unter Umständen ein Außenstehender besser geeignet sein, als ein nahestehender Mensch, dem es weh tut, daß wir leiden. Glen Davidson sagt in seinem Buch *Understanding Mourning* dazu:

Eure Geschichte zu erzählen ist das Wichtigste, was ihr als Trauernde tun könnt, denn eben durch diese Handlung des Erzählens macht ihr euer Leben wieder heil. Indem ihr eure Geschichte erzählt, werdet ihr entdecken, daß die Tatsachen sich verändern, nicht weil die Tatsachen andere geworden wären, sondern weil eure Sicht dessen, was wesentlich ist, sich mit der Zeit verändert. Ihr werdet vielleicht feststellen, daß eure anfänglichen Eindrücke unvollständig oder sogar unrichtig waren. Je überraschender ein Tod uns ereilt, desto wahrscheinlicher ist es, daß die anfänglichen Eindrücke falsch waren. Wenn wir unsere Geschichte nicht immer und immer wieder anderen erzählen können, wird es für uns fast unmöglich, wieder eine Art Ordnung in unser Leben und Denken zu bringen.

Es ist wichtig, *alle* unsere Gefühle, vor allem auch unsere Wut, leben zu dürfen, und wir müssen Wege finden, dies auf eine konstruktive Art zu tun, bei der wir andere nicht unberechtigterweise verletzen (siehe S. 145f.). Wir werden manchmal sehr unlogisch sein. Wir brauchen möglicherweise Hilfe, unsere Selbstanschuldigungen in einem rationalen Licht zu sehen.

Immer wieder kamen Schuldgefühle hoch. Da war unsere Beziehungskrise während meiner Schwangerschaft gewesen und meine Angst vor einem zweiten Kind. Durch meine Gespräche mit E. wurde mir klar, daß es Eltern gibt, die ihr werdendes Kind nicht wollten und es gehaßt haben, und daß das Kind sich doch durchsetzte, daß es geboren wurde und lebt.

Vielleicht können wir schon mehr Klarheit bekommen, indem wir unsere Gedanken niederschreiben.
Wenn wir weinen können, dann sollten wir es ungehindert tun, solange wir es brauchen. Es sind die ungeweinten Tränen, die krank machen. Tränen lösen die Spannungen des Schmerzes. (Wissenschaftler haben herausgefunden, daß Weinen zur Wiederherstellung des physiologischen und auch emotionalen Gleichgewichts führt. [Frey, 1985]) Irgendwann hören die Tränen wieder auf. Susan berichtet:

Meine ältere Tochter, die mich noch nie hatte weinen sehen, sagte: »Mama, ich kann es nicht ausstehen, wenn du weinst.« Ich sagte zu ihr: »Ich habe 10.000 Tränen zu weinen, und ich kann sie jetzt weinen oder später, aber sie müssen geweint werden«.

Wenn wir all unsere unerfreulichen Gefühle zulassen, kann es passieren, daß wir unerwarteterweise auch Momente der intensiven Freude erleben. Das verwirrt uns und macht uns eventuell Schuldgefühle. Die Freude ist die Polarität des Leids, für die wir uns nicht zu schämen brauchen, sondern die wir dankbar annehmen dürfen. Khalil Gibran sagt dazu: »Je tiefer sich das Leid in euer Sein eingräbt, desto mehr Freude könnt ihr fassen.«

Es war wichtig, daß du mir gesagt hast, daß ich nicht erschrocken sein soll, wenn es mir zwischendrin auch mal wieder gut geht, daß das normal ist. Ich habe mich schon manchmal gefragt: Ist das richtig so, und habe ich denn das Kind nicht wirklich lieb gehabt? Wie ist das, wenn ich nicht mehr jeden Tag weinen muß, nur noch ab und zu?

Es ist in Ordnung, zwischendrin auch zu lachen. Wir dürfen uns Erholpausen von unserer Trauer gönnen.

Es fällt mir schwer, darüber zu sprechen, aber wir fanden so vieles, worüber wir lachen konnten, und mal so herzhaft lachen, kann wirklich helfen. Sogar zu den Zeiten, wo wir am traurigsten waren, lachten wir. Humor kann in allem liegen. Ich fühle mich immer ein bißchen besser, nachdem ich geweint habe, und ich fühle mich immer besser, nachdem ich gelacht habe.

Es mag uns nicht leicht fallen, unseren Alltag zu bewältigen, und wir brauchen dabei möglicherweise Hilfe.
Vielleicht können wir jetzt durch den Besuch einer Selbsthilfegruppe Betroffener, z.B. der Gruppen der REGENBOGEN INITIATIVE und LONELY PARENTS (siehe S. 127f. und 268ff.), Unterstützung finden.

In mir kam eine richtige Gier nach einem Kind auf. Wenn ich an einem Kinderwagen vorbeiging, dachte ich: »Jetzt schnappst du dir einfach das Kind und rennst weg.« Dann schämte ich mich wieder solcher Gedanken. Es tat so wohl, in der Selbsthilfegruppe zu hören, daß ich mit solchen Gedanken und Gefühlen nicht alleine war.

Falls wir schon ein Zimmer für das Baby vorbereitet oder Sachen für es gekauft hatten, sollten wir die Dinge dann wegräumen, wenn die richtige Zeit gekommen ist. Auch das ist ein Mosaikstein des Trauerprozesses. Zwar bereitet die Konfrontation mit den Babysachen noch einmal tiefe Schmerzen, aber es hat sich als besser erwiesen, selbständig zu entscheiden, was mit den Dingen wann geschehen soll, als daß andere stillschweigend alles »beseitigen«, während die Frau noch in der Klinik ist.

99

Wir können uns von einer niedergelassenen Hebamme betreuen lassen. Diese sind nicht nur für das Wohlergehen von Kindern zuständig, sondern auch für die Betreuung der Wöchnerinnen. Laut Gesetz haben Frauen zehn Tage Anspruch auf häusliche Betreuung, und darüber hinaus in besonderen Fällen – wie die Geburt eines toten Kindes das ist – noch auf acht zusätzliche Besuche der Hebamme während der ersten acht Wochen. Selbst danach kann eine Weiterbetreuung auf ärztliche Verordnung hin stattfinden.

Hebammen wurden früher »weise Frauen« genannt. Meistens wird dieser Beruf von Frauen gewählt, die Menschen sehr zugewandt sind. Sie nehmen sich Zeit. In unseren eigenen vier Wänden können sie noch ein besseres Gefühl für unsere persönliche Situation bekommen, und es entsteht oft eine sehr vertraute Beziehung. Wir sollten auf ihre Begleitung nicht verzichten.

Viele Eltern entwickeln Vorstellungen, die ihnen Trost geben, wie das bei Susi der Fall war:

Mir kamen zwei Menschen in den Sinn, die in der letzten Zeit gestorben waren, und ich habe mir gesagt: »Ja, die zwei, die passen auf dein Kind auf.« Im Gegensatz zu früher entwickelte ich eine Vorstellung von einem Totenreich, wo alle hinkommen.

Auch Symbole sind Tröster der Seele. Eltern, die ein Kind verloren haben, können durch Symbole Trost finden. Manche Mütter haben vorübergehend das Bedürfnis, irgend etwas, das die Größe und das Gewicht ihres Babys hat, zu halten und umherzutragen. Dies mag Außenstehende beunruhigen. Aber es ist etwas sehr Normales. Andere Menschen werden durch bildliche, aus ihrem Unterbewußtsein auftauchende Symbole getröstet.

Als mein Baby bei seiner Geburt starb, tauchte vor meinem inneren Auge ein Licht auf, das sich immer weiter entfernte, immer kleiner wurde, bis es als Stern seinen Platz weit weg im Universum eingenommen hatte, von wo aus er mich anstrahlt.

Auch der Regenbogen ist ein archetypisches Symbol für trauernde Menschen.

Auf dem Nachhauseweg aus der Klinik sahen wir einen dreifachen Regenbogen am Himmel. Dies erfüllte mich trotz der Trauer mit einem Glücksgefühl. Für mich war es wie eine Verheißung, daß ich an der Erfahrung nicht zerbrechen würde, daß alles gut wird.

Für andere steht eine Rose stellvertretend für ihr Kind.

Eine zartrosa Rose wurde mir zum Symbol für mein Kind. Dieses Bild war auf einmal einfach da. Die ersten Wochen und Monate stellte ich immer eine Rose auf unseren Eßtisch… Sie symbolisierte für mich die Liebe, die ich durch mein totes Kind erfahren hatte. Ich trocknete die Rosen nacheinander, und in dem Maße wie der Trockenstrauß anwuchs, wurde der Schmerz geringer. Jetzt erinnern uns noch die getrockneten Rosen und eine frische Rose an besonderen Feiertagen oder am Todestag daran, daß unser verstorbenes Kind für immer Teil unserer Familie ist.

Andere werden durch lebende Pflanzen, Blumen oder Bäume an den ewigen Kreislauf von Werden und Vergehen erinnert. Gerade da, wo Menschen darunter leiden, daß sie ihre Trauer nicht an eine Grabstätte tragen können, kann das Pflanzen eines Baumes oder von Blumenzwiebeln, die jedes Frühjahr neu erblühen, eine Trauerhilfe sein.

Wie die Seele uns in Träumen Symbole schickt, die unserem inneren Heilungsprozeß Richtung geben, ist wunderbar in dem Buch *Trauern* von Verena Kast anhand von Fallbeispielen beschrieben.

Trauernde Paare

Partnerschaften verändern sich

Der Verlust eines Kindes ist oft eine große Probe für eine Beziehung. Partnerschaften können in eine schwere Krise geraten: die Scheidungsrate ist hoch unter trauernden Eltern. Beziehungen können sich aber auch vertiefen.

Susan und ihr Mann wuchsen durch den Verlust ihres Babys nach dem Abbruch einer gewünschten Schwangerschaft enger zusammen. Susan beschreibt diesen Prozeß in einem Brief an ihren genetischen Berater:

Das »Un-Glück« hat meinen Mann und mich einander sehr viel näher gebracht, obwohl wir ganz unterschiedlich auf den Verlust reagiert haben.

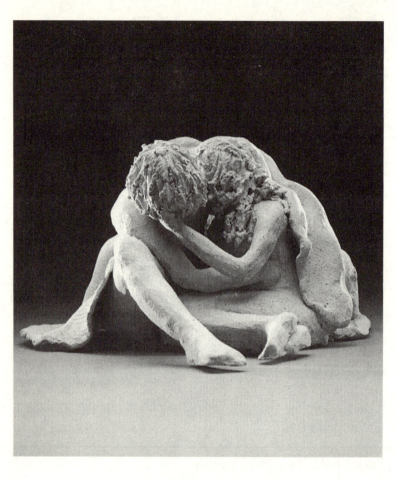

Eingehüllt in Trauer

Zusammen sind wir,
sprachlos.
Nur die gegenseitige Nähe
bringt Trost.
Am Tag bemühen wir uns
dem Leben zu begegnen,
am Abend kehren wir zurück,
um uns selbst
und einander zu trösten,
eingehüllt in Trauer.

Eigentlich bin ich wirklich erstaunt über die Weisheit in uns, die gegenseitigen Unterschiede so akzeptieren zu können. Ich weiß, daß David ein Gefühl von Traurigkeit und Verlust empfindet; ich weiß, daß er sich *betrogen* fühlt, weil wir unser Baby verloren haben. Aber im Gegensatz zu mir trägt er seine Gefühle nicht nach außen. Obwohl er nicht so körperlich und unkontrollierbar trauerte wie ich, hat er mich jedoch verstanden und uneingeschränkt akzeptiert.

Ich mache ihm keine Vorwürfe, wie: »Wenn dir etwas an mir liegen würde, dann würdest du auch ganz außer dir sein und ständig heulen wie ich.« Und er sagt nicht: »Genug jetzt! Es ist jetzt an der Zeit, daß wir das hinter uns lassen!«

Zuerst war ich verblüfft, wie er seinen Alltag einfach fortsetzen und sich auf seine Arbeit konzentrieren konnte. Später, als die Wochen vergingen und meine Trauer ihren Preis gefordert hatte, war ich dankbar, daß wenigstens *einer* von uns noch funktionierte.

Manchmal, wenn ich einen guten Tag habe, sage ich zu ihm: »Du, heute geht es mir besser.« Er zieht dann nur die Augenbrauen etwas hoch. Und wenn ich dann mal wieder zusammenklappe, ist er einfach da und hält mich in seinen Armen. Mein Mann und meine beste Freundin (die beide meine Arbeitskollegen sind), sind ungemein geduldig mit mir. Sie wissen, daß ich nicht tief im Morast drinstecke, weil es mir etwa Spaß macht. Sie wissen, daß ich mich da herausziehe, sobald ich kann. Sie übernehmen gelassen meine täglichen Pflichten, wo immer möglich, und obwohl sie nicht im Morast mit mir drin stecken, tauchen sie doch ab und zu mal ein, damit ich mir dort nicht so verlassen vorkomme. Wenn ich in die Luft starre, läßt mein Mann mich in Ruhe. Wenn ich weine, nimmt er mich ohne große Worte in den Arm. Wenn ich rede und rede, hört er zu. Wir sind freundlich zueinander. All die kleinen Dinge, über die wir uns manchmal gezankt haben, sind über Nacht hinweggeschmolzen, wie es auch sein soll. (Hodge, 1988)

Vielleicht können wir anhand dieser Aussagen erkennen, was hier den positiven Ausgang bewirkt haben mag. Obwohl beide Partner sehr unterschiedlich trauerten, versuchten sie nicht, einander zu verändern. Ihre Liebe wuchs durch die gegenseitige Annahme und den Respekt, den sie einander entgegenbrachten.

Bei Helene, die ihr erstes Kind mit 39 totgebar, wurde danach die Kluft zwischen ihr und ihrem Mann immer größer:

Wir haben viele Probleme in unserer Ehe gehabt, seit wir Stephanie verloren haben. Mein Mann möchte nicht über sie sprechen. Das ist ein tiefes Problem. Seine Einstellung ist: »Es ist passiert. Es tut mir leid. Es ist vorbei. Jetzt laß uns unser Leben weiterleben.« Er sagt, es war ja noch kein Kind, es war für uns nur eine Erwartung. Er hat nur ab und zu meinen Bauch berührt. Er hat das Kind nicht gekannt. Er hat es nicht geliebt. Er sieht alles sehr unemotional, sehr analytisch. Ich sah ihn nie weinen. Das war schlimm. Ich hatte so dringend das Bedürfnis, darüber zu sprechen, aber er schnitt mich immer ab. Er wollte auch nicht, daß ich mit anderen darüber rede.

Mein Mann hat ernsthaft geglaubt, daß, wenn er wieder zum Alltag zurückkehren würde, ich mich ihm anschließe. Ich habe meinem Mann zuliebe versucht, so zu tun, als ob alles in Ordnung wäre, aber das hat nicht hingehauen. Je mehr ich versucht habe, meinen Schmerz hinunterzuschlucken, desto mehr ist er aus mir herausgebrochen.

Der rationale Teil in mir weiß ja, daß die Handlungsweise meines Mannes sein Überlebensmechanismus ist. Aber der emotionale Teil in mir, das kleine Mädchen, sagt: »Bitte teile meine Gefühle.«

Helenes Beziehung drohte zu zerbrechen, weil ihr Mann seine Gefühle nicht zeigte, aber auch ihre emotionalen Reaktionen nicht ertragen und sie ihr nicht zugestehen konnte. Sie wiederum konnte seine distanzierte Haltung beim Tod ihres Kindes nicht akzeptieren und legte sie als Gleichgültigkeit aus. Jeder wollte, daß der andere sich ändert.

Sexualität nach dem Verlust eines Kindes

Im sexuellen Beisammensein nach dem Verlust eines Kindes können Paare jeweils für kurze Zeit aus dem Grübeln herauskommen und sich einander ganz nahe und dadurch wieder an den Lebensfluß angeschlossen fühlen.

In den zwei Monaten seit dem Verlust ist mein körperliches Verlangen nach Sexualität sehr gering gewesen, aber die emotionale Zuwendung, die ich dadurch bekomme, ist mir ungeheuer wichtig.

Es mag aber sein, daß besonders Frauen eine Weile das Bedürfnis haben, nur Zärtlichkeiten auszutauschen. Die Palette der Sinnlichkeit ist breit.

Wir saßen oft da, ohne zu reden. Wir hatten aber immer Körperkontakt, Peter legte den Arm um mich, oder ich kuschelte mich an ihn.

Die Nähe zueinander und die Gefühle der Liebe füreinander können vorübergehend den Schmerz überlagern. Durch die totale Offenheit bei einem Orgasmus kann aber auch der Schmerz des Verlusts noch spürbarer werden.

Als wir uns zum ersten Mal wieder liebten, weinte ich ununterbrochen. Es war so viel Zärtlichkeit und Lebensbejahung da.

Manchmal kann Sexualität dazu mißbraucht werden, sich den Gefühlen der Trauer nicht stellen zu müssen.
Manche Frauen oder Männer entwickeln zunächst eine Aversion gegenüber Sexualität, durch die in ihren Augen das jetzige Leid seinen Anfang genommen hat.

Ich hatte große sexuelle Schwierigkeiten. Ich mußte in der ersten Zeit immer an die Geburt und das tote Kind denken.

Ängste können entstehen vor einer neuen Schwangerschaft und eventuellen weiteren Verlusten. Vielleicht hindern Schuldgefühle Trauernde daran, einander zu genießen, oder die Freude aneinander wird von ihnen als unpassend empfunden. Ein depressiver Zustand kann vorübergehend zu einem inneren Abgestorbensein und Abstellen aller Lustgefühle führen.
Vorübergehende sexuelle Störungen bei Mann und Frau sind normal. Es ist wichtig, daß Partner über die eigenen Ängste und Gefühle miteinander sprechen, damit sie die Reaktionen des anderen nicht mißverstehen. Mit Geduld, Toleranz und Verständnis lösen sich die Probleme mit fortschreitender Heilung wieder auf. Einmal den eigenen Wänden zu entfliehen und sich Zeit füreinander zu nehmen, mag ebenfalls hilfreich sein.
Wenn Probleme auch im zweiten Jahr der Trauer fortbestehen, sollte man Hilfe suchen (siehe S. 159ff. und 272ff.).

Unterschiedliche Trauerreaktionen als Wurzeln von Konflikten

Peter hat seine Trauer und seinen Trost in eine Kiste gesetzt, den Deckel zugemacht und gesagt: »So, jetzt ist Ende!«, während ich die Kiste offenließ und sie immer und immer wieder auspackte.

Viele von uns haben einen uns in seiner Persönlichkeit entgegengesetzten Partner gewählt. Unsere Persönlichkeit beeinflußt natürlich unseren Umgang mit Trauer. Extravertierte Menschen haben stärker das Bedürfnis, sich in ihrer Trauer anderen mitzuteilen, während introvertierte Menschen eher dazu neigen, ihre Gefühle im Stillen mit sich selbst abzumachen. »Denker« * verarbeiten Erlebtes rational, während »Fühler« emotional reagieren. »Pragmatiker« finden sich schnell mit Tatsachen ab, während »Intuitive« noch lange über die Bedeutung einer Erfahrung nachsinnen und das Geschehene intuitiv begreifen wollen. »Planer« brauchen Kontrolle über ihre Umwelt und tendieren dazu, Dinge schnell zu einem Abschluß zu bringen, während »Wahrnehmende« Erfahrungen nehmen, wie sie kommen, und gut mit offenen Enden leben können. Männer in unserer Gesellschaft werden oft in die Rolle des »Denkers«, des »Pragmatikers«, des »Planers« und dessen hineingedrängt, der nicht über seine Gefühle spricht; Frauen meistens in die gegenüberliegende Position. Zu lernen, allmählich sowohl die männlichen wie auch weiblichen Anteile zu leben, die von Natur aus in jedem von uns angelegt sind, bringt uns zur Ganzheit.

Deine Tränen fließen in Deinem Herzen,
Meine fließen über meine Wangen.
Deine Wut zeigt sich in Deinen Gedanken und Bewegungen,
Meine galoppiert nach vorne, damit alle sie sehen können.
Deine Verzweiflung liegt in Deinen matten Augen,
meine zeigt sich in Zeile um Zeile, die ich niederschreibe.
Du trauerst um Deinen Sohn,
ich um mein Baby.

---

* Persönlichkeitstypen in Anlehnung an Myers-Briggs, vgl. Keirsey/Bates, 1984.

Wir trauern zu verschiedenen Zeiten
mit unterschiedlicher Länge, in unterschiedlicher Weise.
Aber wir sind trotzdem gleich, trotzdem eins,
der Tod unseres Kindes ist uns beiden bewußt.

Unterschiede in den Trauerreaktionen und das Unvermögen der
Partner, diese Kluft zu überwinden, erscheinen mir als ein Haupt-
grund für Mißverständnisse und Krisen nach dem Verlust eines
Babys. Es gehört schon sehr viel Reife dazu, den anderen in seinem
So-Sein zu verstehen und anzunehmen. In der Gegenüberstellung
der Erfahrungsberichte von Barbara und Hermann in dem Buch *Nur
ein Hauch von Leben*, mitverfaßt von der Begründerin der Selbst-
hilfegruppe für verwaiste Eltern, »Aktion Regenbogen«, wird diese
Problematik sehr klar.
Wir Frauen erleben den Verlust eines Babys sehr unmittelbar. Das
Kind ist ein Teil unseres Körpers. Besonders wenn wir es schon
körperlich gespürt haben, ist sein Verlust so, als werde ein Teil
unserer selbst aus uns herausgerissen.
Männer können zwar das Baby auf dem Ultraschall sehen, seine
Herztöne hören und bei fortgeschrittener Schwangerschaft seine
Bewegungen über ihre Hände wahrnehmen – in der frühen Schwan-
gerschaft entfällt selbst dieses –, aber ihnen fehlt die direkte körper-
liche Beziehung. Oft erlaubt ihnen ihre berufliche Tätigkeit noch
nicht einmal, sich auch nur gedanklich mit dem werdenden Kind zu
befassen. Viele Väter würden erst eine richtige Bindung bei der
Geburt und in der Zeit danach aufnehmen. Da die Intensität des
Schmerzes mit der Tiefe der Bindung zu tun hat, ist es nicht verwunderlich, daß Frauen in der Tat oftmals tiefer und länger trauern als
Männer. Frauen können das Verhalten ihres Mannes als mangelnde
Liebe für ihr Kind fehlinterpretieren. Gemeinsam die Geburt zu
erleben und Zeit für Kennenlernen und Abschied zu haben, kann da
Brücken schlagen und Partnerschaftsproblemen vorbeugen. Das
Leben der Frau verändert sich mehr durch ihr Mutterwerden als das
des Mannes durch sein Vaterwerden.

Durch den Tod unseres Babys ist mir meine ganze Existenz weggenommen
worden. Ich hatte meine Stelle als Lehrerin aufgegeben. Ich sah von Tag

zu Tag anders aus und verwandelte mich allmählich in einen anderen Menschen. Für meinen Mann veränderte sich nichts. Er wäre auch nach der Geburt unseres Babys noch der erfolgreiche Rechtsanwalt gewesen, er hätte montags und mittwochs immer noch Tennis gespielt. Aber mein ganzes Leben war umgekrempelt.

Für Männer mag es eine besondere Belastung sein, daß sie sich zusätzlich für das Wohlergehen ihrer Frau verantwortlich fühlen, während sie selbst keine Quelle haben, aus der *sie* Kraft schöpfen können. Niemand fragt nach ihnen.

Meine Frau erwartet von mir jetzt ganz besonders viel Liebe und Aufmerksamkeit, was ich verstehe und im Grunde auch bereit bin zu geben, aber ich weiß überhaupt nicht, woher *ich* Unterstützung kriegen soll. Auf die Dauer entwickele ich alle Symptome des »Zukurzkommens«, wie Übellaunigkeit und Depressionen.

Im Idealfall, sagt Sr. Jane Marie, können Trauernde sich zu 25% aus eigenen Kraftquellen helfen, 20% der Unterstützung kommt vom Partner und 55% aus anderen Quellen.

Besonders mögen Männer damit überfordert sein, sofort im Beruf wieder »ihren Mann« stehen zu müssen, wo doch auch sie Zeit für das Durchleben ihrer Trauer bräuchten. (In einem Bremer Modellversuch wird berechtigterweise gefordert, auch Männer nach einem Verlust in die Klinik aufzunehmen und sie für eine gewisse Zeit von der Arbeit freizustellen.) Andererseits kann der berufliche Alltag zumindest scheinbar ein Weg sein, sich schneller aus der Trauer herauszuziehen.

Streß – und eine Verlustsituation *ist* Streß in extremem Maße – bringt unsere Schattenseiten zum Vorschein, die wir aneinander nicht sehr schätzen und die vielleicht zuvor nur selten aufgetaucht sind. Nicht gelebte Trauer mag sich als Aggression gegen den Partner richten. Wenn Männer die Erfahrung an sich heranlassen, kann dies allerdings auch nicht unproblematisch sein.

Es war auch beim Verlust unseres ersten Kindes ein ständiger Kampf darum, wer nun eigentlich den größten Schmerz hat und wer dem anderen was zu geben hat.

108

Anregungen für Paare im Umgang miteinander

Howard Cupp, ein Mitglied der amerikanischen Selbsthilfegruppe der *Compassionate Friends*, zeigt Paaren, wie sie mit ihrer Trauer zusammen besser umgehen können (zitiert nach einem Handblatt dieser Gruppe):

- Gebt eurer partnerschaftlichen Beziehung höchste Priorität.
- Bemüht euch um Offenheit und Ehrlichkeit.
- Akzeptiere deinen eigenen Schmerz. Sei gewillt, darüber zu sprechen und auch deinem Partner Gelegenheit zu geben, seinen Schmerz auszudrücken.
- Hab Geduld mit deinem Partner und mit dir selbst. Sei dir bewußt, daß dein Partner nicht an derselben Stelle in seinem Trauerprozeß steht wie du, und daß das in Ordnung ist.
- Erwarte nicht, daß dein Partner der einzige Mensch ist, der dir hilft, wieder heil zu werden.
- Konzentriert euch auf eure Zuneigung füreinander und lernt und übt, wie ihr sie ausdrücken könnt. Körperliche Nähe und Berührung sind in dieser Zeit besonders wichtig.
- Erlaubt einander Raum in eurer Beziehung. Jeder Mensch braucht eine gewisse Privatsphäre bezüglich seiner Gefühle, auch seiner Trauer.
- Gebt einander Erlaubnis, das Leben und den anderen zu genießen. Es ist gut, miteinander lachen und auch weinen zu können. Überlegt zusammen, was ihr tun könnt, was Freude bringt.
- Unterstützt einander in dem Gedanken, daß das Leben noch mehr ist als euer verstorbenes Kind. So wichtig euch dieses Kind auch ist und so weh euch auch sein Tod tut, es gibt noch so viel anderes, worauf ihr euch zusammen konzentrieren könnt.

Sr. Jane Marie ermuntert Väter, dafür zu sorgen, daß man auch sie als Trauernde wahrnimmt:

Wenn jemand dich fragt, wie es deiner Frau geht, dann sage ihm das und füge aber hinzu: »Und mir geht es so...«

Oft leiden Männer unter vermeintlichen Forderungen ihrer Frau und fühlen sich dadurch erdrückt. An die Frauen gerichtet meint Sr. Jane Marie:

Sagt zu eurem Mann: »Ich erwarte *nicht* von dir, daß du meine Schmerzen wegnimmst. Ich erwarte *nicht* von dir, daß du mir irgendwelche Antworten gibst. Alles, was ich von dir will, ist, daß du mir zuhörst, denn ich muß darüber sprechen können. Wenn du nicht das Bedürfnis hast, darüber zu reden, dann ist das ganz in Ordnung. Ich möchte nur, daß du mich im Arm hältst, damit ich deine Nähe fühlen kann.«

Wenn die Konflikte schon so stark sind, daß Partner nicht mehr miteinander reden können, dann mag ein Brief einen Weg aus der Krise bringen:

Es war die schlimmste Zeit, die ich seit langem erlebt hatte, mit Selbst-zweifeln und tiefsten Einsamkeits- und Verlassenheitsgefühlen. Es hat sich erst wieder gebessert, als ich mich nach einer Woche in meiner Verzweiflung hinsetzte und all die Gedanken und Gefühle, die gerade so in mir waren, in einem sehr langen Brief aufschrieb und diesen, obwohl er eigentlich nur für mich geschrieben war, meiner Frau einfach übergab.

Wenn ein Partner Mühe hat, den anderen anzuhören, mag es helfen, sich auf einen bestimmten Zeitabschnitt täglich zu einigen, wo er bereit ist, uneingeschränkt zuzuhören.

Wo keine konstruktive Kommunikation mehr möglich ist und die Mauern undurchdringlich geworden sind, wo die Wut gegenüber dem Partner, die ja vorübergehend normal sein kann, sich nicht mehr legt oder wo ein Partner in eine andere Beziehung ausgewichen ist, um sich nicht der Trauer stellen zu müssen, wo auch gute Freunde nicht mehr in der Lage sind, zu helfen, eine Brücke zu bauen, dort ist therapeutische Hilfe nötig. Am geeignetsten wäre ein/e Paar- oder Familientherapeut/in mit Erfahrung in Trauerbegleitung.

Die Trauer von Geschwistern

Kinder können durch einen Todesfall in der Familie an Appetitlosigkeit, Bauchschmerzen und überhaupt an den verschiedensten körperlichen Beschwerden leiden. Sie können ängstlich, weinerlich, zurückgezogen, niedergeschlagen und bedrückt werden, oder sie können mit Aggressivität, Wutausbrüchen, Reizbarkeit, Launenhaftigkeit, Ungehaltenheit, Wildheit, großer Anhänglichkeit, Daumenlutschen, Stottern, Regression, Schulschwierigkeiten, Bettnässen und Alpträumen reagieren.

Kinder trauern nur »in kleinen Portionen«. Normalerweise heilen sie seelisch schneller, wie ja auch das Gewebe eines Kindes schneller heilt. Die meisten wenden sich schon bald wieder der Zukunft und dem Leben zu: »Wann bekomm ich denn ein neues Brüderchen?«

Kinder und Tod

Der Tod ist für uns meistens sehr schmerzhaft und aufwühlend. Es ist deshalb nur allzu verständlich, daß wir unseren Kindern solche Erfahrungen ersparen und sie vor der Begegnung mit dem Tod abschirmen wollen. Dabei übertragen wir jedoch oft unsere eigenen Ängste auf unsere Kinder. Kinder, besonders die unter neun Jahren, haben nämlich noch ein ganz natürliches Verhältnis zum Tod. Sie sind diesbezüglich schockierend offen und direkt, wenn sie von Erwachsenen umgeben sind, zu denen sie Vertrauen haben und von denen sie wissen, daß sie in deren Gegenwart sich zeigen dürfen, wie sie sind.

Hier ist ein Auszug aus dem Bericht eines Vaters über die Erfahrungen mit seiner fünfjährigen Tochter Corey. Daniels zweite Tochter war mit Fehlbildungen zur Welt gekommen und starb am Tag nach der Geburt.

Wenn mir vorher jemand die hypothetische Frage gestellt hätte, wie man mit einem Kind in bezug auf Geburt und Tod eines Geschwisterchens umgeht, dann hätte ich wahrscheinlich geantwortet, daß man ihm sanft die Wahrheit sagen, aber es vor »traumatischen« Anblicken und Erfahrungen schützen solle. Corey hat uns vieles beigebracht über die Fähigkeiten von Kindern im Umgang mit dem Tod, über ihre Wahrnehmung von Leben und Tod, über ihre Bedürfnisse und über uns selbst und unsere Gefühle. Sie lehrte uns auch, auf Kinder besser zu horchen.

Corey, die eigentlich bei der freudigen Geburt ihres Schwesterchens hatte dabei sein wollen, kam in der Klinik an, kurz nachdem dieses mit Lippen-Gaumen-Spalte, verlängerten Daumen und zu niedrig angewachsenen Ohren und wahrscheinlich noch anderen weniger offensichtlichen Fehlbildungen auf die Welt gekommen und sofort zur Intensivstation gebracht worden war.

Nach einer kleinen Weile fragte die etwas verunsicherte Corey nach ihrer Schwester, und wir sagten ihr, daß Elisabeth sehr krank sei. »Ich möchte sie sehen.« Es war klar, daß sie von uns verlangte, offen und direkt mit ihr zu sein. Katie, unsere Hebamme, beurteilte in Sekunden, wieviel sie Corey zumuten könne und was ihre Bedürfnisse seien. Sie schlug vor, daß Corey das Baby durch die Glasscheibe aus fünf Meter Entfernung sehen solle, wobei die Fehlbildungen nicht so deutlich sichtbar wären… Corey schaute einen Moment hin und meinte: »Mit diesen Schläuchen sieht sie aus wie E.T., bevor er starb. Wird Elisabeth sterben?« Wir sagten ihr ganz ehrlich, daß Elisabeth sehr krank sei und daß sie sterben könne, aber daß auch wir noch nicht mehr wüßten.
Am nächsten Tag lebte Elisabeth noch. Corey bestand darauf, sie zu sehen, obwohl wir es ihr ausreden wollten. »Wir werden schauen, was sich machen läßt, Corey, aber ihr Gesicht wird etwas komisch aussehen, es ist nicht so ganz normal zusammengewachsen.« Ruhig und voller Traurigkeit sprachen wir über Elisabeths Aussehen und warum sie sterben würde und über unsere Gefühle. Am Nachmittag durfte Corey Elisabeth, die nun von allen Schläuchen befreit war, vom Schoß ihrer Mutter Susan aus sehen. »Oh, eklig!« sagte sie, als sie das Gesicht ihrer Schwester sah. Sie wandte sich Susan zu: »Darf ich sie berühren?« Susan nickte. Corey faßte in das Bettchen hinein und begann, Elisabeths Arm zu streicheln. »Ihre Haut ist so weich! Schaut mal, sie hat rote Locken! Die sind auch ganz weich!« Corey drehte sich zu Susan und sagte mit Tränen in den Augen: »Sie wird sterben.« Dann wandte sie sich wieder Elisabeth zu und begann, mit ihr zu reden: »Deine Haut ist so zart, Elisabeth. Ich wünschte, du müßtest nicht sterben. Wir haben dich so lieb.« Elisabeth begann, ihre Arme und Beine zu bewegen als Reaktion auf Coreys Stimme und Berührung. Corey drehte sich um mit einem Ausdruck des Entzückens auf ihrem Gesicht. »Sie liebt

mich. Sie weiß, daß ich da bin!« Lange Zeit streichelte Corey Elisabeth, redete mit ihr, hielt ihre Hand und strich ihr übers Haar. Dann war es Zeit zu gehen. Corey wiederholte immer wieder: »Wir lieben dich. Wir vergessen dich nie.« Die Schwestern, die im Hintergrund geblieben waren, wischten sich die Tränen aus den Augen. »Ich möchte dableiben, ich möchte Elisabeth sterben sehen.« Wir waren schockiert. Elisabeth sterben sehen? Wie morbide! »Nein, Corey, das können wir nicht. Wir wissen auch nicht, wann sie stirbt, wie lange das dauert.«

Am Abend erhielten wir einen Telefonanruf, daß Elisabeth tot sei. Eine Kinderkrankenschwester erzählte uns, sie sei bei Elisabeth gewesen, als sie gestorben sei, habe sie gestreichelt und mit ihr gesprochen, und sie sei friedlich hinübergegangen. Plötzlich bedauerten wir, daß wir nicht dort bei ihr gewesen waren. »Corey hatte Recht gehabt.«

Ich mußte ins Krankenhaus, um Papiere auszufüllen, und Corey bestand darauf mitzukommen. Im Zimmer der Stationsschwester platzte sie heraus: »Ich möchte meine tote Schwester sehen.« Die Schwester, die gerade an einem Seminar über Kinder und Tod teilgenommen hatte, meinte, Corey solle Elisabeth noch einmal sehen können. Sie sagte ihr, Elisabeth sei etwas fleckig im Gesicht und habe eine violette Gesichtsfarbe. Corey schien nicht beeindruckt von der Beschreibung, sie wollte einfach selber sehen.

Elisabeth war in eine Decke eingewickelt. Corey war traurig und fasziniert zugleich. Sie schaute noch einmal die ihr bereits bekannten körperlichen Fehlbildungen an und erinnerte sich daran, daß an Elisabeth noch vieles mehr nicht wie bei anderen sei, das man nicht sehen und nicht reparieren könne. Sie berührte sie mehrmals, während sie beteuerte, daß wir sie nie vergessen würden und wie traurig es sei, daß sie tot sei, und wie sehr wir sie lieben. Nach einigen Minuten verließen wir das Zimmer und gingen nach Hause.

Erst in den Wochen danach wurde uns klar, wie wertvoll es gewesen war, Corey die Führung zu überlassen in dem, was sie brauchte. Es gab keine Alpträume über fehlgebildete Babys. Die Wirklichkeit war gesehen und akzeptiert worden. Das unförmige Gesicht war nur *ein* Aspekt gewesen. Da war auch noch die zarte Haut, das weiche Haar und die Erinnerung daran, wie Elisabeth auf Corey reagiert hatte. Wir brauchten unsere Trauer vor Corey nicht zu verstecken, sondern konnten sie mit ihr teilen… (zitiert mit freundlicher Genehmigung der American Medical Association; Scrimshaw/March, 1984.)

Kinder haben sehr feine Antennen. Wir können nichts vor ihnen verheimlichen. Auch wenn wir ihnen nicht sagen, was geschehen

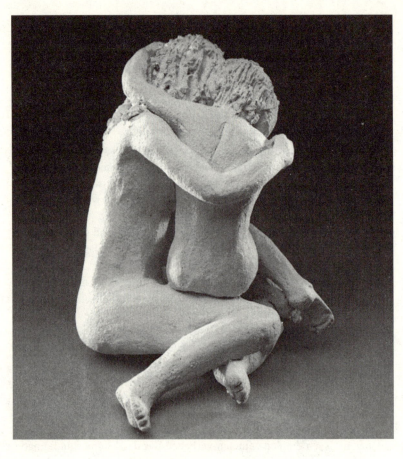

Die Trauer von Geschwistern

Die Trauer von Geschwistern ist so vielfältig,
so anrührend.
Ein Traum zerbricht;
Schmerz und Verwirrung treten an seine Stelle.
Was kann ich tun, um Deinen Schmerz
wegzunehmen, mein Sohn?
Es ist nicht Deine Schuld, Du bist so unschuldig,
und doch wage ich es nicht, Dich davor zu bewahren,
ich werde Dich mit einbeziehen.
Schweigen und Schmerz
das sind wir.

ist, spüren sie an unseren Reaktionen, daß etwas nicht in Ordnung ist. Wenn sie nicht verstehen, was vor sich geht, werden sie unsicher und ängstlich und entwickeln Fantasien darüber, was passiert sein mag. Sie wissen, wann man ihnen gegenüber unaufrichtig ist, und sie fühlen, wenn Erwachsene nicht wollen, daß sie Fragen stellen oder ihre Gefühle zeigen. Wenn der Tod tabuisiert wird und Kinder davon ausgeschlossen werden, können sie keine Hilfe bei der Verarbeitung ihrer Gefühle bekommen und fühlen sich alleingelassen.

Corey lebte in einer Umgebung, in der sie ihre Reaktionen und Gefühle zulassen durfte. Wenn Kinder ihre tiefen Wünsche und Gedanken mitteilen dürfen, werden sie keinen Schaden an der Begegnung mit dem Tod nehmen. Wie diese erste Begegnung verläuft, kann sich auf ihr ganzes weiteres Leben auswirken. Viele machen ihre ersten Erfahrungen mit dem Tod, wenn ein geliebtes Tier stirbt, und auch dabei muß die Trauer der Kinder ernstgenommen werden.

Unterschiedliche Altersstufen

Die Reaktion von Kindern auf den Tod hängt u.a. sehr von ihrer jeweiligen Entwicklungsstufe ab und davon, wie sie Tod wahrnehmen (vgl. Schaefer, 1986; Wass, 1984; Nagy, 1948). Kinder, die schon unmittelbar mit Tod und Sterben konfrontiert worden sind, können die Bedeutung des Todes früher begreifen als andere (Jampolsky, 1983).

Kinder wissen oft selbst nicht, was mit ihnen geschieht, oder sie können das Erlebte nicht ausdrücken. Wir müssen deshalb verstehen, was in Kindern in bestimmten Altersphasen vorgeht, um auf ihre ungeäußerten Fragen und Gefühle eingehen und ihre möglichen Fantasien richtigstellen oder auch nur ihre unausgedrückten Bedürfnisse erfüllen zu können.

Kinder *unter drei Jahren* haben noch keine Vorstellung vom Tod; sie leben in der Gegenwart und haben keinen Bezug zum Vergehen der Zeit. Vielleicht leben sie noch ein Stück in jener anderen Welt, aus der sie hergekommen sind. In diesem Alter spüren sie nur, daß etwas um sie herum verändert ist. Sie nehmen unsere Trauer und Aufregung wahr und reagieren eher auf unsere Gefühle als daß sie selbst über den Verlust des Babys traurig wären. Selbst können sie Ängste haben, verlassen zu werden, wenn Mutter in der Klinik ist. Kleinkinder bekommen vielleicht Schlaf- oder Eßstörungen, Stillkinder können sich sogar abstillen.

Für diese Kleinen gilt, was auch für die Größeren noch wahr ist: sie brauchen sehr viel Körperkontakt. Besonders nachts tut es gut, körperlich ganz nahe bei der Mutter zu sein. Der Hautkontakt, die Wärme und die Atembewegungen lassen sie sich entspannen und geben ihnen Sicherheit.

Für Kinder *zwischen drei und fünf Jahren* ist der Tod wie eine Reise der ein Schlafzustand, ein Leben unter anderen Bedingungen. Ihrer Vorstellung nach kann von dort zurückkehren. Das Diesseits und das Jenseits sind nur zwei Facetten unserer Welt, ein Bild, das sich Erwachsenen übrigens häufig in Träumen zeigt. Der Tod erscheint ihnen widerruflich. Kinder dieses Alters leben in einer Welt der Magie. Sie können sich in ihrer Fantasie ihre eigene Welt erschaffen, in der sie allmächtig sind und Dinge geschehen und ungeschehen machen können.

»Ich will gar kein Baby, dann muß ich meine Spielsachen teilen, das Baby soll wieder weggehen«, könnte ein Kind in diesem Alter sagen oder denken. Wenn nun ein Geschwisterchen stirbt, mag es sein, daß ein Kind im magischen Alter glaubt, seine Gedanken oder der eifersüchtige Stoß vor den Bauch seiner Mutter hätten den Tod verschuldet. Es hat Angst, daß zur Strafe ihm selbst etwas geschieht. Es braucht Versicherung, daß nichts, was es getan hat, den Tod verursachte, und es muß fühlen, daß es aufgehoben ist und geliebt wird.

Wir müssen wissen, daß Kinder Gesagtes oft mißverstehen, und deshalb in unseren Formulierungen sehr viel Einfühlungsvermögen und Fingerspitzengefühl gebrauchen.

Zwischen sechs und neun Jahren beginnen die meisten Kinder zu verstehen, daß Tote nicht wiederkehren, können sich aber nicht vorstellen, daß der Tod sie oder ihre Familie trifft. Normalerweise leben sie noch ein Stück in ihrer heilen Kindheitswelt, und eine Verbindung mit einer anderen Welt ist erhalten. So tröstet die achtjährige Anna ihre Mutter beim Tod eines lieben Freundes: »Ach, Mama, ich weiß ja, daß du jetzt traurig bist, aber ich weiß ganz genau, daß es dem jetzt viel besser da geht.« Oft stellen sie sich in diesem Alter den Tod als Gestalt vor, der die Menschen davonträgt.

Auch Sechs- bis Neunjährigen muß noch versichert werden, daß nichts, was sie gedacht oder gesagt haben, am Tod schuld ist.

Einen Tag, bevor ich ins Krankenhaus mußte, hatten wir einen Streit und Natalie [sechs Jahre alt] hatte mir in ihrer Wut auf den Bauch gehauen. Ich war echt sauer und erklärte ihr, daß sie das wegen des Babys nicht dürfe. Ich glaube, ich habe sie auch weggeschickt. Nach ein paar Wochen kam dann heraus, daß sie glaubte, durch ihr Schlagen sei dem Baby etwas passiert.

Da manche Kinder in diesem Alter glauben, daß der Tod ansteckend sei, brauchen sie Aufklärung darüber, daß dem nicht so ist.

Neun- bis Zwölfjährige erkennen, daß der Tod unwiderruflich ist, und sie werden sich auch dessen bewußt, daß ihr eigenes Erdenleben einmal enden wird. Die Neugier über die biologischen Aspekte des Sterbens ist groß. Kinder sind zu diesem Zeitpunkt sehr an den nüchternen, nachprüfbaren Details des Todes und der Beerdigung interessiert und mögen uns diesbezüglich recht unemotional und sachlich erscheinen.

Meine Mutter erzählte mir:

Während meiner Kindheit war es üblich, daß Tote bis zur Beerdigung im Hause aufgebahrt wurden. Schon als Acht- oder Neunjährige schickte man mich, einen Kranz ins Sterbehaus zu bringen, wie das damals so üblich war. Wenn ich daran denke, finde ich das jetzt seltsam, aber ich wollte immer unbedingt den Toten sehen. Ich glaube, es war für mich so ein Überprüfen: »Wie sieht der Tod denn aus? Wie zeigt er sich eigentlich? Was ist der Tod?«

Kindern dieses Alters darf ihr sachliches Interesse am Tod nicht verübelt werden. Die Gefahr, darüber entsetzt zu sein, ist groß. Man sollte, wenn möglich, auf ihre Wünsche eingehen.

Unser Neunjähriger sagte immer wieder, daß er unser Baby sehen wolle. Wir meinten, daß wir ihm das nicht zumuten könnten. Noch Jahre später sagte er vorwurfsvoll zu mir: »*Ich* durfte ja meine Schwester nicht sehen.«

Ab diesem Alter nehmen Kinder ihre eigenen Gefühle wahr und können sie reflektieren. Wut, Schuld und Trauer sind vielleicht besonders ausgeprägt. Ein Kind mag auch fürchten, daß ihm etwas zustößt oder daß es krank wird: »Wird es mir auch so gehen?«

Jugendliche empfinden den Tod wie Erwachsene, unausweichlich und unwiderruflich. Sie sind in einer Altersstufe, die sowieso von dem Thema Trennung geprägt ist (sie müssen sich allmählich von ihren Eltern abnabeln), und sie haben ein sehr zwiespältiges Verhältnis dazu. Viele Fragen und Gefühle gären in ihnen, die sie intensiv beschäftigen und von denen sie sich oft überwältigt fühlen. Sie bemühen sich, ihre Position gegenüber dem Leben herauszufinden, ihre Individualität zu entwickeln und Werte für sich zu finden, nach denen sie leben wollen. Oft ziehen sie sich nach innen zurück, kapseln sich eine Weile von ihrer Umwelt ab und neigen dazu, vieles mit sich selbst abzumachen, auch die Auseinandersetzung mit dem Tod, wenn er nicht gar verdrängt wird.
Jugendliche können Weinen und Traurigkeit nicht gut aushalten, aus Angst, der eigene Gefühlsaufruhr könnte zum Ausbruch kommen. Oft verdrängen sie ihre Gefühle. Die Gleichaltrigen, die ihnen jetzt wichtiger sind als die Eltern, sind mit ihrer eigenen Entwicklung beschäftigt und haben meistens noch nicht genug Reife und Lebenserfahrung, um wirkliche Unterstützung geben zu können. Unter solchen Bedingungen ist die Gefahr groß, daß die Trauer unterdrückt wird und sich auf ungesunde Weise zeigt. Schulschwierigkeiten, Eßstörungen, Aggressionen sind häufig. Gerade in dieser Phase zunehmenden Selbständigwerdens brauchen junge Menschen Unterstützung, besonders darin, ihre eigenen Gefühle zu verstehen. Manchmal können da andere verständnisvolle Erwachsene besser Beistand leisten als die eigenen Eltern.

Praktische Hilfen für den Umgang mit Geschwisterkindern

Manche Kinder plappern ungezwungen über das Geschehene und stellen Fragen, andere schweigen sich aus. Manche reagieren zunächst nur oberflächlich, und die Trauer zeigt sich, wie auch bei Erwachsenen, erst Jahre später bei einem anderen Verlust. Kinder reagieren in dieser Situation sehr verschieden, dementsprechend brauchen sie auch unterschiedliche Unterstützung, in jedem Fall aber besondere Zuwendung.

Gram und Selbstbezogenheit der Trauer, und oft auch Wut, machen es für uns Eltern jedoch häufig schwer, auf unsere Kinder eingehen zu können und ihnen das zu geben, was sie in diesem Moment von uns brauchen. Auch verunsichern wir sie durch unser verändertes Verhalten und dadurch, daß wir für eine Weile unfähig sind, die altbekannte Alltagsroutine, die einem Kind Sicherheit gibt, aufrechtzuerhalten. Oder wir werden überfürsorglich, aus Angst, auch unseren lebenden Kindern könnte etwas passieren. Manchmal brauchen wir andere Menschen, vielleicht liebevolle Großeltern oder liebe Freunde, die uns helfen, den Kindern gerecht zu werden und ein Stück Normalität zu bewahren.

Es kann auch passieren, daß wir fürchterliche Wut auf unsere Kinder kriegen, weil sie uns ständig an das erinnern, was wir verloren haben.

Im Gegensatz zu den ersten Wochen, wo ich so froh und dankbar war, meine älteren Kinder zu haben, bin ich ihnen gegenüber jetzt reizbar und unnahbar geworden. Es ist so, als ob mein ganzes Sein sich auf ein hilfloses kleines Baby eingestellt hat und jetzt gar nicht weiß, wie umgehen mit zwei großen, selbständigen, fordernden Kindern.

Andererseits können auch schon junge Kinder uns in unserer Trauer ganz viel geben.

Die Mädchen haben mich getröstet. Besonders meine jüngere Tochter fühlt, wenn es mir schlecht geht. Sie ergreift einfach meine Hand, auch wenn sie über irgend etwas anderes quasselt. Meine ältere Tochter bittet nicht mehr darum, daß ich mit dem Weinen aufhöre. Einen Abend, als eine Freundin mich anrief, um mir zu erzählen, daß sie gerade ihr Baby bekommen hat, gratulierte ich ihr, legte den Hörer hin und heulte los. Meine

Älteste sagte: »Es ist schon in Ordnung, daß du eifersüchtig bist, Mami. Wein nur.« Das hat mir wirklich geholfen.

Unser David war uns ganz wichtig, weil wir schon bald wieder mit ihm lachen mußten trotz unserer Trauer. Er verkörperte das Leben.

Das tote Kind mit einem Heiligenschein zu umgeben, wirft eine Last auf lebende Kinder, die sogar noch Auswirkungen auf deren Kinder und Enkelkinder hat.

Wenn mehrere Kinder da sind, ist es gut, mit jedem Kind einzeln zu sprechen, um auf die individuellen Bedürfnisse eingehen zu können. Jedes Kind ist anders. Um mit unserem Kind zu reden, sollten wir es auf den Schoß nehmen, seine Hand ergreifen, den Arm um es legen oder einfach nahe bei ihm sein. Wir können zuerst auf das eingehen, was es schon gemerkt haben mag: die Schwangerschaft, die Tatsache, daß die Mutter im Krankenhaus ist oder daß Vater und Mutter geweint haben. Wir sollten ihm dann Zeit lassen, Fragen zu stellen. Wir sollten ihm aufrichtig, einfach und altersgerecht sagen, was geschehen ist. Unsere Worte müssen wir sehr bedacht wählen und Redewendungen vermeiden, die vom Kind mißverstanden werden und Ängste erzeugen können (siehe oben). Kinder nehmen vieles wörtlich. Nicht-Verstandenes, Fehlendes reimen sie sich dazu. Wir sollten nicht mehr beantworten als gefragt ist. Wir sollten immer wieder rückfragen (besonders wenn das Kind unerklärbare Reaktionen oder Ängste zeigt), was es verstanden hat, um falsche Schlüsse auszuschließen. Jüngere Kinder begreifen am besten, wenn wir in Bildern mit ihnen sprechen oder ihnen Vergleiche aus der Natur oder aus Märchen und Geschichten anbieten können. Es ist gut, auch über unsere eigenen Gefühle zu sprechen.

Ich erklärte meinen Kindern, daß mein Verhalten ganz normal sei, daß andere Frauen in derselben Situation auch so sind, und daß es auch wieder vorübergehen wird – obwohl ich manchmal selbst nicht daran glauben konnte.

Vielleicht fragen uns unsere Kinder nach einem möglichen Leben nach dem Tod. Wenn wir eine klare Meinung dazu haben, können wir sie unserem Kind sagen, es aber gleichzeitig wissen lassen, daß es Menschen gibt, die anders denken. So können wir unserem Kind den Freiraum geben, zu seinen eigenen Antworten und Überzeugungen zu kommen.

Wir müssen je nach Situation und Alter des Kindes entscheiden, ob wir es für ratsam und angebracht halten, daß ein Kind sein totes Geschwisterchen sieht. Ann Coon, die Leiterin eines Trauerteams an einem Krankenhaus in Miami, sagt, sie habe gute Erfahrungen damit gemacht, Kinder ab zwei Jahren hinzuzunehmen, und auch in Bensberg wurden positive Erfahrungen mit Kindern gemacht. Wenn sie »ihr Baby« sehen, fühlen sie sich nicht ausgeschlossen. Der Tod ist nicht mehr abstrakt, wir können uns in Gesprächen auf konkrete Erinnerungen beziehen. Wenn Eltern Angst vor der Situation haben, soll eine andere einfühlsame Person das Kind begleiten, zu der es Vertrauen hat und die es alles fragen kann, was es beschäftigt. Kinder müssen darauf vorbereitet werden, daß Mutti sehr traurig ist.

Oft wollen Kinder das tote Baby auch berühren oder es halten. Das ist richtig und ganz natürlich. In dem australischen Film *Auch Babys sterben* (*Some Babies Die*) (siehe S. 278), der auch kürzlich vom Deutschen Fernsehen ausgestrahlt wurde, sieht man, mit welch unglaublicher Unbefangenheit Kinder mit einem toten Geschwisterchen umgehen, wenn sie von ihrer Umgebung unterstützt werden.

Wir können Kinder ermuntern, sich von ihrem toten Brüderchen oder Schwesterchen zu verabschieden, wie Corey in unserem Eingangsbericht dies ganz unaufgefordert tat. Coreys Erfahrung kann auch Anregung geben, wie wir vorgehen können, wenn das Baby lebend geboren wird, aber im Sterben liegt. Kinder entwickeln eine Bindung zu »ihrem Baby«, wenn sie ihm etwas zustecken dürfen, und ihre Auswahl (ein Püppchen, ein Spielzeug, eine Zeichnung oder ein Briefchen) ist oft rührend.

Wenn Kinder ihr Geschwisterchen nicht gesehen haben, können wir ihnen eventuell gemachte Fotos zeigen.

Ich war mir zuerst gar nicht sicher, ob wir unserem vierjährigen Sohn die Fotos zeigen sollten, doch wir haben gute Erfahrungen damit gemacht. Er ging ganz natürlich und selbstverständlich damit um und redet jetzt unbefangen davon, zu Lisa auf den Friedhof zu gehen. Er fragt, ob ich beim nächsten Baby wieder zu Dr. E. ins Krankenhaus gehe. Das läßt mich vermuten, daß er es gut verarbeitet hat, sonst würde er das nicht sagen.

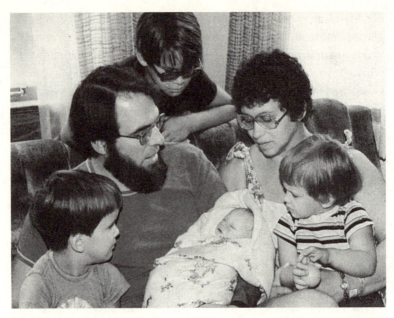

Diese Familie nahm ihr totgeborenes Baby mit nach Hause, wo alle sich in Ruhe von ihm verabschieden konnten (siehe S. 266).

Beerdigungen und Trauerfeiern sind wichtige Familienereignisse, »was ganz Normales, wie Familienmahlzeiten«, sagt Elisabeth Kübler-Ross. Sie helfen, die Wirklichkeit anzunehmen und den Tod besser zu begreifen. Es ist daher wünschenswert, daß Kinder davon nicht ausgeschlossen werden, da sie sonst das Gefühl bekommen, daß sie kein wichtiger Teil der Familie sind.

Als ich drei Jahre alt war, starb mein Urgroßvater. Mich ließ man nicht zur Beerdigung, weil ich noch so klein war. Ich weiß bis zum heutigen Tage noch, daß ich mich ganz ausgestoßen fühlte und es gar nicht verstehen konnte.

Andererseits sollen Kinder auch nicht zur Teilnahme gezwungen werden. Man sollte ihnen genau erklären, was dabei passiert (sich eventuell selbst vorher genauestens informieren), und ihnen dann freistellen, ob sie mitkommen wollen. Jemand, der sich in Kinder einfühlen kann, sollte für sie zuständig sein und ihre etwaigen

Fragen beantworten. Diese Person sollte auch bereit sein, mitten in der Zeremonie wegzugehen, wenn das Kind es wünscht. Vielleicht können wir Kinder mit Ritualen bei der Beerdigung beteiligen: »Unsere Kinder ließen Luftballons steigen.«

In einer Broschüre der Gruppe *Resolve through Sharing* (siehe S. 273) berichtete eine Mutter:

Unsere Kinder waren bei der Beerdigung dabei. Das erschien mir richtig. Meine Tochter stand neben uns und beobachtete geduldig den Vorgang. Meinem Sohn wurde es langweilig. Er setzte sich direkt neben den Sarg und fuhr sein kleines Spielzeugauto darüber. Das kam mir seltsam vor, nicht ehrfürchtig, nicht angemessen, aber dann dachte ich, es ist ja ein Kind. Es war sein Weg, einen Zugang zu dem Ganzen zu bekommen.

Am besten können Kinder das Geschehene und ihre inneren Konflikte durch Spielen verarbeiten: Rollenspiele, Kasperletheater, Spielen mit Puppen oder ähnliches. (Anregungen dazu in dem Buch *Botschaften der Kinderseele* von Käthy Wüthrich und Gudrun Gauda.)

Irgendwann hat David viele Frösche geknetet. Einer saß auf einem Stuhl und David sagte, der sei traurig und würde weinen. Wir hoben die Frösche wochenlang auf, und ich fragte David immer mal wieder, wie's dem Frosch ginge. Nach einigen Wochen sagte er, der Frosch wäre wieder froh und würde nicht mehr weinen. Das war seine Trauerarbeit.

Unser Sohn spielte wochenlang Sterben und Beerdigung mit seinen Freunden. Zuerst fand ich das makaber, und es machte mir angst, bis ich begriff, da dies sein Weg war, alles zu verdauen.

Unsere Kinder haben eine Puppe nach unserem Baby benannt.

Auch wir können mit unseren Kindern mit Hilfe von Puppen kommunizieren. Sr. Jane Marie z.B. benutzt dazu eine Handpuppe, einen kleinen Stoffhasen.

Vielleicht finden wir Geschichten und Kinderbücher, die helfen können, das Abstrakte lebendig zu machen. Im Anhang (siehe S. 278) sind einige Anregungen dazu.

Manche Kinder können durch Malen wieder zu einem inneren Gleichgewicht kommen. Ihre Zeichnungen können uns Aufschluß über Unverdautes geben. Mit unseren älteren Kindern können wir über die Zeichnungen ins Gespräch kommen und sie behutsam ein Stück begleiten.

Wir müssen unsere Kinder darauf vorbereiten, daß die Umwelt manchmal verständnislos und unbeholfen reagiert und daß dies nicht ihr Problem ist.

Kerry (neun) lieferte am Todestag unseres Kindes ein fast leeres Blatt bei einer Schularbeit ab: »Ich konnte nur noch an unser Baby denken!« Sein Lehrer, der selbst die Trauer über den Tod seiner eigenen Frau ganz und gar verdrängt hatte und die Trauer des kleinen Bengels nicht ertragen konnte, reagierte mit Strenge, Unverständnis und mangelnder Einsicht und gab ihm trotz eines Gespräches mit ihm eine Sechs, die er im Jahreszeugnis anrechnete.

Während der Trauerzeit können wir mit Kindern viel schwimmen oder spazierengehen (auch uns tut das gut), sie im Arm halten, streicheln oder massieren und sehen, daß sie auch Gelegenheit zu Spaß und Spiel haben, um körperlich-seelisch im Gleichgewicht zu bleiben. Körperliche Betätigung jeder Art ist begrüßenswert. Wir sollten während der Zeit nach einem Verlust möglichst nicht umziehen, weil Kinder in dieser Zeit, wo die Welt nicht mehr stimmt, den Trost der vertrauten Umgebung brauchen. Kinder brauchen die Versicherung, daß bei all dem Ungewohnten noch alles in Ordnung ist.

Wenn Ängste und Niedergeschlagenheit über längere Zeit andauern, wenn Kinder destruktiv werden, sie zu Unfällen neigen oder gar den Wunsch zu sterben ausdrücken und wir durch Gespräche mit ihnen nicht weiterkommen, dann sollten wir uns Hilfe holen, möglichst bei einer Therapeutin, die im Umgang mit Kindern bzw. Jugendlichen, eventuell in Mal- oder Spieltherapie, aber auch in Trauerprozessen erfahren ist.

Interaktion mit der Umwelt

Die Trauer der Großeltern

Enkelkinder bedeuten für Großeltern die Fortsetzung des Lebens. Sie sind ihnen auch eine Quelle von Freude und Wärme. Sie bieten den Älteren die Chance, das vielleicht aus mangelnder Lebenserfahrung und Ungeduld an den Kindern Versäumte jetzt an den Enkeln wiedergutzumachen.

So ist der Tod eines Kindes auch ein großer Verlust für seine Großeltern, die außerdem noch darunter leiden, daß es ihrer Tochter oder ihrem Sohn schlecht geht und sie nicht helfen können. Doch während ihr Kind und dessen Partner eine gewisse Unterstützung aus der Umwelt erfahren mögen, werden sie in ihrer Trauer übersehen. Die meisten von ihnen gehören noch zu der Kriegs- oder Nachkriegsgeneration, wo es galt, die Zähne zusammenzubeißen und durchzuhalten. Oft ist viel ungelebte Trauer in ihnen. Sie haben meistens nicht gelernt, ihre Gefühle auszudrücken oder sich Trost und Unterstützung zu holen.

Mein Vater kam zu mir in die Klinik, gerade nachdem wir uns entschlossen hatten, unser am Morgen verstorbenes Neugeborenes zu sehen. Wir fragten ihn, ob er mitkommen wolle, und er bejahte, aber wahrscheinlich mehr aus einem Gefühl der Verpflichtung mir gegenüber heraus. Ich glaube, er litt unsäglich bei dem Anblick seiner winzigen toten Enkeltochter, und er stürmte dann auch ohne Worte aus dem Zimmer. Ich hatte das Gefühl, als ob ihn der Verlust direkter träfe als alle anderen.

Für andere Großeltern mag es tröstlich sein, ihr totes Enkelkind gesehen und vielleicht gehalten, Ähnlichkeiten mit der einen oder anderen Seite der Familie entdeckt zu haben. Dies mögen kostbare Erinnerungen für sie sein.

Manchmal finden Großeltern in ihrer Hilflosigkeit und eigenen Not nicht zu einem richtigen Verhalten ihren Kindern gegenüber.

Ich rief meinen Vater aus dem Krankenhaus an und erzählte ihm, wie es gelaufen war. Seine erste Reaktion war: »Mach dir doch keine Sorgen, du kriegst schon wieder eins.«

Die Menschen um uns herum

Selten wissen die Umstehenden, wie sie sich uns gegenüber nach dem Verlust eines Kindes verhalten sollen. Viele machen in ihrer Unbeholfenheit beschwichtigende Bemerkungen, die uns verletzen. Andere wagen erst gar nicht, uns darauf anzusprechen, aus Angst, dies könnte uns weh tun und wir könnten weinen. Sie wollen uns nicht leiden machen. Nach dem Verlust unseres Kindes verschwand unsere Nachbarin, die im selben Hof mit uns wohnt und die mit mir zusammen schwanger war, mit ihren beiden Kindern im Haus, sobald wir auf der Bildfläche erschienen, wohl aus Angst, der Anblick würde unseren Schmerz vergrößern.

Menschen brauchen eindeutige Zeichen von uns, wie sie sich uns gegenüber verhalten sollen. So unfair es vielleicht klingen mag, wir müssen auf Menschen zugehen und sie wissen lassen, was wir von ihnen brauchen. Auch bei den Großeltern müssen wir dies tun.

Ich sagte ihnen, daß es o.k. sei, über den Tod unseres Kindes zu sprechen, daß ich zwar dabei weinen würde, aber daß mir die Tränen guttun. Ich sagte ihnen, daß ich selbst das Bedürfnis habe, darüber zu reden, und daß ich nichts von ihnen wolle, außer daß sie zuhören und mich vielleicht ab und zu mal in den Arm nehmen.

Ich habe um Hilfe gebeten. Ich habe Freunde angerufen und gesagt: »Kommt vorbei und trinkt einen Tee mit mir.« Ich habe auch Kollegen angerufen und gesagt: »Mir ist was Schlimmes passiert, und ich möchte mit euch reden.«

Hier sind Susans Überlegungen und Erfahrungen bezüglich ihres Umgangs mit ihren Mitmenschen nach ihrem Verlust:

In meinen schlaflosen Nächten gehen mir all die Reaktionen und Kommentare von anderen durch den Kopf. Ich empfinde so viel Dankbarkeit für jede Person, die mich angesprochen oder mit mir geweint hat, und ich frage mich, wie ich in der Vergangenheit manchmal zögern konnte, *mein* Mitgefühl auszudrücken, wenn andere unter einem Verlust gelitten hatten. Die andere Seite ist: wenn Menschen schweigen oder annehmen, es sei jetzt vorbei und wir sind wieder »in Ordnung«, oder uns gar sagen, wieviel Glück wir hätten, daß wir nicht ein behindertes Kind zur Welt bringen mußten, dann schieben sie unsere Verzweiflung beiseite, als ob sie nicht existieren würde. Mit ihnen habe ich jetzt das Gefühl, daß etwas unerledigt ist, daß etwas zwischen uns liegt und daß unsere Beziehung nie wieder dieselbe sein kann, wenn es uns nicht gelingt, das aufzulösen. Manchmal bin ich zu diesen Menschen hingegangen. Es ist mir nicht leicht gefallen. Ich habe gesagt: »Es hat mir weh getan, daß du so getan hast, als ob nichts sei«, und wir haben dann zusammen geweint und uns ausgesöhnt.

Wenn ich meine Hand ausstreckte und sagte: »Bitte hilf mir« oder: »Ich muß mit jemandem sprechen«, bekam *ich* manchmal ein Dankeschön von den anderen zurück. Sie empfanden es als Geschenk, daß ich sie an meinem Leid teilhaben ließ.

Auch wenn wir es uns oft nicht eingestehen wollen, so sind wir doch alle Glied eines großen Ganzen. Unser Leben ist gut, in dem Maße, wie wir eingebettet sind in den Großen Kreis des Gebens und Nehmens. Wir brauchen uns deshalb nicht zu scheuen, Freunde oder Verwandte zu bitten, uns unter die Arme zu greifen. Irgendwann fließt es wieder in den Großen Kreis zurück.

Eine Stützgruppe besuchen

Auch wenn wir in der ersten Zeit aus unserem Verwandten- und Bekanntenkreis viel Unterstützung bekommen, so läßt doch schon nach relativ kurzer Zeit die Bereitschaft nach, uns zuzuhören, lange bevor wir unseren Trauerprozeß abgeschlossen haben. Es fehlt beim besten Willen das Verständnis für das, was in uns vorgeht. Niemand kann trauernde Eltern besser verstehen als Menschen, die ein ähnliches Schicksal ereilt hat. In den letzten Jahren haben sich Selbsthilfegruppen von Eltern gebildet, die ein Kind durch Fehlgeburt, Totgeburt oder Neugeborenentod verloren haben.

Nach unserem ersten Besuch in der Gruppe ging es uns gleich besser. Jedesmal fühlte ich mich danach ein bißchen weniger traurig. Ich hatte das Gefühl, da durfte ich mich ganz und gar so zeigen, wie ich war. Ich brauchte nicht Haltung zu bewahren. Die Menschen da verstanden mich, ohne viel Worte, und sie sind mir und meinem Mann liebe Freunde geworden.

Manche haben schon vor zwei, drei Jahren ihr Kind verloren. Es macht mir Mut zu sehen, daß sie wieder ein normales Leben führen und einigermaßen glücklich sind. Jeden Monat kommen neue Leute hinzu, und man kann sehen, wie es ihnen von Mal zu Mal besser geht, und, obwohl es immer noch schlechte Tage gibt, wie diese mehr und mehr abnehmen. Mir gefällt auch, daß Männer soviel erzählen.

Obwohl diese Gruppen ein Ort sind, wo Gefühle unumwunden gezeigt werden dürfen, herrscht dort nicht nur Traurigkeit.

Als ich zum ersten Mal zu einem Treffen der Stützgruppe kam, konnte ich das Lachen um mich herum nicht ausstehen. Ich hatte das Gefühl, ich wäre die einzige im Raum, der das Schicksal mitgespielt hatte. Als einzelne dann sprachen, hörte ich, daß jeder eins oder sogar noch mehr Kinder verloren hatte. Ich konnte es immer noch nicht glauben. Bei den weiteren Treffen wurde mir dann zunehmend klar, daß all diese lachenden Menschen für mich auch Hoffnung und die Gewißheit bedeuteten, daß auch ich eines Tages wieder lachen könne, und daß dies nicht bedeutete, daß ich mein Kind vergessen habe.

Adressen von Stützgruppen im gesamten deutschsprachigen Raum befinden sich zum Teil im Anhang oder können über INITIATIVE REGENBOGEN, LONELY PARENTS oder »Verwaiste Eltern in Deutschland« (Adressen siehe Anhang S. 268ff.) in Erfahrung gebracht werden. Wenn keine Stützgruppe in der Nähe ist, können wir über einen Aushang beim Frauenarzt oder eine Notiz in der Tageszeitung Kontakt zu anderen betroffenen Eltern suchen und mit ihnen eine Gruppe gründen (Hinweise dafür siehe S. 226ff.). Möglicherweise kann uns auch das Krankenhaus an Eltern weitervermitteln, die wie wir ein Kind verloren haben. Unsere Energie für etwas Positives einzusetzen, kann ein Schritt zur Heilung sein.

5 Die Trauer dauert an

Die Zeit der Desorientierung und Verwandlung

Ich fiel dann in ein tiefes Loch. Auf einmal war alles so dunkel. Ich war total leer, kraft- und saftlos. Ich konnte stundenlang sitzen und nichts tun. Ich war total unmotiviert. Ich hatte mich inzwischen um eine Arbeitsstelle beworben und sie auch bekommen. Der erste Arbeitstag stand mir bevor. Ich konnte mir gar nicht vorstellen, wieder acht Stunden zu arbeiten. Ich hatte richtige Panik. Am ersten Tag bin ich in Tränen ausgebrochen, und zumindest wurde meiner Chefin gleich klar, wie beschissen es mir noch ging und wie sie mit mir umgehen sollte. Ein halbes Jahr ist seitdem vergangen. Ich bin ganz häufig krank gewesen: eine schlimme Bronchitis, eine dicke Mandelentzündung mit über 40 Grad Fieber, gefolgt von einer langwierigen Windpockenerkrankung mit anschließendem Beginn einer Rippenfellentzündung. So was kannte ich von mir überhaupt nicht. Mal 'ne kurze Erkältung, aber so was nicht…

Utes Geschichte ist sehr typisch. Gerade wenn unsere Mitmenschen glauben, daß wir jetzt sicherlich unsere Trauer überwunden haben, kommt die eigentlich schwerste Zeit. Zwischen dem vierten und sechsten Monat geht es den meisten Trauernden am schlechtesten. Es ist, als ob der alte Mensch, der wir waren, auseinanderfällt, damit ein neuer entstehen kann.

Der Zustand der Trauer ist ein Zustand der Regression. Die Trauer zwingt uns, vielleicht zum ersten Mal im Leben, alles andere beiseite zu schieben, und uns uns selbst und dem, was in uns vorgeht, zu widmen. Vergrabene Sehnsüchte und Mangelgefühle kommen mit Macht an die Oberfläche, und uns mag bewußt werden, wie lieblos wir oft mit uns selbst umgegangen sind. Es arbeitet in uns: die Frage nach dem Sinn des Lebens beschäftigt uns. Wir überdenken unsere Lebensvorstellungen und Werte, um am Ende vielleicht zu neuen

Überzeugungen und Prioritäten zu kommen. Dies kostet sehr viel Kraft. Kein Wunder, daß wir keinen Antrieb haben. Da wir im Inneren wirklich Schwerstarbeit leisten, sollten wir in dieser Zeit im Äußeren nicht zu viel von uns verlangen. Wir sollten das tun, was *uns* wichtig und richtig erscheint, und nicht das, was andere von uns erwarten. Wir sollten gut zu uns sein (siehe S. 133ff.). Wenn wir den Alltag einigermaßen bewältigen können, ist das genug. Wenn wir Hilfe brauchen, sollten wir sie uns holen.

Das erste Trauerjahr ist nicht die Zeit, weitreichende Entscheidungen zu treffen. Große Veränderungen in unserem Leben wären eine zusätzliche Belastung für uns. Zum Beispiel hat es sich nicht als gut erwiesen, in dieser Zeit umzuziehen, schon gar nicht, wenn lebende Kinder vorhanden sind.

Wir sind anfälliger für körperliche Krankheiten. Unser Nervenkostüm reagiert sehr empfindlich. Unsere Abwehrkräfte sind zur Zeit sehr gering.

Es fällt uns schwer, etwas zu behalten und Entscheidungen zu treffen. Wir sind gedankenverloren und unkonzentriert.

Ich bin mehrmals über rote Ampeln gefahren. Ich habe sie zwar gesehen, aber nicht registriert. Ich bin von einem Zimmer zum anderen gegangen und habe vergessen, was ich dort wollte. Morgens kam ich zur Arbeit und merkte, daß ich die ganze Nacht das Licht angelassen hatte.

Wir mögen eine gewisse Leere in uns spüren, die nur die Zeit wieder füllen kann. Oft essen wir zu viel oder zu wenig. Wir können nachts nicht schlafen oder können uns tagsüber kaum wach halten. Wir empfinden uns als »nicht normal« und können das Gefühl haben, »ver-rückt« zu werden.

Hoffentlich merkt niemand, wie es in mir aussieht.

So sondern wir uns von unseren Mitmenschen ab. Wir empfinden die Einsamkeit der Trauer.

Während ich darüber rede, wie hilfreich die Unterstützung für mich gewesen ist, fällt mir auch auf, wie einsam Trauer ist. Tief im Inneren kann niemand meine Trauer teilen, nicht einmal mein Mann.

Zwar benötigen wir Zeit für uns allein, aber Trauer ist schwieriger in der Isolation zu verarbeiten. Wir brauchen jetzt immer noch Menschen, denen wir »unsere Geschichte« mitteilen dürfen. Es kommen immer neue Erkenntnisse hinzu. Durch das Erzählen gewinnen wir unsere Orientierung zurück. Es »mit sich allein abmachen« zu wollen, kann Menschen krank und einsam machen.

Am ersten Todestag intensiviert sich noch einmal der Schmerz um das Verlorene. Danach beginnt es den meisten deutlich besser zu gehen. Im Laufe des zweiten Jahres fühlen wir allmählich, daß wir wieder heil werden.

Trauer: eine anhaltende Belastung für den Organismus

Wir Menschen sind dafür ausgerüstet, ein großes Maß an Belastungen auszuhalten. In der Regel werden wir nach einer Zeit des intensiven Trauerns aus eigener Kraft wieder heil. Die Trauer kann uns jedoch an die Grenzen dessen bringen, was wir ertragen können, sowohl gefühlsmäßig als auch körperlich.

Ich war gar nicht darauf vorbereitet, daß seelische Schmerzen körperlich weh tun.

Die Trauer bringt uns auch an die Grenzen unserer gesundheitlichen Belastbarkeit. Durch die vermehrte Adrenalinausschüttung, bei der u.a. der Pulsschlag sich erhöht, der Blutdruck ansteigt und die Muskeln sich anspannen, läuft unser Körper über lange Zeit auf Hochtouren. Dies alles verbraucht natürlich viel mehr Energie. Durch die Auswirkung auf Magen und Darm sowie durch unser in dieser Situation häufig gestörtes Eßverhalten leidet auch unser Ernährungszustand.

Das körpereigene Abwehrsystem wird unter andauerndem Streß, wie ihn Trauer erzeugt, geschwächt (Bartrop, 1977); z.B. beträgt lt. Forschungen der Argone Laboratories in den USA bei einem gesunden Menschen der Lymphozytenspiegel (Zellen, die für die Körperabwehr zuständig sind) 2000, bei einem trauernden Menschen nach einer Woche 1100, nach vier Monaten 700 und nach sieben bis acht Monaten 400. So ist es nicht verwunderlich, daß Menschen nach einem Verlust häufiger krank werden, manchmal sogar schwerkrank. Bei manchen dieser Erkrankungen (wie der Thyreotoxikose) treten Symptome auf, die nicht mehr rückgängig zu machen sind. *Eine Frühdiagnose ist für die Heilung wesentlich.* Deshalb ist es dringend ratsam, sich zwischen dem vierten und sechsten Monat nach dem Verlust gründlich ärztlich untersuchen zu lassen. Es kann allerdings sein, daß ein Arzt bedeutende Symptome übersieht, weil er über Trauer nicht gut genug Bescheid weiß.

Aber auch weniger bedrohliche Zustände können uns plagen: Kopfschmerzen, Kloß in der Magengegend oder im Hals, Herzschmerzen, Atemlosigkeit oder -enge, Rückenschmerzen (vor allem im Lendenbereich und zwischen den Schulterblättern), Schmerzen im Nacken, Dumpfsein im Beckenbereich, Muskelschwäche, Schwindelgefühle, Zittern, Überempfindlichkeit gegenüber Lärm, chronische Erkältungen und grippale Infekte, chronische Müdigkeit und Schlafstörungen.

Hilfen zum Heilwerden

Es gibt viele Möglichkeiten, wie wir unser Wohlbefinden verbessern und Bedingungen schaffen können, die unseren Trauer- und Heilungsprozeß fördern.

Wenn ich sage, bestimmte Dinge, wie Klavierspielen und Meditation, haben mir geholfen, dann meine ich das nicht im Sinne von »mich aufmuntern« oder »mir helfen zu vergessen«. Sie helfen auf eine Weise, die ich nicht ausdrücken kann – vielleicht so was wie »mich vom Zerspringen abhalten« und »mir helfen, zu mir zu finden«.

Unser Körper, unsere Gefühle und unsere Gedanken sind eng miteinander verbunden und beeinflussen alle unseren Seelenzustand. Wir können an einer Stelle ansetzen, um in anderen Bereichen gleichzeitig Heilung zu bewirken.

Sich dem Körper zuwenden

Der Körper ist das Zuhause auch der Gedanken und Gefühle, und unser Leiden manifestiert sich dort konkret. Über ihn können wir am ehesten unseren Allgemeinzustand beeinflussen. Gerade während der Trauerzeit ist es besonders wichtig, mit unserem Körper gut umzugehen. Jeder Mensch hat im Laufe seines Lebens (hoffentlich) seine eigenen Wege entdeckt, wie er sich regenerieren kann. Unser Körper weiß eigentlich am besten, was er braucht. Doch können wir uns zeitweise innerlich so dumpf und abgeschnitten fühlen, daß uns die einfachsten Dinge nicht mehr einfallen und wir Anregungen brauchen.

Gesunde Lebensführung

Trauernde vergessen in ihrem Leid oft, für sich selbst in einer guten Weise zu sorgen. Der *Schlaf* trauernder Menschen ist meistens gestört. Dabei wirkt gerade Schlaf so heilend. Auch wenn wir nicht schlafen können, sollten wir versuchen, einen ausgeglichenen Ruhe-Aktivitäts-Rhythmus zu wahren. Weiter unten werden Hilfestellungen gegeben, um zu mehr innerer Ruhe zu finden.
Rauchen erhöht die Magensäure, beraubt uns wichtiger Vitamine und wirkt sich negativ auf den Kreislauf aus.
Wir mögen dazu tendieren, durch *Medikamenten- oder Alkoholeinnahme* aus unserem Zustand ausbrechen zu wollen. Dies mag vorübergehend Erlösung bringen, jedoch sind die Nebenwirkungen schädlich, und es kann leicht eine Abhängigkeit daraus entstehen, die zur Krankheit wird. Außerdem setzt der Trauerprozeß nach Absetzen der »Betäubungsmittel« wieder dort ein, wo er vor dem Medikamenten- bzw. Alkoholkonsum stand.

Ernährung

Eine mangelhafte Ernährung verschlechtert unseren angeschlagenen Gesundheitszustand noch mehr. Gerade jetzt ist eine ausgewogene, vitaminreiche *Vollwerternährung* dem Körper besonders zuträglich. Vor allem Vitamin C ist jetzt wichtig, denn in Streßsituationen ist der Bedarf daran höher. B-Vitamine stärken die angegriffenen Nerven. Die nachfolgende Liste kann weitere Anregungen geben.

Nahrungs-gruppen	Nahrungsmittel	Tägl. Bedarf
Eiweißhaltige Produkte tierisches Eiweiß	Fisch, Geflügel, Käse, Eier, Fleisch, Schalentiere (Vegetarier sollten sich gesondert informieren)	2 Portionen (120-180 g)
pflanzliches Eiweiß	Körner – bes. Hafer(-flocken), Tofu, Hülsenfrüchte, Sojabohnen, Nüsse, Sonnenblumenkerne, Nährhefe und bestimmte Gemüsekombinationen	2 Portionen
Milchprodukte	Milch, Buttermilch, Quark, Joghurt, Kefir, Käse	3 Portionen
Getreideprodukte (meist reich an B-Vitaminen)	Vollkornbrot; gekochtes Getreide, Flocken oder Frischkornbrei aus Weizen, Gerste, Hafer, Roggen, Grünkern, Dinkel, Naturreis, Hirse, Mais; Weizenkeim, Weizenkleie; Vollkornteigwaren, Getreidekeimlinge	2-3 Portionen
Vitamin-C-reiches Gemüse und Obst	Rohkost, Rosenkohl, Rot-/Weißkohl, Sauerkraut, Spinat, Paprikaschoten, Petersilie, Schnittlauch, Tomaten, Kartoffeln, Broccoli, Avocado, Zitrusfrüchte, Erdbeeren, Kiwi, schwarze Johannisbeeren, Karambola, Sanddorn	2 Portionen

Nahrungs-gruppen	Nahrungsmittel	Tägl. Bedarf
gelbliches, weißliches oder rotfar-biges Gemü-se und Obst (z.T. reich an Vitamin A)	Karotten, Blumenkohl, Kohlra-bi, Spargel, Weißkohl, Mais, Birnen, Äpfel, Bananen, Apri-kosen, Pfirsich, Kirschen, Me-lone, Ananas, Papaya	1 Portion (60-90 g)
grünes Blatt-gemüse (viele der Vi-tamine A,E,B,K, Ei-sen, Folsäure, Magnesium)	Salat, Endivien, Spinat, Man-gold, Feldsalat, Chicoree, Grünkohl, Kresse, Fenchel, Lö-wenzahn, Portulak	1-2 Portionen
Fette (enthal-ten u.a. Vita-min E und es-sentielle Fettsäuren)	ungesättigte und ungehärtete Öle (z.B. kaltgepreßtes Distel- und Sonnenblumenöl, Keim-öle), Margarine, Butter	2 Eßlöffel

Doch möglicherweise gibt es Zeiten, wo wir kaum die Kraft und den Antrieb haben, um einzukaufen und vernünftig zu kochen. Vielleicht wäre es hier angebracht, eine neue Tradition zu schaffen: zum Besuch bei trauernden Eltern, über die Anfangszeit der Trauer hinaus, eine nahrhafte Mahlzeit – einen Auflauf, einen schönen Salat oder einen Eintopf mit frischen Gemüsen – mitzubringen oder wenigstens frisches Obst. Auch sollten wir ruhig konkret um Hilfe bitten. Freunde und Verwandte werden froh sein, ihre Hilflosigkeit zu überwinden, indem sie gesagt bekommen, was sie für uns tun können.

Trauernde tendieren dazu zu vergessen, genügend *Flüssigkeit* zu sich zu nehmen. Wir sollten mindestens zwei Liter am Tag trinken

(Wasser, Saft, Milch, Kräutertee etc.) und uns morgens eventuell zu unserer eigenen Erinnerung eine Tagesration bereitstellen. Kaffee und Schwarztee zu trinken, ist nicht so günstig, denn sie lassen den Adrenalinspiegel noch ansteigen (Kaffee mehr als Tee, zwei Tassen Kaffee verdoppeln ihn) und sind unserem angespannten Körper nicht zuträglich – auch nicht, um unsere Lethargie zu beheben! Außerdem reduziert Kaffee den Vitamin-C-Spiegel.

Bewegung

Körperliche Bewegung kann helfen, das innere Gleichgewicht herzustellen und den Energiestrom wieder zum Fließen zu bringen. Bewegung gibt unserem gestreßten Körper mehr Sauerstoff, regt die Herzaktivität an und kann Menschen aus einem depressiven Zustand wieder herauslocken. Außerdem werden unter bestimmten Umständen Endorphine, eine hormonähnliche Substanz, ausgeschüttet, die Wohlgefühle auslösen (Roberts, 1989). Nach intensiver Bewegung finden wir auch leichter zum Gegenpol der Ruhe.

● Ausflüge mit dem Fahrrad, Spaziergänge, Joggen, Tennisspielen, Schwimmen, Arbeiten im Garten bringen uns Bewegung und führen uns gleichzeitig in die Natur, die in sich selbst eine heilende Kraft birgt.

● Oft fällt es uns jedoch schwer, uns aufzuraffen. Vielleicht finden wir *Freunde, die Lust haben mitzumachen.* Wir können uns auch durch eine *Imaginationsübung* (Vorstellungsübung; z.B. nach Simonton, 1982) auf die eigentliche Bewegung einstimmen und unsere Schwere zu überwinden suchen: Wir sitzen entspannt da und stellen uns bis ins Detail vor, wie wir die Bewegungsform ausüben. (Uns selbst sehen. Wie sehen wir aus? Wo befinden wir uns? Wie sieht es da aus? Tätigkeit der Muskeln spüren, Atmung wahrnehmen, Herzschlag fühlen, Körpergefühl wahrnehmen.) Allein schon die Vorstellung der Bewegung sendet Impulse zum Gehirn, die körperliche Veränderungen bewirken. Wenn wir diese Vorübung mehrmals wöchentlich machen, wird sie uns körperlich vorbereiten und den Anfang erleichtern.

- Zu *gehen* und dabei ganz bewußt mit unseren Füßen den Kontakt zum Boden zu spüren, hilft uns, zu uns zu kommen.
- Wir können uns bei jeder Gelegenheit ausgiebig *dehnen und räkeln*, wie es eine Katze tut. Bei der Dehnung fließt der Atem ein, der Ausatem begleitet die Lösung. Nach einer kleinen Atemruhe lassen wir uns spontan von unserem Körper in die nächste Dehnung führen. Wir sollten auch die Gelenke einbeziehen: Fuß-, Knie- und Hüftgelenke; Hand- Ellbogen- und Schultergelenke, Kiefergelenke, die einzelnen Wirbel. Vorsicht, dabei nicht überstrecken, da dies den Körper verfestigt! Wir können uns danach noch einen Moment gönnen, um in den Körper hineinzuhorchen und zu »ernten«, was wir durch das Dehnen gewonnen haben. Vielleicht werden wir dabei noch weiterer Bedürfnisse gewahr.
- Durch *Schütteln* oder *Federn* können wir unseren Kreislauf anregen und Lasten von uns abfallen lassen. Wir stehen mit den Füßen beckenbreit da, locker in den Knien, das Gewicht etwas nach vorne verlagert. Wir beginnen zu federn: die Ferse hebt sich und kommt weich zum Boden zurück, die Ballen bleiben auf dem Boden. (Wichtig: Wenn Krämpfe in den Waden auftreten, dann weil die Ferse nicht auf den Boden zurückkam.) Wir wippen von einer Seite zur anderen. Wir versuchen, in den Gelenken locker zu werden: Fußgelenk, Kniegelenk, Hüftgelenk, Wirbelsäulengelenke, Schultern, Nacken – schnell, langsam, große oder kleine Bewegungen, wie uns gerade ist. Wir spüren nach. Ist es uns leichter geworden? Konnten wir etwas abschütteln?
- Uns zu einer meditativen oder sonst einer Musik, die uns anspricht, *frei tanzend zu bewegen*, tut unserem Körper gut. Wir können damit alles, was in uns ist, ausdrücken: unseren Schmerz, unsere Wut, unsere Trauer, unsere Schwere, unsere Kraft, unsere Sehnsucht, unsere Liebe...

Ruhe und Entspannung

- Während der Trauerzeit dürfen wir uns viel Zeit im *Liegestuhl*, der *Hängematte* oder dem *Schaukelstuhl* gönnen. Wenn es uns schwer fällt, zur Ruhe zu kommen, können wir uns zuerst bewegen (siehe oben).
- *Meditative Musik* (siehe S. 277) kann harmonisierend unsere Atmung beeinflussen und darüber eine ausgleichende Wirkung auf unseren Körper haben.
- Eine weitere Hilfe, zu uns und der Kraft und Ruhe in uns zu kommen, ist uns selbst wohlzutun durch das *Berühren* verschiedener Körperteile mit unseren eigenen Händen. Wir sitzen dabei aufrecht auf der Vorderkante eines Stuhls mit einer geraden Sitzfläche. Zuerst lassen wir unsere Hände lebendiger werden, indem wir sie abwechselnd sinnlich und zart mit Daumen, Fingerkuppen oder dem Handballen der anderen Hand ausstreichen. Dann legen wir beide Hände links und rechts empfindsam, anschmiegsam und satt auf unseren unteren Bauch, so als ob wir mit den Händen, und besonders den Handmitten, ruhevoll in unseren Leib spüren wollten. Wir sind ganz in der Leibgegend, auf der unsere Hände liegen. Vielleicht wird ein Gurgeln der Därme hörbar als Zeichen innerer Lösung. Dann legen wir beide Hände auf unser Kreuzbein, als ob wir mit den Händen hineinlauschen wollten. Wir lassen uns viel Zeit… Vielleicht ruft uns dann die Nierengegend, die bei Trauernden oft schmerzt (»Es geht mir an die Nieren!«). Auch da lassen wir unsere lebendigen, wachen Hände eine Weile liegen. Können wir Bewegung, ein Weit- und Schmalwerden spüren? Entsteht Wärme? Dann die hinteren Rippen… Vielleicht schaffen wir es auch, unsere Hände auf die Wirbelsäule zu legen, wobei wir die Lendenwirbelsäule mit dem Handrücken berühren müssen, die andere Hand liegt am oberen Rücken. Auch tut es gut, den Nacken zu bergen. Eine Hand auf der Stirn tut wohl. Vielleicht melden sich noch andere Stellen im Körper (z.B. Schulterkuppe, Armhöhle, Ellbeuge, Handgelenk), die berührt werden möchten. Zum Abschluß legen wir ruhig und gesammelt beide Hände mit den Handmitten

übereinander in die Körpermitte zwischen Rippenbogen und Nabel. Können wir *uns* unter unseren Händen wahrnehmen? Können wir unseren Atem spüren? Sind wir ruhiger geworden? Wie empfinden wir uns in unserem Körper? Liegend im Bett gemacht, kann uns dieses Vorgehen das Einschlafen erleichtern.

● Eine weitere Übung, zu uns zu finden und möglicherweise Geborgenheit und Ruhe zu erleben, ist, *uns tragen zu lassen.* Wenn es uns möglich ist, uns in unserem Leib tragen zu lassen, entsteht zugleich die Möglichkeit, uns in der momentanen Lebenssituation tragen zu lassen. Auch hier zeigt sich, wie stark eine gedankliche Einstellung sich im Leiblichen auswirkt. Das sensibelste Erkennungsmerkmal hierfür ist der Atem. Wir liegen auf dem Rücken, die Arme seitlich vom Körper, und nehmen unseren Atem wahr. Gedanklich stellen wir uns dann ein auf: »Ich,… (eigener Name), lasse mich tragen.« Wir machen eine Wanderung durch den Körper und nehmen uns Zeit, dieses Getragensein wirklich zu spüren: »Ich lasse meinen rechten Fuß tragen. Ich lasse meinen rechten Unterschenkel tragen, … meinen rechten Oberschenkel, … meinen linken Fuß, … meinen linken Unterschenkel, … meinen linken Oberschenkel, …mein Becken, mein Kreuzbein, …meinen unteren Rücken, …meinen mittleren Rücken, meine Rippen, meinen oberen Rücken mit den Schulterblättern, die Schultern, …meinen rechten Oberarm, meinen rechten Unterarm, meine rechte Hand, … meinen linken Oberarm, meinen linken Unterarm, meine linke Hand, … meinen Nacken, Hals, Kopf und Gesicht.« Wir nehmen uns in unserer Ganzheit wahr, getragen von der Unterlage. Hat sich unser Atem verändert? Vielleicht sind wir innerlich etwas ruhiger geworden. Diese Übung können wir ebenfalls einmal im Bett probieren, wenn es uns schwerfällt einzuschlafen.

● Auch das Wasser, das mütterliche Element, das mit unseren Gefühlen verbunden ist, kann unserer inneren Lösung helfen. Wir können uns in einem *schönen Bad mit ätherischen Ölen* (siehe auch S. 156f.) bei Kerzenlicht vom Wasser tragen lassen, möglicherweise sogar bei einer angenehmen Musik. Dies bringt Körper und Seele Entspannung und vermittelt vielleicht einen

Hauch von Mutterleib, in dem wir uns für kurze Zeit regenerieren können. Auch eine *Dusche* kann uns helfen, Bedrückendes von uns abrieseln zu lassen. Eine *kalte und warme Wechseldusche* kann gleichzeitig entspannen und beleben.

- Aber auch schon über ein *Fußbad* (körperwarmes Wasser allmählich auf ca. 41 Grad anwärmen, mit Ölen und Heilkräutern versehen – siehe S. 156f.) können wir unserem vom Schmerz eng gewordenen Körper helfen, weiter und warm zu werden. Auch dies hilft einzuschlafen.

- Im Anschluß daran mögen wir uns vielleicht *liebevoll unseren Füßen zuwenden*, einen Fuß über den Oberschenkel legen und ihn mit lebendigen, bewußten Händen bedächtig massieren, kneten, streicheln, beklopfen, ruhig unsere Hände auflegen und zum Abschluß den Knöchel mit beiden Händen umschließen. Wir sollten uns dabei viel Zeit lassen und noch einmal bei dem auf den Fußboden aufgestellten Fuß nachspüren, was sich durch unser »Be-handeln« verändert hat, bevor wir uns mit dem anderen Fuß intensiv beschäftigen.

- Manche Menschen haben Gelassenheit und gleichzeitig Antwort auf ihre viele Fragen durch *Meditation* gefunden. (Zahlreiche wissenschaftliche Untersuchungen, z.B. die von Robert Wallace und dem Kardiologen Herbert Benson vom Deaconess Hospital in Boston, haben die weitreichenden positiven physiologischen Körperreaktionen, die durch einen meditativen Zustand und Entspannungsarbeit hervorgerufen werden, bestätigt.) Es gibt viele gute Bücher zu diesem Thema, z.B. von Beate Brandt, *Sitzen – Schweigen – Hören*, oder Silvia Ostertag, *Einswerden mit sich selbst*. Im Anhang ist eine Meditationsanleitung gegeben (siehe S. 256ff.).

- In der Trauerzeit bekommen wir oft einen »Tunnelblick«. Vor lauter Grübeln und Gram werden wir »eng-stirnig«. Es kann wohltuend sein, uns an einen Ort in der Natur zu begeben, wo wir ein weites Blickfeld haben, mit der Vornahme – und sei es nur für eine kurze Minute –, unsere Gedanken zu lassen und einfach nur zu *schauen*. Auch eine Blume, einen Zweig, einen Grashalm ganz genau zu betrachten, oder einem Käfer oder einer

Ameise zuzuschauen, kann helfen, wieder »weit-sichtiger« und innerlich ruhiger zu werden.

- *Singen* kann unseren Geist aufhellen, uns beruhigen und uns gleichzeitig anregen. Besonders ganz einfache, sich wiederholende Weisen, wie etwa den Kanon *Dona Nobis Pacem (Gib uns Frieden)*, immer wieder zu singen, stärkt unser Gemüt und macht uns zuversichtlich. Durch Singen in der Gemeinschaft können wir uns besonders getragen fühlen.
- Wir können auch *tönen*, entweder innerlich oder laut. Wir lassen einen Ton, vielleicht m, o, e, u, a, ö, vielleicht auch ä, in uns entstehen, während wir den Einatem kommen lassen und tönen dann mit dem Ausatem, solange dieser normalerweise andauert. Nach einer kleinen Atemruhe lassen wir den Einatem wieder einströmen und tönen wieder mit dem Ausatem. Wir probieren aus, welcher Laut und welche Tonlage uns jetzt gerade guttun. Wir lassen uns ganz auf das Tönen ein. Können wir zunehmend mehr Lösung, Weite, Zentrierung und Kraft empfinden?
- *Musisches Tun* (siehe S. 152f.) ist ein weiterer Weg, zu uns zu kommen.

Wärme

Trauer und Schmerz ziehen den Körper zusammen. Wärme läßt den schmerzenden, engen Körper wieder weiter werden.

- Wir sollten uns ruhig eine, wenn nicht sogar zwei *Wärmflaschen* mit ins Bett nehmen und abwechselnd an die schmerzhaften, abgestumpften Stellen legen.
- Besonders wenn das Wetter kühl ist, kann auch ein *Nierenschutz* (z.B. aus Angora) wohltuend sein.
- Die Wärme eines *Kartoffelwickels* (Packung oder Säckchen mit Pellkartoffeln) wirkt sehr in die Tiefe und kann auf schmerzende Stellen aufgelegt werden; er wirkt auch entzündungshemmend.
- Wie wäre es mit einem Besuch im *Thermalbad?* Oder in der *Sauna?*

Massage und ganzheitliche Körperarbeit

Vorbeugen ist besser als heilen. Wenn wir ernsthaft krank werden, kommt es unser Gesundheitssystem teurer zu stehen als wenn wir Maßnahmen ergreifen, Krankheit zu verhindern. Von Krankenkassen werden manche Maßnahmen zur Gesundheitsvorsorge kostenfrei angeboten, andere (z.B. Kurse von öffentlichen Trägern wie Volkshochschulen) werden bezuschußt.

- Physikalische Therapien (z.B. *Massage*, *Fango-Packungen* oder *Unterwassermassage*) tragen zu unserer Regeneration bei, und wir können sie uns von unserem Hausarzt oder unserer Hausärztin verschreiben lassen.
- Es gibt viele Formen der Leibarbeit, die im Gegensatz zur physikalischen Therapie auf die ganzheitliche Ansprache und Harmonisierung des Menschen abzielen. (Einen Überblick bieten Andreas Lukoschik und Erich Bauer in ihrem Buch *Die richtige Körpertherapie*.) Irgend etwas davon wird sicherlich im Umfeld der Trauernden angeboten werden: *Autogenes Training, Yoga, Fußreflexzonenmassage, Eutonie, Feldenkrais, Biodynamische Therapie, Haptonomie, Polarity-Massage, Shiatsu, Tanztherapie, Bewegungstherapie und viele mehr*.
- Zur Veranschaulichung der ganzheitlichen Wirkungsweise werde ich die Leibarbeit näher erläutern, mit der ich am vertrautesten bin. Bei der *Atemtherapie*, die ich in diesem Buch mehrfach erwähne (auch *Psycho-Physische Atemarbeit* oder von Professor Ilse Middendorf, ihrer Begründerin, die Arbeit mit dem *Erfahrbaren Atem* – so auch der Titel ihres Buches – genannt), handelt es sich um eine Behandlungsweise im ganzheitlichen Sinne. Bei dieser Arbeit geht es *nicht* um das Vermitteln verschiedener Atemtechniken. Nicht der willensmäßige Atem ist hier gefragt, sondern die Erfahrung des Entstehenlassens des Einatems, des Zulassens des Ausatems und der sich dazwischen – möglichst – einbettenden Atemruhe, in der sich die Lebenskräfte regenerieren und erneuern können.

Gerade beim Trauernden ist die Atembewegung meistens sehr eingegrenzt, der Atemrhythmus ist in sich nicht harmonisch, und Atemkraft wird meistens gar nicht zugelassen. Der Körper fühlt sich an wie abgeschnitten. Mit therapeutischer Hilfe entwickeln wir ein Empfindungsbewußtsein für den trauernden Körper und werden aufmerksam für unsere Atembewegung, unseren Atemrhythmus und die Erfahrung unserer Atemkraft. Festhaltungen in der Tiefe können sich nach und nach auflösen. Eine Harmonisierung findet statt, die sich auch auf das Seelisch-Geistige überträgt. Darin liegt der heilerische Wert dieser Arbeit. Wir finden aus dem depressiven Zustand wieder heraus zu einer neuen Lebensqualität, der »Tunnelblick« schwindet. Die Schwere verläßt den Körper, und Lebensfreude wird wieder wach. Wir erfahren den Atem als eine tragende Kraft, die uns durch alle Schwierigkeiten des Lebens hindurchführt.

Es gibt die Möglichkeit, die Atemarbeit in Gruppen oder in einer Einzelbehandlung, die natürlich viel mehr auf die individuellen Bedürfnisse zugeschnitten ist, zu erfahren (Adressen von AtemtherapeutInnen siehe S. 273). Körperliche Symptome verschwinden oft schon nach kurzer Behandlungszeit. Die Begleitung einer ganzheitlichen Verwandlung in der Tiefe braucht natürlich einen längeren Zeitraum.

● Die Hilfe von außen muß nicht immer fachlicher Art sein. Eine *gegenseitige intuitive Partner-Massage* (Anregungen z.B. in dem Buch *Partner-Massage* von George Downing) läßt Partner sich liebevoll und heilend begegnen und kann vielleicht die Kluft überbrücken, die die Sprachlosigkeit und Verwirrung des Verlusts geschaffen haben mögen. Natürlich können wir uns auch von einer Freundin massieren lassen. Eine andere Möglichkeit ist, sich gegenseitig mit flachen Händen oder Fäusten (im Handgelenk locker lassen!) den Rücken zu *beklopfen* (kräftig am Kreuzbein beginnend, zart in der Nierengegend und wieder stärker auf dem oberen Rücken). Zum Abschluß können wir die Hände einfühlsam auf Schulterblätter und Kreuzbein oder die Schulterkuppen legen und Ruhe ausstrahlen.

Die Gefühle heilen

Unsere Gefühle zu verdrängen, tut unserem Körper und unserer Seele weh, sie auszudrücken ist ein Zeichen von Stärke. Die Trauer wird sich immer wieder auf irgendeine Art melden, bis wir ganz hindurchgegangen sind.

Ich habe bei manchen Menschen festgestellt, daß sie die Schmerzen nicht fühlen wollen. Und da schneiden sie sich einfach ab und sagen: »So, es reicht! Genug davon! Ich muß jetzt wieder normal werden.«

- Über das Geschehene immer und immer wieder sprechen zu können, bringt Erinnerungen, und mit den Erinnerungen können auch die Gefühle aufsteigen. Im *Gespräch* können wir uns ihrer bewußt werden, z.B. möglicher Wut, Schuld oder Enttäuschung.
- Viele Menschen, besonders eher introvertierte Menschen, fanden es nützlich und trostvoll, ihre Gefühle einem *Tagebuch* anzuvertrauen.
- In einem *Brief an das gestorbene Kind* können Eltern sich alles von der Seele reden, was sie belastet. Es kann zu einer Reinigung und Klärung der Gefühlswelt kommen. Vielleicht können wir den Brief, sofern er gleich geschrieben wird, rituell in den Sarg legen.

Schmerz und Trauer zulassen

- Der Schmerz baut sich auf als ein ungeheurer innerer Spannungszustand, der für eine Zeitlang nachläßt, wenn wir *weinen* können. Wir müssen uns das Weinen solange zugestehen, bis wir »ausgeweint« haben. Die Abstände dazwischen werden immer länger.
- Manchmal würden wir gerne weinen, kommen aber an unsere Gefühle einfach nicht heran. Damit sich die Spannung des Schmerzes in uns nicht zu stark zusammenballt und uns innerlich schadet, kann es sinnvoll sein, *einen rührseligen Film anzuschauen.* Dieser äußere Anlaß kann uns helfen, ein Ventil zu öffnen, zu weinen und wieder Zugang zu unserer Trauer zu finden.

● Vielleicht mögen wir eine Zeitlang *ein weiches Kissen* beim Schlafen an uns schmiegen, um unsere leeren Arme zu füllen.

Wut und Aggressionen ausdrücken

Nachdem ein Mensch gestorben ist, wird er oft fast für heilig erklärt. Wir kennen die Elogen, die Lobreden an den Gräbern! Man darf nur noch Gutes über ihn denken, nur noch gute Gefühle haben. Was aber tun mit unseren Gefühlen der Verlassenheit und Wut, die ja auch ihre Berechtigung haben? – »Wie kann ich Wut auf ein ungeborenes Kind haben?« Natürlich können wir auch Wut auf unser Kind haben. Es geht hier nicht um rationale Überlegungen, sondern um Gefühle, die ihre Eigendynamik haben. Wut ist ein normaler Bestandteil eines Trauerprozesses. Manchmal hat sie gar kein konkretes Gegenüber und kann Ausdruck aufgestauten Schmerzes sein. Wir müssen Wege finden, sie zuzulassen, ohne daß sie für uns oder andere zerstörerisch wird. *Verdrängte Wut und Schuld sind die häufigsten Ursachen dafür, daß Menschen in ihrem Trauerprozeß steckenbleiben, ohne daß sie sich dessen bewußt werden.*

● Wir können zunächst (vielleicht in unserem Tagebuch) unserem Inneren aufrichtig nachspüren. Irrationale Gefühle zulassen!
– Auf welche Personen habe ich Wut?
– Auf welche Institutionen habe ich Wut?
– Auf welche Prinzipien habe ich Wut?
– Wegen welcher Umstände habe ich Wut?
● Wenn uns Menschen beistehen, die vor unseren tiefen Gefühlen keine Angst haben, können wir in deren Schutz vielleicht auch unsere Not, Frustration und unseren Schmerz *hinausschreien* und die Energie der Wut freigeben, indem wir *auf ein Kissen oder eine Matratze schlagen.*
● Es mag uns helfen, uns in den geschützten Raum eines großen Pappkartons zu stellen und solange *aufzustampfen und zu trampeln*, bis wir innerlich ruhiger werden.
● Wir können mit einem *zusammengerollten Handtuch um uns schlagen.*

145

- Wo die Gelegenheit zum *Holzhacken* sich bietet, wäre das vielleicht eine Möglichkeit, die ganze aufgestaute Wut und Aggression herauszulassen.
- Wir können die Kraft der Wut in *Bewegung* umsetzen: *tanzen, laufen* usw. Oder wir können sie zu einer Arbeit benutzen, solange wir dies bewußt tun. Eine Frau gab ihren aggressiven Kräften beim *Brotbacken* (Kneten) eine konstruktive Richtung.
- Vielleicht können wir einen *Brief schreiben* (siehe S. 179ff.) oder *ein Gespräch* führen mit dem oder den Menschen, die in unseren Augen an uns schuldig geworden sind.

Unserer Wut Ausdruck zu verschaffen, ist die Vorbedingung dafür, daß wir nach einer Weile an einen Punkt kommen, wo wir verzeihen können. Dies ist nicht leicht. Aber nicht zu vergeben, kann uns innerlich krank machen und uns seelisch zerstören.

Mit Schuld und Verwirrung umgehen

Schuldigwerden gehört zu unserem Menschsein dazu. Niemand kann auf dieser Erde leben, ohne immer wieder von neuem schuldig zu werden. Erst im Wahrnehmen und Annehmen unseres Schuldigseins können wir zur Vergebung kommen. Nur wenn wir uns vergeben haben, können wir Friede finden. Ein Grund, warum Menschen in ihrem Trauerprozeß steckenbleiben, ist Groll, der ihnen gar nicht recht bewußt wird. Solange wir Groll gegen uns selbst und andere hegen, kann unsere Seele nicht heilen.

- Wir können in der Meditation oder bei einem Moment der Besinnung uns in unserem tiefsten Inneren fragen, ob wir uns schuldig fühlen und gegen uns oder andere Groll empfinden, und uns dann fragen: *Wofür muß ich mir oder anderen vergeben?* Die Antworten können wir in unser Tagebuch schreiben.

Die folgenden Übungen sind für geistig gesunde Menschen gedacht, die einen klaren Bezug zur Realität haben. Da die Übungen starke Gefühle auslösen können, wäre es gut, sie im Beisein eines Menschen zu machen, zu dem großes Vertrauen besteht und der uns

»auffangen« und gegebenenfalls in den Arm nehmen kann und dem wir danach auch anvertrauen können, was wir erlebt haben.

- Wenn wir unserem Kind gegenüber Schuld empfinden, können wir mit ihm *einen Dialog führen* und ihm sagen, was ungesagt, was ungeklärt geblieben ist. Wir können Fragen stellen, auf die wir gern eine Antwort hätten.

Nach dem Tod unserer Tochter habe ich mich drei Jahre lang mit Schuldgefühlen geplagt. Ich hatte am Abend, bevor sie sich mit der Nabelschnur in meinem Leib strangulierte, mein Versprechen gebrochen, während der Schwangerschaft keinen Alkohol zu trinken. Nach all dieser Zeit war ich überhaupt noch nicht über ihren Tod hinweg, mein Leben war noch ganz schön chaotisch. Dann wurde ich auf die Idee gebracht, mit ihr zu sprechen. Das tat ich auch, und danach war ich wie erlöst. Ich wußte auf einmal mit Bestimmtheit, daß da überhaupt kein Zusammenhang bestand, und selbst wenn, daß meine Tochter mir schon längst vergeben hätte.

Gespräche können wir z.B. am Grab führen. Besonders, wenn wir tiefe Schuldgefühle nicht loswerden, mögen wir aber vielleicht eine therapeutische (Gestalt) »Technik« anwenden: auf einem Kissen auf dem Boden sitzend, legen wir ein weiteres Kissen vor uns, welches unser Baby symbolisiert. Wir sprechen mit ihm, stellen Fragen und tauschen den Platz, wenn wir von der Perspektive des Babys aus reden. Wenn wir ganz dabei sind, vielleicht die Augen geschlossen haben, uns ganz offen machen und nach innen horchen, ist es erstaunlich, wie oft ganz neue Erkenntnisse, ganz klare Antworten kommen.

- Für Menschen, die leicht Zugang zu inneren Bildern haben, kann ein ähnlicher Prozeß anhand einer *Visualisierung* stattfinden. Wir schließen die Augen, lassen unseren Atem fließen und werden innerlich ganz offen und aufnahmebereit. Wir lassen es zu, daß sich unser Kind – ähnlich wie in einem Traum – durch ein inneres Symbol offenbart. Das kann eine Gestalt sein, aber genausogut auch eine Farbe, eine Form, eine Blume, vielleicht auch ein bestimmtes Tier. Auch mit Symbolen, die uns unser Unterbewußtsein schickt, können wir in einen Dialog treten. Wir beobachten den Prozeß, der vor unserem inneren Auge wie ein

Film abläuft. Wir können unserem Kind bzw. dem Symbol, das unser Unterbewußtsein uns geschickt hat, Fragen stellen und geduldig auf Antwort lauschen. Wir können auch fragen, was es uns sagen, bringen möchte. Wir können unsere Schuld eingestehen und es um Vergebung bitten. Wenn wir uns wirklich und ernsthaft auf diesen Vorgang einlassen, kann er sehr befreiend und klärend sein und uns in unserem Trauerprozeß sehr viel weiterbringen.

● Vielleicht kann es in der *Meditation* zu einer Klärung kommen.

Positive Gedanken formulieren

Wenn du bei Nacht den Himmel anschaust,
so ist es dir als leuchten tausend Sterne,
weil ich auf einem von ihnen wohne,
weil ich auf einem von ihnen lache.
Und wenn du dich getröstet hast,
wirst du froh sein,
mich gekannt zu haben.

Antoine de St. Exupéry

Unsere Gedanken sind die Grundsteine für unsere Realität und beeinflussen weitgehend unsere Gefühle und unser Handeln. Welche Einstellung wir zu Leben, Tod und Leiden haben, wird unsere Erfahrung prägen. Wenn wir der Meinung sind, daß das Leiden gleichwertig mit der Freude zu unserem Leben dazugehört, und daß wir auch gerade an einer schweren Erfahrung wachsen, dann werden wir alle Gefühle, die dazu gehören, mutig durchleben. Wenn wir überzeugt sind, daß wir am Ende wieder heil – und vielleicht ein Stück in unsererer menschlichen Entwicklung weitergekommen – aus unserem Schmerz hervorgehen, dann werden wir die Schritte entlang des Wegs besser annehmen können. Kontakt mit anderen, die weiter sind, kann uns helfen, darauf zu vertrauen, daß auch wir es schaffen werden.

● Wenn wir in unserem Trauerprozeß nicht weiterkommen, können wir in unserem Tagebuch oder auf einem Blatt Papier eine Inventur der Überzeugungen machen, die wir bezüglich Trauer haben (so regt es Judy Tatelbaum in ihrem Buch *The Courage to Grieve* an):

— Lange zu trauern ist ein Zeichen meiner Liebe. Wenn ich kurz trauere, habe ich mein Kind nicht geliebt.

— Trauernde müssen schlecht aussehen.

— Trauernde dürfen keine Freude spüren.

— Über Trauer kommt man nie hinweg.

— Trauer macht man mit sich alleine ab.

— Am besten vergißt man alles ganz schnell.

— Wenn ich ein weiteres Kind bekomme, werde ich dem toten Kind untreu.

— usw.

● Nach einer Weile lesen wir das Geschriebene noch einmal durch. Vielleicht besprechen wir es auch mit unserem Partner oder mit Freunden. Wir überlegen:

— Welche Gedankengänge sind mir nützlich?

— Welche Überzeugungen wirken meinem Heilwerden entgegen?

● Wir formulieren neue innere, hilfreiche Botschaften, mit denen wir die hinderlichen Überzeugungen übertönen wollen, z.B.:

— Es ist in Ordnung, sich nach einer Zeit der Trauer wieder dem Leben zuzuwenden und es in seiner Fülle zu leben.

— Trauer bedeutet sehr viel innere Arbeit, und ich muß in dieser Zeit besonders gut sein zu mir.

— usw.

● Dann formulieren wir persönliche positive Gedanken, mit denen wir unser Heilwerden fördern können:

— Ich habe die Kraft, diese Erfahrung zu durchleben.

— Ich habe andere schwere Situationen in meinem Leben durchstanden, ich werde auch diese schaffen.

— Ich habe den Mut, mich meinen Gefühlen zu stellen.

— Ich darf meine Gefühle fühlen.

— Ich gebe mir die Zeit, die ich brauche.

- Ich brauche mich nicht zu schämen, wenn ich eifersüchtig auf Mütter mit Kindern bin.
- Auch wenn mir meine Gefühle total fremd sind, sie sind normal für trauernde Menschen.
- Ich wachse an dieser Erfahrung.
- *Ich* habe Trauer, die Trauer hat mich nicht.
- usw.

● Wir lesen unsere positiven Botschaften mehrmals täglich durch oder sprechen sie auf eine Cassette (begleitet mit einer meditativen Musik) und hören sie regelmäßig an, um unseren Geist umzuprogrammieren.

● Selbst wenn es uns noch schwer fällt, *tun wir so, als ob wir es schon glauben könnten.*

● Wenn wir nicht weiterkommen, können wir unsere Gedanken bewußt einsetzen, um Ziele zu formulieren, was wir tun können, um uns selbst aus der Trauer herauszuziehen und uns eine neue Richtung zu geben.

Die Kraft der inneren Bilder

Im Abschnitt über unsere Gefühle haben wir schon einmal die Kraft der Bilder angesprochen. Genauso wie durch das, was wir denken, erschaffen wir durch das, was wir innerlich sehen, unsere Welt. Bilder wirken außerdem auf das Gemüt.

● Wir sehen uns als Menschen mit Eigenschaften, die uns in dieser schweren Situation nützen (nach Judy Tatelbaum, 1980) und überlegen zunächst, welche Eigenschaften unserer Erinnerung nach uns oder anderen Menschen in der Vergangenheit in schweren Situationen geholfen haben.
- *Mut* (die Gefühle zu durchleben)
- *Geduld* (mit uns selbst; uns die Zeit lassen, die wir brauchen)
- *Unverwüstlichkeit* (Fähigkeit sich zu erneuern)
- *Vertrauen*
- *Humor* (trägt zur Regenerierung bei)
- usw.

- Wir nehmen uns vor, diese Stärken in uns zu beleben:
- Wir setzen uns täglich, möglichst zur selben Zeit, an einen ruhigen ungestörten Ort.
- Wir entspannen uns und machen unseren Geist offen, um Bilder in uns zuzulassen.
- Wir erinnern uns an Szenen in unserem Leben, wo diese Eigenschaften zum Tragen kamen. Wir sehen uns selbst oder die erinnerten Personen in diesen Situationen. Wir schauen genau hin: Wie ist der Gesichtsausdruck? Wie ist die Haltung? Die Augen? Die Atembewegung? Der Gang? ... Wir beleben diese Eigenschaften in uns wieder oder verstärken sie. Wenn wir diese Eigenschaften von anderen her kennen, wünschen wir uns, sie auch zu besitzen. Wir stellen uns uns selbst mit den Eigenschaften dieser Personen sehr detailliert vor, so als ob wir diese Eigenschaften jetzt schon selbst besäßen. – Menschen, die diese Übung regelmäßig gemacht haben, haben an Stärke zugenommen und Fähigkeiten zum Überleben und Durchleben entwickelt.
- Sich als *heil, mit neuem Schwung* sehen. Sich ganz genau wahrnehmen. Wie sehen meine Augen aus, mein Mund, meine Haare, meine Haut? Meine Körperhaltung? Wie nehme ich meine Atembewegung wahr? Wie ist mein Gang?
- Die *Natur als Modell* sehen: Die Jahreszeiten an einem Baum verfolgen. Sehen, wie der Frühling dem Winter folgt, die Knospen wieder erscheinen und der Baum, der zuvor kahl und brach war, allmählich wieder in voller Blüte und Pracht steht.
- Die *Natur als Heiler* sehen: tröstende, heilende Bilder vor unserem geistigen Auge auftauchen lassen, die eine harmonisierende Wirkung auf uns haben:
- einen Sandstrand (die einzelnen Körner anschauen, den feinen, weißen Sand zwischen den Fingern hindurchrieseln lassen, die Wärme spüren...)
- das Meer (die Weite des Horizonts ermessen, die salzige Luft riechen, das Rauschen der Brandung hören, dem Aufkommen der Wellen auf dem Strand zuschauen, das ewige Kommen und Gehen beobachten...)
- ein Wald (...)

- eine Frühlingswiese (…)
- das Universum (…)
- die Wüste (…)
- ein Bergsee (…) usw.

Kreativität heilt

- *Musisches Tun* kann unsere kreisenden Gedanken ordnen und »zähmen« und uns für eine kurze Zeit unsere Sorgen und unser Leid vergessen lassen, weil wir ganz in unserem Tun aufgehen. Julie drückte ihre Verzweiflung, ihre Schmerzen und ihre Trauer nach der Totgeburt ihres lang ersehnten Sohnes durch die Materie Ton aus. Im Laufe eines Jahres entstanden von ihren Händen 22 wunderbare *Skulpturen*, durch die sie ihre innere Pein, die »lange, tiefe Nacht der Trauer« ausdrücken und verarbeiten konnte. Die Skulpturen, von Poesie begleitet (drei davon sind auch in diesem Buch enthalten), sind in dem Buch *The Anguish of Loss* (siehe S. 276) abgebildet oder als Dia-Serie (siehe S. 277) erhältlich.

- Mit *Malen* können wir unseren Trauerprozeß begleiten. Dabei brauchen wir überhaupt kein Talent oder Malkenntnisse zu haben. Wir benötigen einen großen Zeichenblock und eine Fülle ausdrucksvoller, leuchtkräftiger Farben (z.B. Ölpastellkreiden oder Pastellkreiden). Wir lassen ein Thema in uns aufsteigen, z.B. »Mein Weg durch die Trauer«, »Heilwerden« oder »Du mein Kind«, zu dem wir uns vornehmen, eine Serie von sechs bis zehn oder mehr Bildern entstehen zu lassen. Wir planen regelmäßige Zeiten, zu denen wir uns dem Malen widmen. Wir lassen eine Meditation oder zumindest ein Schließen der Augen, einen Moment der Stille, eine Zentrierung, ein inneres Schauen dem Malbeginn vorausgehen und erlauben Bildern, in uns aufzusteigen. Dann lassen wir »*es* aus uns heraus malen« und lassen uns führen in der Auswahl der Farben. Wir geben uns innerlich ganz frei, setzen die Farbe auf dem Papier an und malen intuitiv ohne großes Nachdenken und ohne Ansprüche an uns selbst. Wenn wir fertig sind, lassen wir das Bild auf uns wirken. Diese spontan gemalten Bilder überbringen uns Botschaften aus dem Unterbewußtsein, die richtungweisend sein können für unseren Heilungsprozeß oder unser Leben schlechthin. In einem Dialog mit dem Bild oder bestimmten Elementen oder Farben daraus fragen wir, was sie uns zeigen oder bringen wollen. Wir werden erstaunt sein, was sich uns durch solche Bilder offenbart.

- Andere Ausdrucksformen sind *Klavierspielen, Zeichnen, Weben, Spinnen, Seidenmalerei, Singen, Lieder machen* u.v.m.
- Manche Frauen drücken ihre Gefühle in anrührenden *Gedichten* aus, die sie an oder über ihr totes Kind schreiben.

Die Wiederentdeckung der Spiritualität

Manche Menschen verzweifeln nach dem Tod ihres Kindes an einem Gott, der ihnen so viel Leid zugefügt hat.

Dieser Gott kann mir gestohlen bleiben. Ich habe mich immer bemüht, ein guter Mensch zu sein. Ich habe niemandem etwas getan. Wenn es ihn wirklich gibt, warum nimmt er mir dann so etwas Schönes und zerstört mein ganzes Glück?

Manche finden gerade über das harte ›Nein‹ allmählich zu einem wirklichen und klaren ›Ja‹. Andere wenden sich ab und verbittern innerlich.
Wieder andere machen vielleicht durch die tiefe Zuwendung der Menschen um sie herum die Erfahrung göttlicher Liebe und des Getragenseins.

Der Satz »Alles ist Sein – Natur und Gnade« klingt mir in den Ohren. Ja, ich habe beides erlebt: die Grausamkeit der Natur, und dann in dem Ganzen so viel Gnade.

Oder sie spüren eine tiefe Sehnsucht nach einem Eingebettetsein in dem göttlichen Urgrund und begeben sich auf die spirituelle Reise. Auf der Suche nach Antworten kommen ihnen in der tiefen Nacht der Trauer neue Eingebungen, öffnen sich bisher verschlossene Türen.

Abends habe ich mich ins Bett gelegt und an mein Kind gedacht. Die Nähe und das Dasein dieses Kindes erfüllten mich. Da kam ein Friede in mein Herz, den ich niemandem beschreiben kann. Und dann fand ich das, was ich an allen möglichen Plätzen gesucht und nie gefunden hatte.

Letztendlich bedeutet wirkliche Heilung immer ein Wachsen im Geistig-Seelischen. Alle ganzheitlichen Arbeits- und Übungsweisen enthalten im Grunde das Potential für spirituelles Heilwerden und den Anschluß an unser Höheres Selbst. Wenn wir uns auf diesen Weg einlassen wollen, können wir uns darin weiter unterstützen.

- Ein Weg ist die *Meditation*. Anleitungen für drei aus der Vielzahl der Möglichkeiten ausgewählten Übungsweisen, siehe S. 256ff.
- Manche Menschen finden in ihrer tiefen Not und Verzweiflung Trost durch *Beten*, selbst wenn ihnen dieser Weg viele Jahre verschlossen gewesen ist. Das folgende Gebet, verfaßt von der Dortmunder Vikarin Kathrin Ellhaus, kann Trauernden hilfreich sein:

Gott,
wir verstehen die Wege nicht,
die wir geführt werden.
Wir sind betrübt und traurig
und können uns unserer Tränen nicht wehren.

Wir müssen annehmen,
was uns unannehmbar ist.
Wir mußten abgeben,
was wir festhalten wollen.
Wir müssen Unabänderliches hinnehmen.

Barmherziger Gott,
laß uns Hilfe finden,
Menschen, die uns auf unserem Weg begleiten;
laß uns wieder ein Ziel finden,
dem entgegen wir unsere Schritte lenken können.
Laß uns wieder zu uns selbst
und zu dir finden.

Menschen finden auch Trost durch *Psalme* (z.B. 30:11-12, 37, 61:
1-4, 121, 123, 126, 130, 132: 16, 139: 1-18, 23-24). Die Lesung von
S. 260f. kann vielleicht Friede bringen.

- Mitglieder einer Kirchengemeinde oder einer spirituellen Ge-
  meinschaft mögen ihren *Seelsorger* oder *geistigen Lehrer* um
  Beistand und Begleitung bitten.
- In dem Buch *Unsere Befreiung feiern – Rituale in der Frauen-
  kirche* sind Heilrituale für Frauen nach Fehlgeburt, Totgeburt
  und Schwangerschaftsabbruch aufgeführt.
- *Vergebung und Verzeihen* gehören zu den Grundpfeilern spiritu-
  ellen Wachsens. Hilfen dazu sind auf S. 146 zu finden (siehe auch
  Gerald Jampolskys Buch *Die Kunst zu vergeben*).
- Auch die Übung *Tragen Lassen* (siehe S. 139) kann unsere
  Hingabe an das Göttliche unterstützen.
- In einem Übungsbuch von Hannelore Knöpfler (siehe S. 273)
  sind praktische Übungen zum *Kontakt zum Höheren Selbst* auf-
  gezeigt. (Es gibt auch eine Begleitcassette dazu.)
- Nachfolgend die Übung *Begegnung mit der weisen Gestalt*, die
  auch Menschen, die sonst keinen Zugang dazu haben, auf ihrem
  spirituellen Weg weiterhelfen kann und Verbindung zu ihren
  inneren Quellen schafft:

– Ich lasse mich auf meinem Meditationsplatz nieder und schließe
  die Augen. Ich begebe mich an den »ruhigen Ort« *in mir*. Ich
  beobachte das Fließen meines Atems.

– Vor meinem inneren Auge stelle ich mir eine Kerze vor.
  Zuerst flackert das Licht ein wenig, wird dann stärker und stärker.
  Ich schaue der Flamme zu. Sie wird heller und größer.
  In der großen hellen Flamme taucht eine sehr winzige kleine
  Flamme auf. Ich schaue tiefer und tiefer in sie hinein, bis ich nur
  noch das blaue Licht sehe.
  Im Herzen der Flamme erscheint eine sehr weise, liebende Gestalt. Vielleicht kenne ich sie oder habe sie gekannt, vielleicht
  habe ich sie noch nie gesehen. Ich schaue ihr ins Gesicht. Ich
  schaue ihr in die Augen. Sie sind nur Liebe und Güte und Weisheit
  – und die sind jetzt *nur für mich da!*

- Ich darf jetzt diese Gestalt um Rat fragen und ihr all die Fragen stellen, die mir auf der Seele brennen.

Ich stelle meine Fragen und lausche. Ich bin ganz offen für Antworten, in welcher Form auch immer diese erscheinen mögen.

Vielleicht hat die weise Gestalt auch eine Botschaft für mich. Ich sage ihr, daß ich offen dafür bin, ihre besondere Botschaft für mich anzuhören. Ich lausche.

Ich schaue mir jetzt die Themen in meinem Leben an, die mir gerade zu schaffen machen. Die weise Gestalt ist bei mir. Vielleicht muß ich Entscheidungen treffen. Ich bitte die Gestalt um Hilfe und höre.

- Ich bedanke mich bei ihr, daß sie mit ihrer Weisheit und Liebe und Güte ganz für mich da war. Ich verabschiede mich von ihr und weiß, daß ich sie jederzeit wieder rufen kann, wenn ich sie brauche.

Hilfe durch alternative Heilmittel

Tees, Säfte, Öle, Blüten

Wir müssen nicht sofort zu allopathischen Arzneien greifen. Wir können uns mit natürlichen Mitteln gut helfen. Heilpflanzen können wir uns in verschiedenen Formen zunutze machen. *Ätherische Öle* verwenden wir in Bädern (5 – 10 Tropfen), in *Duftlampen* (einige Tropfen) und als Zusatz zu *Massageölen*. *Pflanzliche Säfte* und *Tees* nehmen wir ein, und Blüten füllen wir in ein *Duftkissen*. Nachfolgend einige kurze Anregungen. Wer mehr darüber wissen will, findet in Büchern, z.B. *Medizin der Erde* von Susanne Fischer-Rizzi oder *Ätherische Öle* von Michael Kraus, Näheres dazu.

Baldrian – bei Einschlafstörungen, Streß, Hektik,
Eukalyptus – stimulierend
Geranium(öl) – hilft inneres Gleichgewicht herstellen
Hafer(saft) – bei nervösen Erschöpfungszuständen
Holunder(saft) – infektionsvorbeugend, abwehrstärkend
Jasmin(öl) – löst seelische Verkrampfungen, erotisch anregend

Johanniskraut – Nervenaufbaumittel, belebend, aufhellend
Latschenkiefer und Fichtennadel – vitalitätsanregend
Lavendel – entspannend
Majoran(öl) – hilft abzuschalten
Melisse – entspannend, antidepressiv
Rose(öl) – harmonisierend, wirkt erhebend auf Seele, tröstend
Rosmarin – kreislaufanregend, bei Erschöpfung
Ylang-Ylang – besänftigend, ausgleichend, erotisierend
Zedern(öl) – ausgleichend, stabilisierend, Kontakt zum Höheren
  Selbst

Kräuter für ein *Kräuterkissen*, das – unter dem Kopfkissen liegend – den Schlaf fördert, kann man sich in der Apotheke zusammenstellen lassen. Eine mögliche Mischung wäre: Melisse, Passionsblume, Honigklee, Lavendel und Johanniskraut (je 30 g). Eine weitere Mischung wäre Baldrianblüten, Hopfenblüten, Schlüsselblume und Lavendel. Auch Orangenblüten und Waldmeister sind dafür geeignet.
Die Essenzen von Rose, Geranie, Melisse, Zeder, Lavendel eignen sich besonders gut zum Verdampfen in einer Aromalampe, (*Aromatherapie*) auch nachts, um einen guten Schlaf zu fördern.
Ein entspannendes *Massageöl* kann man sich folgendermaßen mischen: 16 Tropfen Geraniumöl, 8 Tropfen Majoranöl, 8 Tropfen Lavendelöl in 100 ml Mandelöl.

Die Bach-Blütentherapie

Die Bach-Blütentherapie, benannt nach Dr. Edward Bach, ehedem Bakteriologe und Homöopath, der 38 Blüten entdeckt hat, ist wesensverwandt mit der klassischen Homöopathie und einigen anthroposophischen Verfahren. Es handelt sich um eine feinstoffliche Methode zur Harmonisierung der menschlichen Persönlichkeit. Sie wirkt auf feineren Schwingungsebenen direkt auf das Energiesystem des Menschen ein. Nähere Informationen bietet Mechthild Scheffers Buch *Bach Blütentherapie*.
Die bekannteste der Bach-Blüten-Essenzen sind die *Erste-Hilfe-Tropfen* (Rescue No. 39), eine Kombination von fünf der Blüten, für

Menschen nach einem Schock, Unfall oder Ärger. Sie sollten in keiner Hausapotheke oder Handtasche fehlen. In akuten Fällen gibt man vier Tropfen des Konzentrats aus den »Stockbottles«, die auf Rezept aus der Apotheke zu bekommen sind, in eine Tasse Wasser und trinkt diese Mischung so lange schluckweise, bis die Symptome abklingen, danach alle 15, 30 oder 60 Minuten. Zur Not kann man diese Tropfen auch unverdünnt aus der Stockbottle auf die Lippen, Schläfen, Handgelenke oder Ellenbogen träufeln. Die Tropfen können auch dem Badewasser beigegeben werden (etwa fünf). Die übliche Einnahmeform ist vier Tropfen aus der Stockbottle auf ein 30 ml Einnahme-Fläschchen, gefüllt mit Wasser und einigen Tropfen Alkohol zur Konservierung.

Eine Bach-Blütentherapie ist sehr gut dafür geeignet, Menschen bei dem Heilungs- und Reifungsprozeß ihrer Seele nach einem Verlust zu unterstützen. Es ist zwar auch möglich, sich über Bücher in diese Therapiemethode einzuarbeiten und so zu seinem geistig-seelischen Wachstum beizutragen. Doch gerade in einer Trauersituation, wo das klare Denken oft zeitweise behindert ist, ist es sinnvoll, einen erfahrenen Therapeuten aufzusuchen, der aufgrund seiner Diagnose eine Blütenkombination von vielleicht sechs bis zehn Blüten verordnen kann. (Adressen sind vom Bach-Centre zu erfahren; siehe S. 275.) Hier einige Blüten, die während der Trauerzeit indiziert sein können und helfen, die Seelenpotentiale aufzuschließen:

Cherry Plum – fürchtet, den Verstand zu verlieren; Chaos, dunkel
Clematis – Benebeltsein, wegdriften (auch bei Fertilitätsproblemen)
Elm – wenn sonst starke Menschen sich einer Situation nicht gewachsen fühlen
Gentian – Depression aufgrund eines Verlusts, Pessimismus
Gorse – tiefe Verzweiflung, Hoffnungslosigkeit
Honeysuckle – an Vergangenheit hängen, nicht weiterkommen
Impatiens – wenn Partner nicht Geduld für Prozeß des anderen aufbringen können
Larch – mangelndes Selbstwertgefühl
Olive – völlige Erschöpfung von Seele, Geist und Körper

Pine – Schuldgefühle, Selbstvorwürfe
Rock Rose – Panik, Angst
Star of Bethlehem – Schock, seelisches Trauma
Sweet Chestnut – tiefste Verzweiflung, seelischer Ausnahmezu-
  stand
Walnut – Übergänge, »Blüte, die den Durchbruch schafft«
White Chestnut – Gedanken kreisen, Schlaflosigkeit
Willow – Verbitterung, »Opfer des Schicksals«

In der Trauer steckenbleiben

Wie bereits gesagt kommen die meisten Menschen zu ihrer Zeit
(meistens nach anderthalb bis zwei Jahren) am anderen Ende der
Trauer wieder heil hervor. Manchmal verläuft ein Trauerprozeß
jedoch ungesund. Wenn wir die Trauerarbeit unterdrückt haben,
können wir schwer erkranken. Manchmal kann nicht gelebte Trauer
von vorangegangenen Verlusten den jetzigen Trauerprozeß erschweren. Unser Trauerprozeß kann auch chronisch werden, und
wir haben das Gefühl, aus eigener Kraft überhaupt nicht mehr aus
dem »Sumpf der Trauer« herauszufinden. Wir müssen dann einmal
genauer hinschauen, woran es liegen mag.

Unerledigte Aufgaben

Um Anhaltspunkte für unsere Stagnation zu bekommen, können wir
uns (vielleicht in der Meditation) fragen, inwieweit wir die vier
Aufgaben Trauernder, die J. William Worden in seinem Buch *Beratung und Therapie in Trauerfällen* beschreibt, bewältigt haben,
was uns noch zu tun bleibt und was uns dabei helfen kann:

1. *Die Wirklichkeit des Verlusts annehmen*
Für Menschen, die keine Erinnerungsstücke von ihrem Kind besitzen und die es nicht gesehen haben, ist die erste Aufgabe schwierig.
Sie können sich nicht verabschieden, weil sie noch nicht begrüßt
haben. Ein Nicht-Wahrhabenkönnen oder Verleugnen des Todes ist
oft die Folge.

Eine Hilfe kann sein, Familienalben oder Zeitschriften anzuschauen, um ein Kind zu finden, von dem sie glauben, daß ihr Kind so ausgesehen hat. Sie können sich eine Weile Zeit nehmen, zu ihren inneren Bildern (siehe S. 147, 150ff.) Zugang zu finden und so vielleicht allmählich über den Kontakt mit ihrem Kind zur Annahme der Realität und zum Abschied zu kommen. Malen ist ein weiterer Weg.

2. *Den Schmerz des Verlusts und andere Gefühle erleben und akzeptieren*
Dazu gehört natürlich auch das Fühlen *aller* Gefühle. Besonders häufig werden Wut und Schuld, aber auch Schmerz verdrängt. Wir können uns vielleicht einmal fragen, wie wir das Ausdrücken und Spüren unserer Gefühle verhindern, welche Abwehrmechanismen wir entwickelt haben. Auf S. 144ff. sind Hilfestellungen gegeben für das Bewußtmachen und Ausdrücken der Emotionen.

3. *Allmähliche Anpassung an ein Leben ohne das Baby*
Wenn es uns nicht gelingt, uns auf ein Leben ohne das Kind einzustellen, macht sich dies durch anhaltende Hilflosigkeit und Rückzug von unserer Umwelt bemerkbar. Wir sollten uns dann fragen, was uns daran hindert, uns an die veränderte Situation anzupassen.

4. *Der Erfahrung einen Sinn geben*
Menschen, denen es nicht gelingt, der Erfahrung einen Sinn zu geben, bleiben oft in Bitterkeit stecken, Menschen, denen dies hingegen gelungen ist, erleben sich oft als verwandelte Menschen. Dialog, Visualisierung, Malen (siehe S. 147f., 152f.) können uns dabei eine Hilfe sein (siehe auch »Der Erfahrung einen Sinn geben – an Trauer wachsen«, S. 167ff.)

5. *Frei werden für neue Bindungen*
Wenn wir diese Aufgabe nicht lösen, werden wir keine neuen Bindungen wagen. Wir müssen herausfinden, was uns daran hindert, unsere emotionalen Energien vom Baby loszulösen, um diese mit gutem Gefühl und ohne Schuld in andere Beziehungen hineinzuge-

ben. Gründe können vorangegangene Ambivalenz, Schuldgefühle oder negative Gedanken (siehe S. 146ff.) sein.

Häufig mag es nötig sein, wenn wir allein nicht weiterkommen, therapeutische Unterstützung in Anspruch zu nehmen. Dort können wir Hilfe bekommen, Versäumtes nachzuholen, Unerledigtes zu erledigen, damit wir Abschied nehmen können. Wenn jemand seine Trauer unterdrückt hat, ist es möglich, den Prozeß noch Jahre danach durch das Aktivieren und Durchleben unterdrückter Gefühle weiterzubringen.

Wann ist therapeutische Hilfe notwendig?

Nachfolgend eine Zusammenfassung der Symptome, die therapeutische Hilfe ratsam machen:

— Die fünf Aufgaben Trauernder werden nicht bewältigt
— Intensive Trauer beim Sprechen über Verlust, obwohl Jahre vergangen sind
— Übermäßige Trauerreaktion auf geringfügiges Vorkommnis
— Mutter räumt Babyzimmer über lange Zeit nicht aus
— Selbstzerstörerische Impulse (z.B. Alkohol- und Drogenmißbrauch, Eßsucht, Suizidandrohungen)
— Anhaltende Phobie bezüglich Krankheit und Tod
— Anhaltende Feindseligkeit, Wut oder unterdrückte Wut, was zu »hölzernem« Verhalten führt
— Depressive Symptome nach 18 – 24 Monaten
— Mangelnde Funktionsfähigkeit im Alltag nach 18 – 24 Monaten
— Anhaltende grobe Vernachlässigung sozialer Beziehungen
— Keine Anpassung an Situation bemerkbar (es sollte ein Prozeß ersichtlich sein, selbst zunächst zum Schlechteren hin)
— Thema Verlust taucht immer wieder in Gesprächen auf
— Anhaltendes extrem niedriges Selbstwertgefühl
— Anhaltende Partnerschaftsprobleme (Anschuldigungen, Groll)
— Bei Kindern: andauernder Leistungsabfall in Schule und andauerndes aggressives, feindseliges Verhalten

6 Die Wunden heilen

Die Zeit der Erneuerung

Ich hatte das Gefühl,
wie Phönix aus der Asche neu zu erstehen.

Jede Nacht geht einmal zu Ende, und ein neuer Tag beginnt. Jedem Winter folgt ein Frühling. Irgendwann erreichen wir einen Tiefstpunkt, der gleichzeitig ein Wendepunkt ist, vielleicht sogar ein Wendepunkt für unser ganzes Leben.

Wenn wir uns dem Trauerprozeß haben stellen können, erleben wir uns jetzt oft als veränderte Menschen, bereichert durch die tiefe, schwere Erfahrung.

Ich glaube, daß ich durch dieses furchtbare Geschehen verwandelt worden bin. Ich bin offener, gefühlvoller, annehmender geworden. Ich habe mir gestattet, alle meine Gefühle einfach zuzulassen, »unkontrolliert« zu sein, was so gar nicht meine Art war. Dadurch ist ein Teil von mir zum Vorschein gekommen, den ich vorher nicht gekannt hatte.

Wie im Frühjahr erneut der Saft in den Bäumen hochtreibt und sie mit neuem Leben füllt, so spüren auch wir für immer verloren geglaubte Energien in uns aufsteigen. Allmählich werden unsere Lebenskräfte und unser Unternehmungsgeist wieder wach, und wir fühlen uns in der Lage, diese in neue Aktivitäten und Beziehungen fließen zu lassen, ohne Schuldgefühle zu bekommen. Eine gewisse Normalität in unserem Alltag tritt ein. Immer häufiger erleben wir Momente von Gleichgewicht und Friede in uns.

Unser Kind wird für alle Zeiten in unserem Herzen weiterleben, doch die Erinnerung daran tut immer weniger weh. Die Zeit heilt wirklich Wunden. Wo wir uns im ersten Jahr der Trauer oft wie von ozeanartigen Wogen überschwemmt fühlten, werden die Wellen der Trauer im Verlauf der Monate immer kleiner, und sie kommen in größeren Abständen. Wahrscheinlich werden jedoch unser ganzes

Leben hindurch immer wieder einmal Wellen der Trauer zu uns herüberplätschern, besonders an Geburts-, Sterbe- und Feiertagen.

Vier Jahre ist es jetzt her, und der Verlust ist ziemlich selbstverständlicher Teil meines Lebens geworden. Und doch passiert es immer wieder, jedoch in immer größeren Abständen, daß mir urplötzlich und vollkommen unerwartet Tränen in die Augen schießen. So auch, als ich kürzlich bei einem Schulfest eine Freundin traf, die ich längere Zeit nicht gesehen hatte und mit der ich gleichzeitig schwanger gewesen war. Sie wurde von ihrem kleinen Sohn begleitet. Ich sah ihn, und da war es wieder da: »So groß wäre sie jetzt schon…«

Wie Wellen kommen und gehen, so vergehen auch unsere schmerzlichen Gefühle von selbst, wenn wir sie akzeptieren und zulassen. Unsere Tränen sind Balsam für unsere Seelen.

Irgendwo inmitten unseres schmerzlichen Heilungsprozesses beginnt eine Wandlung. Durch unsere etwas geröteten Augen beginnen wir das Leben anders zu sehen. Wir fangen an, all die kleinen Dinge wahrzunehmen und zu schätzen, die wir in der Hektik unseres Alltags gar nicht mehr gesehen hatten. Vielleicht ist dies unser Geschenk, aus Schmerzen und Verletzlichkeit geboren, daß wir wieder Augen zum Sehen bekommen haben.

Es ist die Hoffnung
auf das
sich ewig erneuernde,
stetig wiederkehrende,
immer von Neuem erstehende Leben,
das uns Menschen erhält.
(Bärbel Kehrer-Kremer)

HOFFNUNG

> *ist nicht so tun, als ob Probleme nicht existieren…*
Es ist das Vertrauen, daß sie nicht ewig währen,
> *daß die Wunden heilen*
> *und wir Schwierigkeiten überwinden…*
Es ist der Glaube,
> *daß eine Quelle der Stärke und Erneuerung*
> *tief in uns liegt,*
die uns aus dem Dunkeln
> *in die Sonne zurückführt…*

Wollen wir es wieder versuchen?

Sich Zeit lassen

Für eine neue Schwangerschaft muß nicht nur der Körper geheilt und bereit sein. Noch wichtiger ist es, daß wir seelisch in der Lage sind, uns in Liebe für ein neues Baby zu öffnen, für ein Kind mit eigener Identität und einem eigenen Namen, das seinen Platz in der Familie einnehmen kann und nicht das verstorbene Baby ersetzt.

Susi, die sechs Wochen nach ihrer Totgeburt wieder schwanger wurde, erlebte große Gefühlsverwirrungen:

Während der neuen Schwangerschaft dachte ich manchmal, ich spinne. Da habe ich mittags während des Essens einfach angefangen zu heulen, weil ich auf einmal nicht mehr wußte, ob ich das Kind wollte. Ich wollte es sicher, aber wollte ich es so wie das erste? Es war so, als ob ich meinem ersten Kind untreu werden würde. Ich ging unheimlich oft auf den Friedhof.

Und Johanna, deren drittes Kind tot zur Welt kam, berichtet über ihre darauffolgende Schwangerschaft:

Im nachhinein weiß ich, daß ich zu früh wieder schwanger geworden war. Ich mußte während der Schwangerschaft viel liegen, was ich von früheren Schwangerschaften nicht kannte. Für mich bedeutete die Geburt eine seelische Frühgeburt. Ich war noch gar nicht in der Lage, mich seelisch auf etwas Neues einzustellen. Es dauert eine Zeit, bis dieses Urvertrauen in die natürlichen Prozesse und genug Lebenskraft, auch das Schlimmste zu überstehen, wieder in einem wächst.

Diese Schilderung bestätigt Donna Ewys Aussage:

… die Eltern müssen seelisch so weit erholt sein, daß sie die Kraft haben, eine weitere Schwangerschaft, eine weitere Geburt, und – wie ein Paar es ausdrückte – wenn es sein muß auch einen weiteren Tod durchzustehen, falls er einträte. (Ewy, 1984)

Je mehr wir den Tod als Teil unseres Lebens akzeptieren können, desto freier können wir als Menschen leben. Doch das Loslassen zu erlernen, ist für die meisten von uns ein lebenslanger Prozeß. In jeder

Begegnung mit dem Tod liegt die Chance, ein wenig mehr die Angst davor zu verlieren, wie Ulli dies erlebte:

Ich habe eine gravierende Erfahrung gemacht, die anhält: Ich hatte immer wahnsinnige Angst vorm Sterben. Jetzt graust mich der Tod gar nicht mehr.

Folgeschwangerschaften nach einem Verlust

Fast immer werden wir bei einer weiteren Schwangerschaft von neuem gefordert, unsere Ängste zu überwinden und Vertrauen zu finden. Manchmal werden wir uns innerlich emotional sehr fern von unserem Baby halten, aus Angst, daß es wieder so weh tut. Je intensiver und vollständiger wir unseren Trauerprozeß durchlebt haben, desto mehr Stärke wird uns daraus zugeflossen sein.

Es gab Dinge, die mein Mann nicht aussprach, etwa: »Wie können wir so etwas je noch einmal durchmachen?« oder »Ich könnte das nicht nochmals aushalten, dich so leiden zu sehen.« Aber ich dachte mir, du hast es einmal verkraftet, schlimmer könnte es ein zweites Mal auch nicht werden.

Eine Bindung zu vermeiden, schützt uns nicht vor Schmerzen. Zu wagen, eine Beziehung einzugehen, wenn auch zunächst zaghaft, kann die Schwangerschaft unkomplizierter und unser Leben reicher machen.

Zu diesem Baby fühlte ich viel mehr Nähe als zu meinen anderen Kindern. Ja, ich hatte Angst, daß es auch dieses Mal wieder passieren könne, doch wenn das so wäre, dann wollte ich wenigstens sicher sein, daß ich dieses Baby besser kennen würde als das letzte.

Gerade bei vorhergehenden Verlusten – und dies schließt auch Fehlgeburten in einem frühen Stadium ein – ist es wichtig, daß wir während der Folgeschwangerschaft Menschen haben, mit denen wir offen über unsere Gefühle sprechen können. Vielleicht haben wir gute Freundinnen, oder wir können uns in der Geburtsvorbereitungs- oder Stillgruppe mitteilen. Möglicherweise können wir uns telefonisch oder in einer Gruppe mit Mitgliedern von Stützgruppen aussprechen (siehe S. 127f., 268ff.). Für Partner, die so nahe beieinander sind, ist es besonders wichtig, einander mitzuteilen, was sie bewegt, da sonst Reaktionen mißverstanden werden können. Wir können uns gegenseitig helfen, indem wir offen sind für die Bedürfnisse des anderen und ihn aber auch ehrlich wissen lassen, was wir von ihm brauchen.

Vielleicht beschließen wir, uns während der Schwangerschaft von einer Hebamme betreuen zu lassen, die uns bei ihren Hausbesuchen zuhört und gleichzeitig über fundierte berufliche Kenntnisse verfügt. Wir sollten keine Angst davor haben, »dumme« Fragen zu stellen. Wenn uns etwas beschäftigt, dann sollten wir darüber sprechen und fragen und immer wieder fragen, bis unsere Fragen beantwortet sind. Wenn wir meinen, eine intensivere Betreuung zu brauchen als zuvor, um unsere Ängste abzubauen, dann sollen wir uns dies zugestehen.

Im Anfang der Schwangerschaft hatte ich ziemliche Angst, die sich dann aber legte, und alles war in Ordnung. Doch während der letzten Wochen kam die Angst wieder verstärkt hoch. Ich fuhr jeden Tag ins Krankenhaus und legte mich an den Wehenschreiber. Ob die dachten, ich sei hysterisch, war mir egal. Ich war nach jedem CTG unheimlich beruhigt.

Wenn wir den Signalen unseres Körpers lauschen, wird er uns sagen, was gut für uns ist, und uns helfen, unseren eigenen Rhythmus zu finden. Positive Gedanken und Vorstellungen können unseren Ängsten entgegenwirken. Vielleicht können uns auch einige der in Kapitel 5 angegebenen Hilfestellungen jetzt nützlich sein.

Unser Baby ist da

Selbst wenn diese Schwangerschaft zu einem Zeitpunkt eingetreten ist, da wir innerlich ganz offen und bereit für ein Baby waren, mögen wir seine Geburt mit einer Myriade von Gefühlen erleben. Sicherlich werden wir uns unsagbar freuen und seine Existenz und Gesundheit um so mehr schätzen, als wir ja hautnah erfahren haben, daß dies nicht selbstverständlich ist. Ein anderes Verständnis von Glück ist entstanden. Unser Vertrauen und Selbstwertgefühl mag wieder gewachsen sein. Doch kann sich darunter auch gleichzeitig Traurigkeit mischen in Erinnerung an unser totes Baby. Wir müssen bedacht sein, nicht *über*fürsorglich auf das Wohlergehen dieses Kindes zu achten, da wir es sonst in der Entfaltung seiner Lebenskräfte und seines Potentials hemmen würden. Wenn wir gegen diese Neigung in uns von alleine nicht ankommen, müssen wir uns Hilfe holen. Weiterhin werden wir gefordert, loszulassen.

Mein Kind erkrankte im ersten Lebensjahr schwer an Keuchhusten, und ich stand Todesängste aus. Erst als ich in mir bereit war, alles so anzunehmen, wie es kommt, löste sich die Spannung in mir, und Friede entstand.

Wir bekommen kein weiteres Kind

Vielleicht haben wir uns gegen eine weitere Schwangerschaft entschieden, entweder aus persönlichen Gründen oder aufgrund von genetischen Untersuchungen, die uns entmutigen. Eventuell hat aber auch das Schicksal für uns entschieden. Wenn diese Situation von neuem Trauer in uns hervorruft, z.B. über nie lebbare Erfahrungen unseres Seins, dann brauchen wir Zeit und möglicherweise Unterstützung, um damit fertigzuwerden. Die Frage einer Adoption sollten wir sorgfältig in uns bewegen.

Der Erfahrung Sinn geben – an Trauer wachsen

Wir können es nicht verhindern, in unserem Leben auch Leid zu erfahren. Aber ob wir in Verzweiflung und Hoffnungslosigkeit verharren oder dadurch in unserem Wachstum weiterkommen, liegt bei uns. So ist die Suche nach dem Sinn ein wichtiger Aspekt des Trauerprozesses, um unser Leiden in eine positive Kraft zu verwandeln (Miles/Crandall, 1983). Menschen, die darin keinen Sinn finden können, bleiben oft in ihrer Verzweiflung stecken, wie das bei Helene der Fall war:

Genau wie damals, als ich erfuhr, daß ich Krebs hatte, hab ich mich immer wieder gefragt: »Wie kann ich aus dieser schlimmen Sache etwas Positives machen?« Es ist mir bis jetzt nicht gelungen.

Der jüdische Neurologe und Psychiater, Viktor E. Frankl, der einige Jahre seines Lebens in einem Konzentrationslager verbringen mußte, sagt, daß unser schlimmstes Leiden uns zum Erkennen des Sinns unseres Lebens und unserer wahren Lebensaufgabe führen und uns helfen kann, negative Haltungen in uns auszulöschen. (Frankl, 1989) Es ist unsere Wahl, wie wir mit Leiden umgehen. Ob wir besser oder schlechter mit unserem Schicksal fertigwerden, ist auch ein Stück Gnade.

Die Frage nach dem »Warum« kann uns zu immer tieferen, existentiellen Fragen führen, über uns selbst, Leben und Tod, Gott, unsere Mitmenschen und nach dem Wesentlichen. Den Tod beginnen wir als zum Leben dazugehörig anzuerkennen.

Die Suche nach dem Sinn wird in keiner Weise den intensiven, lang anhaltenden Schmerz beim Verlust eines Kindes aufheben. Wir können ihn jedoch so kanalisieren, daß er zur Heilung unserer selbst führen kann und uns hilft, zum Gemeinwohl beizutragen. (Cassem, 1975)

Durch die Kraft der Erneuerung können wir unserem Leben eine andere Richtung geben. Nancy, eine ledige Mutter, veränderte ihr Leben von Grund auf nach dem Tod ihrer Tochter Brittany:

Vielleicht war ihre kleine Seele einfach zu gut, um durch die Hölle zu müssen, in der ich mit ihrem Vater lebte. Ich hätte zehn Stunden am Tag weg sein müssen zur Arbeit. Sozialhilfe wollte ich keine. Und von ihm konnten wir keine Unterstützung erwarten. Wir lebten seit Jahren bei seinen Eltern – einfach so in den Tag hinein. Obwohl ich es gar nicht wollte, trank ich zusammen mit ihm und nahm Drogen. Brittanys Tod hat mir die Kraft gegeben, mich von diesem Mann zu lösen, und ein neues Leben aufzubauen. Ich habe jetzt einen guten Job, bin ganz sportlich geworden, und vor kurzem habe ich beim Tennisspielen einen jungen Mann getroffen. Daraus ist eine ehrliche Freundschaft geworden, und so allmählich entwickelt sich noch etwas Tieferes. Es ist so neu für mich, mit Respekt, Verständnis und Fürsorge behandelt zu werden. Dies alles verdanke ich Brittany. Ohne ihren Tod hätte ich den Absprung sicher nicht geschafft.

Nancys Gefühl, ein wertvoller Mensch zu sein, der mehr verdient als die Existenz, die sie kannte, war erwacht durch einen »Dienst am Nächsten«. Auf dem Friedhof war sie einer anderen jungen Frau begegnet, die auch ein Kind verloren hatte und im Begriff stand, sich das Leben zu nehmen. Im Gespräch mit ihr wurde Nancy bewußt, wieviel neue Kraft ihr aus dem Verlust ihrer Tochter zugewachsen war. Die gewonnene Stärke befähigte sie, die andere von ihrem Entschluß abzuhalten und ihr durch ihr Beispiel neuen Lebensmut zu geben. Diese Erfahrung spornte Nancy an, weiterhin diesen neuen Lebensweg zu gehen.

Wenn du einsam bist, denk an all die, die auch einsam sind. Gib von deiner Zeit und Liebe. Das wird dir helfen, nicht in einem Meer von Selbstmitleid zu versinken. Wenn du Liebe brauchst, gib sie; sie wird hundertfach zurückkommen.

Anderen zu helfen – der Menschheit zu dienen –, kann uns aus der Selbstbezogenheit der Trauer herauslösen und für uns selbst heilend sein.

Die Liebe, die unserem Kind zugedacht war, kann in viele Kanäle fließen. Manche Menschen fühlen sich berufen, anderen, die ein ähnliches Schicksal ereilt hat, oder überhaupt hilfsbedürftigen, leidenden Menschen, in irgendeiner Weise beizustehen, sich für das Wohl dieser Menschen einzusetzen. So kann z.B. jemand, der vorher Angst vor Sterben und Tod hatte, zu einer ganz besonders fähigen, angstfreien Sterbe- und Trauerbegleiterin werden. Andere übernehmen Patenschaften für elternlose oder hungernde Kinder. Wieder andere bekommen den Mut, neue Aktivitäten zu wagen, ihr eigentliches, wesenhaftes Selbst zu verwirklichen.

Die Sinnfindung mag gar nicht in großartigen äußeren Taten liegen. Die wesentliche Veränderung vollzieht sich im Inneren des Menschen.

Annahme ist das Ende einer langen Suche nach Frieden.

Wenn es uns gelungen ist, den Schicksalsschlag zu akzeptieren und die Trauer in allen ihren Stufen ganz zu durchleben, wenn wir in gewisser Weise mit unserem Kind »gestorben« und davon wiederauferstanden sind, dann werden wir beschenkt. Wir empfinden mehr Lebendigkeit und Wachheit und mehr Sensibilität für alles, was uns umgibt. Vielleicht ändert sich unsere Beziehung zu unserem Partner und anderen Lieben. Neue Dinge werden uns wichtig. Ein Tor zur Spiritualität kann uns geöffnet worden sein. Wir sind liebesfähiger. Wir nehmen nichts mehr für selbstverständlich, sind dankbarer.

»Und was heißt es zu trauern?« fragte ich die Menge.
Und ein alter Mann trat nach vorne.
»Zu trauern«, sagte er, »heißt, ein zweites Herz zu bekommen.
Es bedeutet, so tief zu empfinden, daß du deinen
    Schmerz in deiner Person zeigst.
Zu trauern heißt, sich für seine Tränen nicht zu schämen.
Es heißt, geheilt,
    gebrochen,
    aufgebaut,
    all dies gleichzeitig zu sein.
Segen fällt auf dich, wenn du anderen beistehen kannst
    mit einem fühlenden Herz,
    mit einem schmerzenden Herz,
    mit einem liebenden Herz,
und Segen fällt auf dich, wenn du anderen beistehen kannst,
    mit einem Herz, das dient,
    und einem Herz, das Bedürfnisse sieht,
    ehe sie ausgesprochen sind.
Zu trauern heißt, dich selbst für einen Moment zu vergessen
    und dich im Schmerz eines anderen Menschen zu verlieren,
    und dann dich wiederzufinden
    eben in diesem Dich-Verlieren.
Zu trauern heißt, Experte zu sein
    in dem Wunder, zart mit den Schmerzen
    eines anderen umzugehen.
Es heißt, voll zu sein von gutem Willen
    und deine Hand immer wieder auszustrecken
    und die, die schmerzen,
    aufzufangen
    und sie sanft zu halten.
Zu trauern heißt, mit den Sterbenden zu singen
    und geheilt zu werden,
    durch das Lied
    und durch den Tod.«

(Macrina Wiederkehr, O.S.B.)

Teil II:

Trauernde begleiten

Wenn ein Mensch geboren wird, freuen wir uns,
wenn er heiratet, jubeln wir,
doch wenn er stirbt,
tun wir so, als ob nichts geschehen sei.

Margaret Mead

7 Umgang mit Trauernden

Der erste Teil dieses Buches hat hoffentlich Menschen, die selbst nie ein Kind verloren haben, ein Stück an der Erlebenswelt der Frauen und Männer teilhaben lassen können, die den Verlust eines Kindes betrauern. Dieser Teil richtet sich nun direkt an die Menschen, die mit Betroffenen in Kontakt kommen, sei es auf einer persönlichen oder beruflichen Ebene. Sie sollen hier noch einmal eine Zusammenfassung wesentlicher Informationen bekommen sowie wichtige Hinweise für den Umgang mit Trauernden.

Prinzipielle Informationen über den Trauerprozeß

– Trauer ist ein normaler und notwendiger Lebensprozeß.
– Die Trauer dauert länger als die meisten Menschen vermuten (etwa anderthalb bis zwei Jahre und mehr). Sie verläuft in Phasen, wellenförmig.
– Das Ausmaß der Trauer wird durch Tiefe der Bindung, vergangene unbearbeitete Trauer und weitere Faktoren bestimmt, die auf S. 32ff. und S. 253ff. im Anhang beschrieben sind.
– Der bei weitem *wichtigste Faktor* für einen gesunden Trauerprozeß ist das Ausmaß *an Unterstützung aus dem sozialen Umfeld.*
– Nicht gelebte Trauer kann auf lange Sicht krank machen.
– Der einzige Weg, wirklich über die Trauer hinwegzukommen, führt *mitten durch sie hindurch.*
– Trauernde müssen »ihre Geschichte« immer und immer wieder erzählen dürfen, bis sie sie verarbeitet haben (siehe die einzelnen Trauerphasen). Hilfe zur Neuorientierung.
– Partnerschaften können durch Trauer belastet werden.

- Besonders schwierige Zeiten sind Jahrestage des Verlusts und Feiertage sowie der ehemals vorausgesagte Entbindungstermin.
- Trauernde müssen *all* ihre Gefühle ausdrücken dürfen. Vielleicht brauchen sie Hilfe, ihre Wut in konstruktive Bahnen zu lenken. Sie müssen zwischendrin auch lachen dürfen.
- Trauer macht für eine Weile sehr selbstbezogen.
- Körperliche Bewegung tut gut, doch die Eigeninitiative dazu ist zumeist gelähmt.
- *Zu bedenken:* Trauernde haben eine Geburt (oder einen medizinischen Eingriff) *und* die Konfrontation mit dem Tod hinter sich.

Trauerphasen:
1. *Schock und Betäubung* (mehrere Stunden, Tage oder gar Wochen): Benommenheit, durchsät von Gefühlsausbrüchen; Panik; Verzweiflung; Schwierigkeit, Entscheidungen zu treffen; mechanisches »Funktionieren«.
2. *Suchen und sich sehnen* (vier bis sechs Monate): Sehnsucht nach dem, was hätte sein können, und Suche nach dem Warum; Aufbruch der Gefühle; Ruhelosigkeit; Wut; evtl. Schuldgefühle.
3. *Desorientierung und Verwandlung* (vier bis sechs Monate bis um den ersten Todestag herum, danach abklingend): Realität holt Trauernde endgültig ein; Desorientierung; Depression; möglicherweise immer noch unverarbeitete Gefühle, z.B. Schuld; evtl. häufigeres Kranksein.
4. *Erneuerung und Neuorientierung* (meist im zweiten Jahr): Fähigkeit, sich neuen Aufgaben zu widmen; Verlust wird allmählich ins Leben integriert; Funktionsfähigkeit und Selbstvertrauen nehmen wieder zu.

Aufgaben der Trauernden:
1. die Wirklichkeit des Verlusts annehmen,
2. den Schmerz des Verlusts und andere Gefühle erleben und akzeptieren,
3. allmähliche Anpassung an ein Leben ohne das Baby,
4. der Erfahrung einen Sinn geben,
5. frei werden für neue Bindungen.

Was Trauernden guttut und was sie brauchen

Praktische Hilfestellungen

— Wir können den Schmerz nicht wegnehmen. *Es ist genug, einfach da zu sein.*

— Wir machen Trauernde *nicht* mehr leiden, wenn wir sie auf den Verlust hin *ansprechen.* Mangelnde Anteilnahme (aus welchen Gründen auch immer) tut mehr weh.

— Gelegenheit zum *Weinen* zu haben, ist heilsam für die Seele. Die Eltern ermuntern, ihre Tränen zuzulassen.

— Unsere *Gegenwart* ist hilfreich und tröstend, selbst wenn wir uns unbeholfen und manchmal unbehaglich fühlen. Wir brauchen nicht zu reden. Zuhören ist wichtiger! Sprachlosigkeit und ein Gefühl der Hilflosigkeit sind normal.

— Eine Berührung, In-den-Arm-genommen-Werden, ein warmherziger Blick, Tränen in den Augen, einfach schweigend dabeisitzen, können oft mehr bewirken als tausend Worte. *Zu bedenken:* In Krisenzeiten kann oft mehr *Nähe* zugelassen werden als sonst!

— Wir sollten den Trauernden vermitteln, daß wir *offen* sind, ihnen zuzuhören. *Gute Zuhörer sein!* Augenkontakt (je nach Situation) und zugewandte Körperhaltung signalisieren Offenheit. Behutsam können wir nach Einzelheiten, Erinnerungen fragen. Eigene Gefühle mitzuteilen tut gut. Spüren sollten wir, wann Schweigen »dran« ist. Schweigen ertragen können!

— Wenn die Eltern ihrem Baby einen *Namen* gegeben haben, können wir namentlich davon sprechen. *Zur Erinnerung:* das hilft die Wirklichkeit zu akzeptieren und ist ein Zeichen der Würdigung seiner Existenz.

— Beim Aussortieren der *Tatsachen* »ihrer Geschichte« helfen, um zu neuen Antworten zu kommen (siehe S. 97ff.)

— Den trauernden *Vater* nicht vergessen!

— Falls *Geschwister* vorhanden, sollten wir auch sie mitbedenken.

— Wo kein persönlicher Besuch möglich ist, können wir *anrufen,* einen *Brief* oder eine *Karte* mit persönlichen Worten schreiben (keine Klischees).

- *Blumen* bringen oder schicken.
- An *Jahrestage* oder andere wichtige Daten denken.
- Sensibel dafür sein, wenn Trauernde *Zeit für sich* brauchen.
- Trauernde bei ihren Entscheidungen unterstützen, aber sie zu soviel *Selbstbestimmung und Selbstbeteiligung* wie möglich anregen.
- Wenn die Bewältigung des Alltags zeitweise schwerfällt, können wir *spezifische Hilfe* anbieten: mit einkaufen gehen, im Haushalt helfen, Wäsche waschen,. Geschirrspülen, Haustier versorgen, Blumen gießen. Wichtig ist es, eine Balance zu finden zwischen hilfreich sein und hilflos machen.
- Trauernde ernähren sich oft ungenügend. Eine schöne Sitte: beim Besuch eine nahrhafte *Mahlzeit mitbringen* oder anbieten, eine Mahlzeit zu *kochen.*
- *Kinder* von Trauernden werden oft zwangsläufig vernachlässigt: wir können einen Spaziergang mit ihnen machen, mit ihnen spielen oder sie zu einem Spielnachmittag *einladen*, damit sie abschalten können.
- Mit Trauernden *spazierengehen*, mit ihnen joggen oder sie zum Schwimmen mitnehmen.
- Vielleicht wollen wir eine *Massage* anbieten (von Intuition leiten lassen!), den Rücken beklopfen oder die Hände ruhig auf Schulterblätter oder Schulterkuppe legen. Ruhe ausstrahlen (siehe S. 143).
- *Zerstreuungsangebote* sind hilfreich, um einmal abzuschalten (z.B. Konzertbesuch, Theater, mal zum Essengehen treffen oder zum Essen einladen); wir sollten akzeptieren, wenn Trauernde nicht »so ganz dabei« sein können.
- Zu Singabend einladen. *Musik* ist heilend.
- Mit ihnen *tönen* (siehe S. 141).
- Sie in *Co-Meditation* anleiten (siehe S. 196).
- *Vorlesen* (z.B. Märchen, siehe S. 278) ist ein Trost für die Seele.
- Zur *Entspannungsvisualisierung* anleiten. (z.B. nach Else Müller: *Du spürst unter deinen Füßen das Gras*, siehe S. 281).
- Gemeinsam mit ihnen können wir eine *Entspannungsübung* machen.

— Wir können mit ihnen *meditieren* – zu zweit oder in der Gruppe. (z.B. eine Bildmeditation, siehe S. 258). Oder eine Wortmeditation: »Friede. Liebe. Heilwerden. Gut.«
— Wenn eine *Arbeitskollegin* betroffen ist, können wir bei ihrer Rückkehr zur Arbeit ihr eine Blume auf den Arbeitsplatz stellen oder eine Karte. Nicht meiden! Dies gilt auch für Väter!
— Trauernden *ihre* Zeit und Form zu trauern zugestehen. Unterschiedlichkeiten *akzeptieren*. Nicht davon ausgehen, daß das, was für mich gut ist, auch für andere gilt!
— Auch wenn Zeit verstrichen ist, seine *Gefühle* gegenüber den Trauernden *ausdrücken*. Besser später als gar nicht.
— *In der Suchphase den Besuch einer Stützgruppe anregen.* Evtl. Adresse ausfindig machen (siehe S. 268ff.).
— In der Phase der Desorientierung *zu den Menschen gehen*, da sie es nicht schaffen, um Hilfe zu bitten. (*Wir* müssen zu *ihnen* gehen. Einfach sagen, daß wir kommen und daß wir nur wegbleiben, wenn sie dies ausdrücklich wünschen.)
— *Da sein*, wenn andere sich schon zurückgezogen haben. Das zweite Halbjahr nach dem Verlust ist vielleicht schwieriger als zuvor. Vielleicht können wir uns mit FreundInnen absprechen, periodische Besuche zu machen. An kritische Zeiten denken: Todestage, vorher geplanter Entbindungstermin, Muttertag, Feiertage.
— Auf ungesunden Trauerprozeß achten (siehe S. 159ff. und 213ff.) und ggf. vorschlagen, sich Unterstützung zu holen.
— Gedicht oder Lied für sie schreiben.
— Eine Spende an eine Stiftung im Andenken an das Kind oder einen Baum zu pflanzen sind tröstende Zeichen.

Passende Worte

— Es tut mir leid.
— Das muß schwer für euch sein.
— Ich bin hier, und ich höre euch zu.
— Ich weiß nicht, was ich sagen soll.

- Ich versteh das auch nicht.
- Wie geht es dir denn mit all dem?
- Es macht mich sehr betroffen/traurig.
- Wollen Sie mir erzählen, wie ich helfen kann?
- Wie kann ich etwas für Sie tun?
- Gibt es Menschen, die Sie bei sich brauchen könnten und die ich anrufen kann?

Zur Erinnerung: Zugewandtsein zählt mehr als passende Worte.

Was Trauernden weh tut oder schadet

Unpassendes Verhalten

- Beschwichtigen wollen, um Schmerz zu lindern. »Gut gemeinte Worte«. Tatsachen herunterspielen, um sich besser zu fühlen.
- Tun als ob nichts geschehen wäre. Ignorieren.
- Drängen, daß es ihnen besser gehen soll.
- Gefühle be- und verurteilen.
- Vor der Wirklichkeit abschirmen oder ungebeten Entscheidungen für sie treffen wollen (beides behindert den Trauerprozeß).
- Ihnen schmerzliche Konfrontationen ersparen wollen, z.B. durch Wegräumen der Babysachen, Ausräumen des Zimmers und Meiden des Themas in Gesprächen.

Die üblichen Phrasen

- Gott sei dank hast du es ja noch nicht gekannt.
- Besser jetzt als später.
- Du bist jung, du kannst noch andere Kinder haben.
- Gottlob hast du ja schon zwei gesunde Kinder.
- Es war wohl das Beste.
- Ich weiß, wie es dir geht (außer wenn man selbst eine solche Erfahrung schon gemacht hat).
- Seien Sie froh – Ihr Kind wäre nicht normal gewesen.
- Sie können von Glück sagen, daß *Sie* am Leben sind.

8 Die Betreuung in der Klinik

Ein Brief, der eine Klinikroutine veränderte

Die wenigsten Menschen, die im klinischen Bereich arbeiten, haben gelernt, mit Tod und Sterben umzugehen. Wenn wir der Konfrontation mit dem Tod gar nicht ausweichen können, greifen die meisten auf Schemata zurück, die sich in unserer Gesellschaft in den letzten zwei Jahrhunderten zunehmend gebildet haben: Verdrängen, Ignorieren, Tabuisieren, so wenig wie möglich damit zu tun haben – dann ist alles bald vergessen. So haben wir in der Vergangenheit Eltern oft ihr totes Kind vorenthalten in dem Glauben, ganz in ihrem Interesse gehandelt zu haben. Selten haben wir erfahren, wie es ihnen nach der Klinikentlassung gegangen ist.

Der nachfolgende Brief an den Chefarzt eines Krankenhauses gibt uns Einblick in das Erleben einer Mutter, die ihr totes Kind nicht sehen konnte. Er spiegelt die Erfahrung vieler Frauen wieder, mit denen ich gesprochen habe.

Lieber Dr. E.,
wahrscheinlich werden Sie sich wundern, von mir einen Brief zu bekommen. Vielleicht erinnern Sie sich auch gar nicht mehr an mich. Es ist drei Jahre her. Mein Kind ist damals nach starker Wehentätigkeit kurz nach der Kaiserschnittentbindung gestorben. Alle, auch Sie, haben damals gesagt, »es wird schon wieder«, »medizinisch alles in Ordnung« usw. Schwanger geworden bin ich bis heute nicht mehr, und ob es irgendwann noch einmal klappt, steht in den Sternen.

Ich schreibe Ihnen diesen Brief, damit Sie einmal hören, wie es Frauen oder besser Müttern, denen so etwas passiert, ergehen kann: denn es gibt einige Sachen, die Sie als Arzt, als Mann, der nie schwanger werden kann, wissen sollten.

Ich habe in den letzten drei Jahren viel versucht, um schwanger zu werden. Nie hat es geklappt, und es wurde immer frustrierender. »Warum das alles? Und warum gerade ich?«

179

Seit ca. zwei Monaten mache ich eine Intensivberatung am Psychologischen Institut an der Uni. Es tut mir sehr gut, und vielleicht kann diese Beratung mir endlich helfen. In diesem Rahmen ist mir vieles aufgefallen, was ich Ihnen mitteilen möchte.

Ich kenne mein eigenes Kind nicht. Ich habe kein Bild, weiß nicht, wie es ausgesehen hat usw. Ist dies nicht eigentlich die unmöglichste Sache der Welt, daß eine Mutter ihr eigenes Kind nicht kennt? Diesem Bild laufe ich heute noch hinterher. Ich weiß, daß ich es nie finden werde, deshalb ist es sehr schwer, sich davon zu verabschieden.

Das Kind ist zwar in der Realität gestorben, nicht aber in meinem Kopf; denn ich hatte mit der ganzen Sache eigentlich gar nichts zu tun. Das haben alles die anderen, und in der Hauptsache Sie, gemacht. Ich habe nicht entbunden, ich bin entbunden worden, und ich weiß nicht, wie, und ich weiß nicht, wovon. Sie haben mir die Entbindung, die Schmerzen und die Trauer genommen. Die Zeit damals in Ihrem Krankenhaus ist für mich ein Film, in dem ich die Hauptrolle gespielt habe, aber andere über mich bestimmt haben.

Durch all die Medikamente zum Ruhigstellen oder sonst was ist es für mich wie im Traum; denn so richtig mitgekriegt habe ich nichts. Das einzige, was ich weiß, ist, daß ich mit dickem Bauch zu Ihnen kam und auf einmal nichts, aber auch gar nichts mehr war – als hätte sich alles in Luft aufgelöst. Wo ist mein Kind? Durch all diese Erfahrungen habe ich mein Kind drei Jahre lang nicht entbunden und vor allem nicht sterben lassen können. Wie soll ich schwanger werden, wenn ich noch nicht entbunden habe? Ich hoffe, daß es mir durch die Beratung gelingt; aber vieles werde ich nie erfahren. Jede Mutter geht anders damit um, und ich bin eine von ihnen mit eben meinen Erfahrungen. Ich will Ihnen mit diesem Brief keine Vorwürfe machen, sondern auf einen für mich schwerwiegenden Fehler hinweisen, nämlich, daß Sie mir nicht angeboten haben, mein eigenes totes Kind zu sehen. Es war meins. Ich hätte ein Recht darauf gehabt, mehr als jeder andere auf der Welt. Nur ich hatte dieses, mein Kind, im Bauch, und keiner kann nachvollziehen, was mir genommen wurde – fast vor mir versteckt wurde.

Keiner wußte, wie er mit mir oder der Situation umgehen sollte, weder Sie noch der ganze Rest des Krankenhauses. In so einem Fall herrscht immer die Stimmung: bloß nicht dran rühren, es vertuschen, schnell hinter sich bringen. Für Sie war es vielleicht in der Hauptsache ein medizinisches Problem, aber es hatte auch mit Leben, Tod und damit auch mit sehr viel Psychologie zu tun. Sie hätten mir anbieten müssen, mein Kind sehen zu können. Ich war leider nicht in der Lage, danach zu fragen, da ich viel zu viel mit Medikamenten voll war.

Ganz ehrlich sage ich Ihnen, das werde ich Ihnen nie verzeihen. Ich war schon sehr wütend und sauer auf Sie.

Sie haben täglich mit solchen oder ähnlichen Situationen zu tun, und es wäre gut, auch die psychologische Seite mit zu beachten. Auch in *der* Hinsicht tragen Sie einen Teil der Verantwortung, nicht nur für die medizinische Seite. Auch Sie haben Kinder, soviel ich weiß. Stellen Sie sich doch einmal vor, eins davon nicht zu kennen, es nie gesehen zu haben, nur zu wissen, daß es tot ist, dabei hätten Sie es noch nicht einmal im Bauch gehabt.

Für mich ist es zu spät. Mein Kind ist tot, und ich werde nie wissen, wie es ausgesehen hat. Ich weiß nicht, ob Sie mittlerweile in solchen Fällen anders reagieren, aber damit es sich vielleicht ändert – vielmehr es *muß* sich ändern! – schreibe ich Ihnen meine Erfahrungen. Vielleicht können Sie sie auch in Gesprächen mit Kollegen einbringen. Geben Sie den Müttern die Chance, bieten Sie Ihnen auf jeden Fall ein oder zwei Tage danach an, ihr totes Kind sehen zu können. Viele werden bestimmt zustimmen. Es liegt nicht bei Ihnen, diese Entscheidung zu treffen. Die einzige, die das Recht dazu hat, ist die Mutter und sonst keiner.

Für Sie ist der Fall, der irgendwann weg ist, »geheilt entlassen« und aus und vorbei. Aber was kommt danach? Mein Leben hat es jedenfalls entschieden beeinflußt, und das nun schon seit drei Jahren. Hätte ich mein eigenes Kind gesehen und mich davon verabschiedet, wäre bestimmt vieles anders gelaufen.

So schreibe ich diesen Brief nur z.T. für mich, aber in der Hauptsache für die Mütter, denen das gleiche traurige Schicksal widerfährt. Sollte so etwas nochmal passieren, denken Sie vielleicht mal an mich und meine Erfahrungen. Verdrängen Sie nicht Ihre Verantwortung.

Ich hoffe, Sie haben mich verstanden. Ich wollte Sie mit diesem Brief nicht beleidigen, und sollte es doch passiert sein, ist es mir auch egal. Es geht um mein Leben und mein totes Kind, und es war mir ein dringendes Bedürfnis, diesen Brief zu schreiben.

In der Hoffnung, den trauernden Müttern geholfen zu haben
gez. M.S.

Der Arzt nahm den Brief auf in dem Geist, in dem er gemeint war, und setzte ihn in konstruktive Veränderungen um. Sarah kam fünf Jahre nach dem zuvor erwähnten Ereignis in demselben Krankenhaus tot zur Welt. Ute, ihre Mutter, erinnert sich an die Zeit direkt nach der Geburt:

Sarah wurde von allen Beteiligten mit Respekt und Liebe behandelt. Sie und uns umgab während der ganzen Zeit eine schützende und mitfühlende Atmosphäre. Gleich nach der Geburt wurde sie ein wenig sauber gemacht und in ein Tuch eingeschlagen, so daß nur das Köpfchen herausschaute und wir uns langsam an ihren Anblick gewöhnen konnten, vor dem wir natürlich vorher Angst gehabt hatten. Wir hielten sie im Arm und konnten sie in Ruhe anschauen. *Wir hatten das wichtige Gefühl, uns soviel Zeit lassen zu können, wie wir brauchten.* Über die lähmende Angst, in dieser Situation gefangen zu sein, halfen uns immer wieder Impulse der Menschen um uns herum hinweg. Diese dienten uns als Hilfe, aber – wichtiger noch – sie zeigten uns, daß ein Mensch geboren worden war, der mit Würde behandelt wurde.

Nachdem wir einen Fußabdruck von Sarah gemacht hatten, zogen wir sie an, und eine Ordensschwester taufte sie. Ein kleines Tischchen mit einem Kissen und einem weißen Tuch war bereitet worden, auf welches wir sie legen konnten, erleuchtet von einer Kerze und geschmückt mit einer Rose, die eine Schwester uns aus dem Krankenhausgarten hochgebracht hatte. Unsere Tochter sah sehr friedvoll aus. So hatten wir sie einige Stunden bei uns, und alle, die uns geholfen hatten, verabschiedeten sich von ihr. Trotz aller Trauer hatte dies etwas Beglückendes, und ich war stolz auf mein Kind.

Frank, Sarahs Vater, beschrieb seine Eindrücke so:

Als unser Kind kam, war das ein ganz tiefes Gefühl. Die Menschen um uns herum waren wie ein Schutzwall. Man merkte, daß alle ganz dabei waren, ihr Mitgefühl war spürbar, und das war enorm wichtig. Ich glaube, die meisten haben mitgeweint. Das überwältigt mich. Wir hatten so ein Gefühl von Getragensein. Wenn das nicht gewesen wäre …!

Erfahrungen aus der Praxis für die Praxis

Trauerbegleitung: Aufgabe und Verantwortung

Ein Kind zu verlieren, ist eine schlimme Erfahrung. Die meisten Paare machen sie in einer Klinik. Wie man dort mit der Situation umgeht, wie sie da behandelt werden, wieviel Unterstützung sie bekommen (oder auch nicht), ob sie im Sinne ihrer eigenen Werte mitentscheiden können, ob sie sich im Einklang mit sich und der Situation erleben können, ob sie genügend Gelegenheit haben, sich von ihrem Kind zu verabschieden, all diese Faktoren bestimmen maßgeblich, wie sich der Verlust auf das Leben dieser Menschen und sogar deren Kinder auswirkt. Auch der Verlauf weiterer Schwangerschaften wird natürlich davon beeinflußt.

Daher haben Menschen in der Klinik eine besonders hohe Verantwortung, die besten Voraussetzungen für eine gesunde Trauerverarbeitung zu schaffen. Vielleicht ist nun noch etwas klarer geworden, welch enorm wichtige Rolle ihnen dabei zufällt. Die meisten sind ja auch willig, ihr Bestes zu geben, aber sie brauchen selbst Hilfe dabei, um ihre Hilflosigkeit überwinden zu können. Wissen darüber, welche Erfahrungen andere Menschen gemacht haben und was sich als hilfreich erwiesen hat, kann Unsicherheit überwinden helfen und Mut machen, neue Vorgehensweisen zu wagen.

Prinzipielle Informationen für den Kontakt mit trauernden Eltern wurden bereits im letzten Kapitel gegeben. Nachfolgend nun eine stichpunktartige Zusammenfassung wichtiger Aspekte für fünf Stadien der klinischen Betreuung,

- Klinikaufnahme
- Begleitung während der Geburtsarbeit
- Entbindung und postpartale Betreuung
- Klinikaufenthalt
- evtl. ambulante Nachbetreuung,

die das gynäkologisch-geburtshilfliche, pädiatrisch-neonatologische und pflegerische Personal angehen. Vielleicht kann die Liste kopiert und auf den zuständigen Stationen aufgehängt werden.

Praktische Hinweise für die Betreuung von Eltern bei Totgeburt, Fehlgeburt und Neugeborenentod

● **Klinikaufnahme**

Im Falle von Kindstod:

— Falls von Gynäkologen überwiesen und vorinformiert, *alle* diensthabenden Hebammen und Ärzte über Ankunft unterrichten.

— Durch Ultraschall-Untersuchung Frau (und Mann, wenn anwesend) selbst zur Erkenntnis kommen lassen, daß das Herz nicht mehr schlägt und das Baby sich nicht mehr bewegt.

— Mit einfachen, einfühlsamen Worten die Tatsache bestätigen, daß das Kind nicht mehr lebt.

— Nach Bestätigung des Befundes des Kindstods ist Anteilnahme wichtig: Meistens sind Berührung oder In-den-Arm-Nehmen angebracht und wohltuend und helfen, die Erstarrung aufzulösen.

— Den Eltern die Unterstützung des Personals zusichern.

— Auch der Vater verliert sein Kind! Ihn mit einbeziehen.

— Die »Erlaubnis geben«, Trauer zulassen zu dürfen. (Eltern spüren genau, mit wem sie es dürfen und mit wem nicht.)

— Unterschiede in der Trauerreaktion akzeptieren: Gefühlsausbrüche sind ebenso normal wie Zurückgezogenheit und Lähmung. Schockreaktion ist eine natürliche Form von Anästhesie. Vorübergehend kommt es zu eingeschränkter Denkfähigkeit, trotz Funktionierens nach außen. Das bessert sich etwas nach etwa einer Stunde (je nach Situation).

— Möglichst keine Beruhigungsmittel geben – sie behindern den Trauerprozeß.

— Die Eltern über mögliche Vorgehensweisen und die ihnen zur Verfügung stehenden Optionen aufklären. Wo immer möglich, sie in Entscheidungsprozesse einbeziehen* (wichtig: *sie soviel wie möglich selbst bestimmen lassen!* Das reduziert Hilflosigkeit und gibt ein Stück Selbstwertgefühl zurück). *Dafür Zeit lassen!*

— Die Eltern fragen, ob sie eine Weile miteinander allein sein wollen.

- *Wenn Eltern Unterstützung aus ihrem Umfeld haben* und der Geburtsbeginn in Kürze zu erwarten ist, kann es hilfreich sein, nicht sofort die Geburt einzuleiten, sondern ihnen Zeit zu geben, sich auf den Verlust einzustellen. *Wenn von ihnen erwünscht und medizinisch nicht kontraindiziert,* evtl. abwarten. Kontakt mit betroffenen Eltern oder Stützgruppen vermitteln. Ambulante Hebammenbetreuung oder zumindest in Telefonkontakt mit den Eltern stehen.
- Bemühen um Früherkennung, wer evtl. anfällig ist für einen pathologischen Trauerverlauf (siehe S. 213ff. und 253f.): sich über mögliche vorangegangene Verluste und deren Handhabung (z.B. negative Klinikerfahrung, keine Trauerarbeit geleistet, keine Unterstützung aus dem Umfeld) sowie zusätzliche gegenwärtige Streßfaktoren informieren. Ausmaß sozialer Unterstützung nach Klinikentlassung ermessen. Beurteilung, wo nachgeburtliche Intervention und Trauerbegleitung nötig ist. Information an betreuenden Arzt weiterleiten.
- Alleinstehende Frauen brauchen besonders viel Zuwendung.
- Womöglich so organisieren, daß *eine* Person abgestellt wird, die sich ohne große Unterbrechungen der Betreuung dieser Eltern widmen kann.

Im Falle einer Fehlgeburt:
- Viele der obigen Punkte gelten auch für die Behandlung von Eltern, die mit drohender Fehlgeburt in die Klinik kommen (besonders bei Spätabort).

---

* Bei einer Untersuchung an der medizinischen Fakultät der University of Florida, wo ein Perinatal Mortality Counseling Program, ein Beratungsprogramm für betroffene Eltern, besteht, fielen die Entscheidungen der 165 beteiligten Familien anders aus als vorher erwartet: 1) Weniger als ein Drittel der Eltern wünschten eine sofortige Einleitung nach Bekanntwerden des Todes. 2) 91% entschieden sich, ihr Kind zu sehen, unabhängig vom Ausmaß möglicher Fehlbildungen oder Mazerierungen. 3) 48% der Frauen und 33% der Männer hielten ihr Kind im Arm. 4) Über den Vorschlag, ihrem Kind einen Namen zu geben, waren alle Eltern überrascht. Insgesamt kamen ihm 77% nach, von den Eltern mit lebenden Kindern sogar 86%. denn sie wollten, daß ihre Kinder wissen sollten, daß sie ein Geschwisterchen hatten. (Angaben lt. »Allow Parents Choices in Fetal or Perinatal Deaths«, in: *OB/GYN News*, 6/1984, S. 15 – 30.)

– Wird oft als chirurgischer Eingriff behandelt. Besonders bei vorangeschrittener Schwangerschaft nicht den medizinischen Terminus »Frucht« oder »Fötus« gebrauchen. Eltern verlieren *ihr Baby.*

– Bei einer Notaufnahme haben medizinische Aspekte natürlich Vorrang. Jedoch auch da ist der menschliche Faktor maßgebend für die Verarbeitung. Den Verlust würdigen. *Auch hier ist emotionale Zuwendung notwendig.*

● **Begleitung während der Geburtsarbeit**

– Sich einlassen, »da sein«, sich einfühlen, Zeit haben.

– Eins nach dem anderen: die Frauen können sich meistens nicht auf beides – Geburt und Tod – gleichzeitig konzentrieren.

– Zum *Geburtsverlauf:*

Nach Vorstellungen und Wünschen fragen.

Die Frauen, wo immer möglich, nach Aufklärung über Vor- und Nachteile bestimmter Vorgehensweisen *unbedingt* mitbestimmen lassen.

Medikamente nur nach Absprache.

Viel Anerkennung dafür geben, wie gut sie die Geburtsarbeit bewältigen unter diesen schweren Bedingungen.

Körperkontakt oder Handhalten sind hilfreich.

Wasser kann zur Entspannung beitragen.

Die *Bindung* der Eltern zu ihrem Kind ist Voraussetzung für eine gesunde Bewältigung der Trauer. Nicht binden = abschneiden = Enge:

Den Eltern helfen, daß der Bindungsprozeß gelingen kann, damit der Abschied möglich wird.

Ziel: auch das tote Kind als »ihr Kind« annehmen, ›Ja‹ zu ihm sagen.

Über den Bauch streichen, liebevoll sich auch dem toten Kind im Bauch zuwenden.

Den Schwangerschaftsverlauf ansprechen (ggfs. fragen, wann die ersten Bewegungen zu spüren waren): ein Ventil geben, Enttäuschung über verlorene Träume, Hoffnungen und Wünsche äußern zu können und sich der Realität bewußt zu werden.

Im Laufe der Geburtsarbeit fragen, ob sie einen Namen ausgesucht und sich überlegt haben, ob sie diesem Kind einen Namen geben wollen.

— Die Eltern wissen lassen, daß sie alles fragen dürfen, was ihnen unklar ist oder in den Sinn kommt. Auf ungefragte Fragen »lauschen«. Gefühle intuitiv zu erfassen suchen. Ggf. direkt fragen: »Was ist Ihre größte Angst?«

— Den Vater soweit wie möglich in die Betreuung der Frau einbeziehen. Ihn womöglich anleiten, wie er helfen kann: Hand halten, massieren (Kopf, Oberschenkel, Rücken), streicheln, Hand ruhig auf Schulterkuppe legen, Gesicht abwischen, in Arm nehmen, ggfs. bei Hockstellung stützen, hinter ihr sitzen. Falls die Eltern sich gemeinsam auf die Geburt vorbereiteten, Erlerntes anwenden. Den Vater ggf. in Co-Meditation (siehe S. 195f.) anleiten.

— »Bach-Blüten« Erste-Hilfe-Tropfen (Rescue No. 39) gegen Schockauswirkungen an Gebärende und ggf. auch an Helfer selbst geben (Dosierung: vier Tropfen in eine Tasse Wasser, schluckweise trinken, bis der Schockzustand abklingt, danach alle 15, 30 oder 60 Minuten). Zur Not auch zwei bis vier Tropfen unverdünnt auf die Zunge träufeln.

— Ggf. die Frau selbst in Co-Meditation begleiten.

— Allmählich auf danach anstehende Entscheidungen vorbereiten: z.B. Begegnung mit dem Kind, Namensgebung, Entscheidung bezüglich Beerdigung, Autopsie.

— Die Eltern über Optionen aufklären und sagen, was anderen geholfen hat: »Ich habe viele Frauen gesprochen, die unheimlich bereuen, daß sie ihr Kind nicht gesehen haben, aber keine, die bereut, *daß* sie es gesehen hat.« *Jedoch nicht bedrängen!*

— Bei allen Entscheidungen *viel* Zeit lassen!

— Ein »Nein« kann heißen: (a) »Ich habe Angst, daß es dann nur noch mehr weh tut«, oder (b) »Ich habe Angst vor dem, was mich da erwartet«.

— Den Eltern versichern im Falle von (a), daß dem so ist, aber daß sie auf lange Sicht besser »heilen«; (b) daß es normal ist, Angst zu haben und daß ihnen jemand bei-stehen wird.

— Fragen (insbesondere bei Fehlbildungen), ob sie wollen, daß man ihnen ihr Kind beschreibt, bevor sie sich entscheiden, es zu sehen.
— Wissen lassen, wieviel Zeit besteht, Entscheidungen zu revidieren: »Wir werden Ihr Kind zwei Tage hier behalten, Sie können jederzeit Ihre Meinung ändern.«
— Auch wenn Begleitpersonen nicht befürworten, daß die Mutter ihr Kind sieht: *wir sind dem Wunsch der Mutter verpflichtet.*
— Falls Schichtwechsel und keine Dienstverlängerung möglich ist, sich verabschieden und verabreden, am nächsten Tag vorbeizukommen. Kontinuität ist wichtig.

● **Entbindung und postpartale Betreuung**

Die Geburtserfahrung wird oft losgelöst von Tod erlebt. Ein positives Geburtserlebnis sollte angestrebt werden! Womöglich Geburtsvorstellungen *trotz* Kindstod beibehalten.

Begegnung mit und Abschied vom toten Kind:
— *Das entbundene Kind mit Liebe und Würde behandeln.*
— Geburtsleistung der Frau würdigen.
— Wenn Frauen sich durch vorangegangene Gespräche der Annahme und Unterstützung der sie umgebenden Menschen sicher sind und wissen, daß sie ihren Instinkten folgen dürfen, kann ein ähnliches Bindungsverhalten (»Bonding«) festzustellen sein wie bei Frauen, die ein lebendes Kind gebären: erst schauen, dann danach greifen, es mit den Fingerspitzen dann mit den Handflächen berühren, es evtl. aufnehmen wollen. *Zulassen!* Der Wunsch der Eltern zählt.
— Falls vorherige Beschreibung erwünscht wurde, den Eltern klar und liebevoll ihr Kind schildern, dabei langsam sprechen, Blickkontakt, wo angebracht auch Körperkontakt aufnehmen (z.B. Hand auf Schulterkuppe legen), sagen, was positiv am Baby auffällt (z.B. kleine Stupsnase und ggf. wem es ähnlich sieht). *Zur Erinnerung:* Eltern sehen ihr Kind mit den Augen des Herzens.

- Zeit, Raum und Hilfestellung geben, damit Bindung und Abschied gelingen können. Die Intimität der Eltern respektieren. Ihnen Zeit mit ihrem Kind allein geben. (Besonders Väter haben oft Schwierigkeiten, Gefühle im Beisein anderer zuzulassen.)
- Die Eltern soviel wie gewünscht an der nachgeburtlichen Behandlung beteiligen: »Wollen Sie es waschen/baden? Anziehen? Halten?« Soweit machbar und der Situation gemäß, alles tun, was man auch mit einem lebenden Baby tun würde.
- *Den Eltern als Modell dienen:* Wenn *wir* es berühren und halten, nehmen wir ihnen ihre Angst (z.B. vor Leichengift; siehe S. 64).
- Falls die Eltern zunächst Angst haben, sich ihrem Baby zu nähern: wenn wir es im Zimmer mit den Eltern allein lassen, siegt meistens die Neugierde.
- Wenn Eltern ihr Kind nicht sehen wollen, fragen, ob sie wissen wollen, wie es aussieht oder welches Geschlecht es hat: Ihnen sagen, bis wann sie ihre Meinung ändern können. Das Kind solange im Krankenhaus behalten.
- Vielleicht jetzt erst die Frage nach seinem eventuellen Namen stellen.
- *Erinnerungsstücke:*
  Fuß- und Handabdrücke (mit Hilfe eines Stempelkissens; siehe S. 81) und evtl. Haarlocke auf einer Bettkarte mit Namen, Geburtszeit und kindlichen Daten,
  evtl. eigens erstellte (inoffizielle) Geburtsurkunde mit Namen und kindlichen Daten,
  liebevoll aufgenommene Fotos (siehe S. 193) (angezogen, ohne Kleidung, gehalten von Eltern oder anderen Familienangehörigen),
  Tuch, in welches das Baby eingewickelt war.
- Segnung oder Taufe, falls gewünscht (kann von Geistlichen durchgeführt werden [siehe S. 218ff.] oder jedem, der selbst getauft ist). Evtl. erstellte (inoffizielle) Taufurkunde.
- Kind, wenn gewünscht, im Zimmer aufbahren. Ein würdevoller Rahmen kann improvisiert werden: z.B. Kissen auf Instrumententisch und mit Laken abdecken; oder in einem Bettchen – evtl. eine Kerze anzünden, Blumen (Totenwache). (Babys können

nach dem Tod noch eine – ich bin sicher – meßbare energetische Ausstrahlung haben, so daß es sich nicht richtig anfühlen mag, sie »wegzupacken«.) Bei den Eltern lassen, solange sie es wollen: »Es ist in Ordnung, wenn Sie noch mehr Zeit brauchen.« – »Wenn Sie wollen, kann ich es Ihnen morgen wiederbringen.«

— Wenn das Kind fehlgebildet ist, die Fehlbildung erklären und das Baby entsprechend einwickeln, daß der Blick der Eltern nicht als erstes auf die Fehlbildung fällt. Eltern können fast alles ertragen, wenn sie darauf genügend vorbereitet werden. Ihnen helfen, das Besondere zu sehen: Gesichtsausdruck, perfekte Fingerchen, evtl. Ähnlichkeit.

— Kinder ab etwa zwei Jahren auf Wunsch mit einbeziehen. Sie darauf vorbereiten, daß die Eltern traurig sind. Auf Besonderheiten aufmerksam machen: »Siehst du die süßen Öhrchen? Die sind ganz winzig.« Sie eventuell das Baby halten lassen.

— Den Großeltern und anderen Nahestehenden Zugang ermöglichen, wenn von den Eltern gewünscht. Das ist eine Unterstützung im Trauerprozeß.

— Wo das Kind bei einer *Fehlgeburt* nach Abrasio noch intakt ist, (etwa ab der zwölften Woche, vielleicht sogar schon früher), fragen, ob die Eltern es sehen wollen. Wenn ja, zuvor beschreiben, welcher Anblick sie erwartet.

Ggfs. das winzige Baby anziehen (Puppenkleider passen).

In den Bundesländern, wo Beerdigung auch unter 1000 g erlaubt ist, die Eltern fragen, ob sie eine Beerdigung wünschen. In anderen Bundesländern auf Wunsch Ausnahmegenehmigung möglich (siehe S. 83ff.).

Namensgebung, wo gewünscht.

Eigens erstellte (inoffizielle) Urkunde seiner Existenz.

Das Geschlecht ist vor der zehnten Woche nicht deutlich erkennbar: geschwollene Klitoris sieht aus wie Penis, geschwollene Labien sehen aus wie Hoden. Jedoch etwa ab der achten Woche mit Hilfe einer Lichtquelle (Durchleuchten) feststellbar.

Abschied von einem sterbenden Kind:

— Wenn das Leben eines Neugeborenen bedroht ist, den Eltern soviel Gelegenheit wie möglich zu Kontakt mit und zur Betreuung von Kind geben. Ggf. auch Stillen ermöglichen.
— Wenn das Baby auf der Intensivstation ist, die Eltern auf seinen Anblick (Schläuche) vorbereiten.
— Wo der Tod absehbar ist, die Eltern ermuntern, zugegen zu sein, evtl. ihr sterbendes Kind zu halten.
— Geschwister und Großeltern oder andere Nahestehende auf Wunsch der Eltern zulassen.
— Falls das Kind bei einem Kaiserschnitt stirbt, das tote Kind zur Mutter bringen, wenn sie aus der Narkose erwacht ist.
— Wenn das Kind in der Kinderklinik stirbt, ebenfalls das tote Kind zur Mutter bringen lassen.

● **Klinikaufenthalt**
— Die Frau soll entscheiden können, wo sie untergebracht wird (siehe S. 92ff.).
— Feingefühl in der Auswahl von möglichen Zimmernachbarinnen. Evtl. Handzettel übergeben: Umgang mit Trauernden.
— Eine familienbezogene Unterbringung, evtl. mit Möglichkeit, Partner und Geschwister mit aufzunehmen, und freiem Zugang von Familie und Freunden, sollte idealerweise auf Wunsch ermöglicht werden (siehe S. 92ff).
— Die meisten Betroffenen können kein Babygeschrei ertragen.
— Die Zimmertür mit unauffälligem, aber eindeutigem Symbol markieren, das allen bis hin zur Reinemachefrau signalisiert, daß in diesem Zimmer eine Frau liegt, die einen Verlust erlitten hat (z.B. Blüte mit einem abgefallenen Blütenblatt, Träne, Herz, Rose, Regenbogen). Anweisung zur Behutsamkeit an alle. Bitte nicht meiden!
— Ggf. zur Verarbeitung und Klärung offener Fragen weiterhin die Möglichkeit bieten zu Gesprächen mit dem Personal, das die Geburt betreut hat: »Wenn Sie an … (Name) denken, was fällt Ihnen da Besonderes ein?«

— Wenn das Kind nicht gesehen wurde, noch einmal behutsam sagen, daß die Möglichkeit dazu immer noch besteht (nicht mehr als dreimal insgesamt fragen, sonst bedrängend!). *Wie* gefragt wird, ist ausschlaggebend!
— Wut, Gefühlsausbrüche nicht persönlich nehmen. Als gesunde Trauerreaktion ansehen, nicht als Angriff auf das Personal wegen mangelnder Kompetenz.
— Die Eltern zur Beteiligung an den Beerdigungsvorbereitungen ermuntern, aber nicht bedrängen.
— Bei längerem Klinikaufenthalt die Beerdigung evtl. verschieben lassen oder die Frau beurlauben (evtl. Teilnahme im Rollstuhl).
— Aufklärung über zu erwartenden Trauerprozeß.

Bei Entlassung:
— Beantwortung von noch offenen Fragen.
— Sich erkundigen, ob zu Hause Zuwendung zu erwarten ist.
— Ggf. Überweisung an eine niedergelassene Hebamme.
— Adressen von Stützgruppen übergeben, falls bekannt.
— Wenn gewünscht, Kontakt mit Betroffenen vermitteln.
— Danach fragen, ob sie später gewillt sind, von frisch Betroffenen kontaktiert zu werden (in Kartei aufnehmen).
— Hinweis auf Literatur.
— Evtl. speziell entworfenen Handzettel überreichen.
— Fotos, Erinnerungsstücke mitgeben, wenn gewünscht. Ggfs. Hinweis, wie lange Fotos aufbewahrt werden.
— Ggf. Termin für Nachgespräch zwei bis vier Wochen nach Klinikentlassung ausmachen.
— Wo möglich, mit dem Mann gesondert sprechen, ihn vorbereiten auf mögliche Länge und Intensität der Trauer.

● **Ambulante Nachbetreuung**
— Optimal wäre Kontinuität in einer Nachbetreuung, die sich über ein Jahr erstreckt (siehe S. 202ff.).

Natürlich gibt es uns Sicherheit, theoretische Informationen über diese besondere Situation zu haben sowie praktische Anleitungen im Umgang damit. Doch was im Endeffekt mehr zählt als unser Wissen und Können, ist unsere liebevolle Präsenz, unsere Menschlichkeit und unser Mut, uns mit den Eltern zusammen dem Tod zu stellen und uns berühren zu lassen. Dann kann auch in dieser schlimmen Situation so etwas wie Friede da sein.

Ein ganz wichtiges Foto

Fotos von einem toten Kind sind etwas Einzigartiges, Unwiederbringliches. Sie sind oft die einzige konkrete Erinnerung, die Eltern von ihrem Kind verbleibt. Sie sind meistens der einzige Weg, anderen Menschen ihr Baby »vorzustellen«. Deshalb müssen diejenigen, die die Fotos machen, dies *mit besonders viel Liebe und Sorgfalt* tun.
Es ist wichtig, auf einen würdevollen Rahmen zu achten. Man sollte mehrere Fotos machen: eins ohne und eins mit Bekleidung (evtl. solche, die die Eltern schon zuvor für das Kind bereitgelegt hatten), eins auf einem Kissen aufgebahrt, und je nach Situation – wenn gewünscht – auch welche, wo das tote Baby von Eltern, Großeltern oder Geschwistern gehalten wird. Wenn wir das Baby selbst auf den Arm nehmen, verlieren die Umstehenden ihre Angst und Befangenheit. Familienmitglieder sollten ermuntert werden, Fotos mit dem eigenen Fotoapparat zu machen.

Wenn Eltern ihr Baby nicht gesehen haben und vorerst auch keine Fotos davon haben wollen, sollten diese unter Verschluß aufbewahrt werden (vertraulich behandeln!). Eltern müssen wissen, wie lange sie dort belassen werden (in amerikanischen Krankenhäusern bis zu sechs Jahren). Eltern kommen oft noch Jahre später zurück, um ihre Fotos abzuholen.

Fehlgeborene Babys in der Klinik belassen

In dem Krankenhaus, in dem Sr. Jane Marie arbeitet, werden fehlgeborene Babys bei Sammelbegräbnissen in Würde beigesetzt. Bis
dahin verbleiben sie in der Klinik. Da dies bei uns bis jetzt unüblich
ist, will ich die praktischen Erfahrungen von Sr. Jane Marie weitergeben:

Wir bewahren das Baby in Formalin auf, einer einbalsamierenden Flüssigkeit, wie ich den Eltern erkläre. Es liegt in dieser klaren Flüssigkeit in einer
verschließbaren Tüte, die mit dem Namen der Mutter und ihrer Kranken-
hausnummer versehen wird, damit eine klare Identifizierung möglich ist.
So legen wir es in einen winzigen Sarg.

Es kommt oft vor, daß Eltern ihre Meinung ändern und zurückkommen,
um ihr Baby zu sehen. Wir holen es dann aus der Lösung heraus, baden es,
damit es den Geruch des Formalins verliert, und wenn es groß genug ist,
ziehen wir ihm ein winziges Kleidchen über (wir machen Hemdchen in
sechs verschiedenen Größen). [Es können auch Puppenkleider benutzt
werden. – *Anm. der Autorin*] Wenn das Baby klitzeklein ist, geht das nicht.
Wir schlagen es dann in kleine, selbstgemachte angewärmte Decken ein,
etwa die Größe eines quadratischen Waschlappens, in grün oder gelb, weil
wir manchmal nicht in der Lage sind, das Geschlecht des Kindes zu
identifizieren, und wir kein Geschlechtssymbol damit verbinden wollen.
Das soll von den Eltern kommen.

Umgang mit Menschen aus anderen Kulturen

Der Umgang mit dem Tod ist sehr stark kulturell geprägt. Menschen
mit einem anderen ethnischen Hintergrund mögen stärker als wir in
ihren Traditionen und kulturellen Riten eingebettet sein.

In der Familie einer Arbeitskollegin aus Jugoslawien starb ein Kind. Dort
gibt es noch viel mehr Rituale als bei uns. Es ist z.B. vorgeschrieben,
welche Kleidung man während der Trauerzeit tragen kann. Die dauert
genau zwölf Monate. Dann gibt es ein großes Fest, so als ob man sagen
wollte, so, jetzt haben wir genau ein Jahr lang getrauert, und jetzt ist das
zu Ende.

Im Umgang mit Menschen aus anderen Kulturen brauchen wir
besonders viel Feingefühl. Es ist für uns eine rechte Gratwanderung:

Wir müssen einerseits ihre Bräuche und Glaubensformen respektieren, aber auch sehen, wo vielleicht diese, wie auch manche Handhabungen bei uns, einer wirklichen Verarbeitung und Anpassung an die Situation im Wege stehen.

In manchen Ländern wird der Totgeburt keine Beachtung geschenkt, von der Fehlgeburt ganz zu schweigen. Bei den Juden z.B., die wunderschön hilfreiche Trauerrituale beim Tod eines Erwachsenen haben (*sehr* viel Unterstützung), zählt ein Kind erstaunlicherweise unter 30 Lebenstagen noch nicht als Mensch. Nach dem islamischen Glauben hingegen muß ein totes Baby, sobald es als Menschlein erkennbar ist (etwa ab der achten bis zehnten Schwangerschaftswoche), beerdigt werden, und man muß ihm wie allen Toten mit großem Respekt begegnen. Wenn es nur einen Schrei getan hat, *müssen* rituelle Gebete für es abgehalten werden, ansonsten ist dies vom Wunsch der Eltern abhängig. In der orientalischen Welt werden Tote bis zur Beerdigung nicht alleingelassen, sie verbleiben im Haus, umringt von Verwandten und Angehörigen. Klageweiber strömen aus allen Himmelsrichtungen herbei, um mit der Frau den Tod zu beweinen. Die Beerdigung ist allein Sache der Männer. Abends gibt es ein gemeinsames Ritual. Der islamische Glaube läßt die Autopsie eines Menschen nur bei einer wirklichen Notwendigkeit zu. Menschen aus südlichen Ländern zeigen in der Regel ihre Gefühle viel offener (was ja gesund ist) als wir dies gewohnt sind. In manchen Kulturen darf man nur drei Tage lang trauern, da man glaubt, daß man bei längerem Trauern die Totenruhe des Verstorbenen stören würde.

Wo möglich sollte man die betroffenen Menschen selbst über ihre kulturellen Bräuche befragen oder sich über Andachtshäuser oder Kulturzentren darüber informieren. In einem Gespräch, in dem Trauernde auch erfahren, was sich für andere Eltern als hilfreich erwiesen hat, können dann weitere Vorgehensweisen gemeinsam beschlossen werden.

Meditative Begleitung der Gebärenden bei einer Totgeburt

Richard Boerstler, ein amerikanischer Psychotherapeut und Thanatologe, beschreibt in seinem Buch *Letting Go* einen Weg, Menschen im Umgang mit Tod und Sterben in ihrer tiefen Angst und Verzweiflung zu unterstützen: die Co-Meditation. Die folgende Abwandlung davon ist gut geeignet für die Begleitung einer Gebärenden bei einer Totgeburt, besonders während der frühen Geburtsarbeit. Sie kann eine Hilfe sein, loszulassen, sich einzulassen. Sie kann aber auch während der »tiefen Nacht der Trauer« nützlich sein.

● Das Zimmer ist warm und abgedunkelt und vor Störungen abgeschirmt. Der Vater oder die Hebamme geben der Frau Anweisungen, sich zu entspannen (den ganzen Körper »durchgehen«, mit einem Fuß beginnend). Wir können anleiten, den Atem kommen zu lassen, gehen zu lassen und zu warten, bis er von selbst wieder kommt. Die Begleitperson beginnt, sich mit ihrer ganzen Aufmerksamkeit der Gebärenden zuzuwenden, sich in sie einzufühlen und auf ihren Atem einzustimmen. Sie atmet über einen langen Zeitraum, mindestens eine halbe Stunde, einfach mit und ist bereit, alles zuzulassen, was aufkommt.
Nach einer Weile, besonders wenn der Atem sehr schnell und flach ist, kann der Helfer oder die Helferin die Gebärende unterstützen, indem er/sie den Ausatem mit einem *Aaahhhh* begleitet – ein Ton, der hilft loszulassen und der gleichzeitig alles verbindet. Die Gebärende kann laut oder innerlich mittönen oder sich ganz auf das Hören des Tons konzentrieren.
Bei jedem Einsatz von etwas Neuem bereiten wir die Gebärende auf den Wechsel vor. Ton des Begleiters und Ausatem der Gebärenden verweben sich, und es entsteht so etwas wie ein gemeinsamer Tanz. Wenn es sich richtig anfühlt, können wir die Atemzüge zählen, bis zehn, dann jeweils wieder von vorne anfangen. Auch können wir ein Mantra tönen – ein Wort oder einen Satz, der unserer Seele wohltut und sie tröstet. Wenn wir die Gebärende fragen, fällt ihr meistens ganz spontan *das* Passende ein.
Friede erwächst und das Vertrauen des Eingebettetseins in dem großen Ganzen. So kann ein Gefühl von Einssein mit dem toten Kind entstehen, Grenzen heben sich auf.

Die Situation des Betreuungspersonals

Die Verfasser des Buches *Bereavement: Reactions, Consequences and Care* (Osterweis u.a., 1984), herausgegeben von dem Komitee zur Untersuchung der gesundheitlichen Konsequenzen von Trauerstreß, finden, daß die Begleitung Trauernder in der Vergangenheit nicht genug beachtet worden ist. Sie nennen dafür folgende Gründe:

— mangelhafte Ausbildung hinsichtlich der Auswirkung von Verlust und Trauer,
— Versäumnis unseres Gesundheitssystems, sich verantwortlich zu fühlen für die Nachbetreuung von Trauernden,
— Versäumnis, die Betreuung Trauernder als Streß für das Personal anzuerkennen,
— Versäumnis, genügend Zeit für entsprechende Aktivitäten einzuplanen.

Sicherlich sind jedoch nicht nur organisatorische, sondern vor allem auch persönliche Gründe die Ursache für Schwierigkeiten im Umgang mit Tod und Trauer. Auf einem Gebiet, wo immer mehr Siege über den Tod errungen werden – der Medizin –, kann Tod im tiefsten Inneren als persönliches Versagen erlebt werden. Die Begegnung mit dem Tod belebt auch oft Gefühle eigener unverarbeiteter Trauer oder die Angst vor der eigenen Sterblichkeit.

Mir wurde klar, daß ich nicht die Eltern vor dem Anblick schützen wollte, sondern mich selbst.

Wir müssen uns gegenüber ehrlich sein. In einem Buch über den Plötzlichen Kindstod weist Stanley Weinstein darauf hin, daß es ebenso wichtig sein kann, uns unserer eigenen Gefühle bewußt zu werden und uns ihnen zu stellen, wie Trauerprozesse zu kennen und zu verstehen. Eigene unverarbeitete, verdrängte Trauer macht den Schmerz der anderen unaushaltbar. Dr. Elisabeth Kübler-Ross fragt in ihrem Buch *Kinder und Tod*:

Wie lange wird es dauern, bis Menschen in den helfenden Berufen begreifen, daß Valium auf seine Art genauso tödlich ist wie Krebs? Wie lange wird es dauern, bis wir vermitteln können, daß solche Tragödien verhindert werden können, indem wir Medikamente durch Menschen ersetzen, die mit Anteilnahme zuhören, durch Menschen, die «ihr eigenes Haus» in Ordnung haben und somit keine Angst davor zu haben brauchen, wenn Patienten Schmerz und Ängste ausdrücken und dadurch ihren Heilungsprozeß in Gang bringen?

Wir müssen an uns selbst arbeiten. Im Anhang findet sich ein Fragebogen, der (vielleicht im Team) den Einstieg erleichtern kann (siehe S. 255). Auch die Bücher von Elisabeth Kübler-Ross, besonders *Was können wir noch tun? Antworten auf Fragen nach Sterben und Tod* und *Befreiung aus der Angst*, können weiterhelfen. Das Buch *Beratung und Therapie in Trauerfällen* von Dr. J. William Worden bietet einen theoretischen Hintergrund für die Arbeit. Institutionelle Unterstützung für das Personal in Form von Fortbildungen und Supervision wäre dringend erforderlich.

Wenn Betreuer es schaffen – vielleicht durch Teamunterstützung – die eigenen Ängste zu überwinden, dann kann es ihnen so gehen, wie Dr. L. es formulierte, vier Stunden nachdem sie zum ersten Mal bei einer Totgeburt zugegen gewesen war:

Ich wage es kaum auszusprechen, aber es ist so: es war schön. Ich habe mich immer vor solchen Erfahrungen gedrückt, weil ich Angst hatte, dabei zu sein. Wenn mir jemand erzählt hätte, daß es gar nicht mehr schlimm ist, wenn man sich *wirklich* als Mensch einläßt, dann hätte ich das nicht geglaubt. Es war unheimlich beeindruckend.

Wie sehr uns der Umgang mit dem Tod belastet, hat viel mit unserer Lebensphilosophie zu tun: Wenn wir glauben, daß mit dem Tod alles radikal zu Ende ist, dann mag es sehr schwer sein, in unserer Arbeit mit dem Tod konfrontiert zu werden, ebenso wie es schwer ist, wenn wir meinen, alle Menschen vor Schmerzen schützen zu müssen. Wenn wir glauben, daß alles, was wir schaffen, unserer Egokraft entspringt, wird uns diese Arbeit mehr Energie kosten als wenn wir aus Kraftquellen schöpfen, die über unsere Person hinausreichen.

Wie sehr uns der Umgang mit dem Tod belastet, hat aber auch – genau wie bei direkt Betroffenen – damit zu tun, wie wir mit uns umgehen, ob wir Wege zur eigenen Regenerierung haben (Anregungen in Kapitel 5) und ob wir in ein unterstützendes soziales Netz eingebunden sind.

Ein Trauerteam gründen

Die obenerwähnten Handhabungen mögen ein Durchdenken und Verändern der klinischen Praxis erfordern. Veränderungen sind natürlich leichter, wenn sie vom Teamgeist getragen werden. »Perinatal Bereavement Teams«, multidisziplinäre Teams, die sich um die Belange der Eltern kümmern, die ein Kind verloren haben, werden in den USA immer verbreiteter. Ann Coon vom North Shore Hospital in Miami berichtet über die Entstehung solch eines Programms an ihrem Krankenhaus:

Nach einem Fortbildungsseminar in unserem Krankenhaus, bei dem wir uns auch mit den Verlusten in unserem eigenen Leben beschäftigt hatten und somit sensibler geworden waren, entstand sehr spontan ein Trauerteam, bestehend aus Gynäkologen, Neonatologen, Krankenschwestern, Hebammen, Sozialarbeiterinnen, Geburtsvorbereiterinnen, Ausbildungspersonal und einem Seelsorger. Wir nahmen zuerst die Gepflogenheiten unseres Hauses in der Betreuung von Eltern, die ein Kind verloren hatten, unter die Lupe, und uns wurde klar, daß wir bisher die Trauerverarbeitung behindert anstatt gefördert hatten.

Es bildete sich eine Kerngruppe von engagierten Mitarbeitern heraus, die im ersten Jahr in regelmäßigen Teamtreffen neue Vorgehensweisen für die Entbindungsabteilung, die gynäkologische Abteilung und die Neugeborenenintensivstation erarbeiteten und Erfahrungen und Probleme austauschten. Auch an eine Nachbetreuung der trauernden Eltern wurde gedacht.

Eine Krankenschwester war besonders für die Betreuung Trauernder abbeordert worden. Nach etwa einem Jahr starteten wir eine SHARE-Stützgruppe. Nur die Zusammenarbeit mit der Pathologie war manchmal etwas schwierig, sie wollten uns die Babys nach der Autopsie auf Verlangen nicht so gern zurückgeben.

Eine Stützgruppe für werdende Eltern, die bereits zuvor einen Verlust erlitten hatten, war zum Zeitpunkt unseres Gesprächs in Planung. Periodisch finden Regionaltreffen mit Mitarbeitern anderer Krankenhäuser statt, um gemachte Erfahrungen auszutauschen oder Ideen zu bekommen, wie ein solches Programm auch im jeweiligen Krankenhaus einzuführen wäre.

Bei den Teamtreffen erfahren die Mitglieder auch gegenseitige Unterstützung, und sie können ihre Gefühle herauslassen. So ernst das Thema auch ist, es geht dort alles andere als nur traurig zu. Eine gesunde Portion Humor schafft ein Gegengewicht, das die Belastungen der Arbeit erträglich macht. Die Erfahrungen sind durchweg positiv. Es wäre wünschenswert, daß sich solche Teams auch an unseren Krankenhäusern bilden.

Kommentare, die zum Nachdenken anregen

Susi:
Ich habe zuerst nur geheult. Man ist ja da so allein, und das einzige, was hilft, ist, daß jemand einen in den Arm nimmt, wo man sich hängen lassen kann. Das wäre so nötig gewesen, aber es hat bestimmt eine halbe Stunde gedauert, bis jemand mal auf diese Idee kam…
…Als mein Kind geboren wurde, habe ich instinktiv danach gegriffen, da tat man sofort meine Hände weg. Es ist dann mit einem richtigen Platsch in eine Schüssel gefallen, so wie bei der Nachgeburt. Ich werde diesen Ton im Leben nicht vergessen, es war hörbar, daß es nicht lebt. Es war nicht so, daß sie es ein bißchen getragen hätten… Da sagte ich: »Ich will es nicht mehr sehen.«…
…Es wäre gut, wenn Frauen ein oder zwei Stunden nach der Geburt noch einmal gefragt würden, ob sie ihr Kind sehen wollen. Selbst wenn sie später wieder ›nein‹ sagen, sie *müssen* nochmals gefragt werden. Im Moment der Geburt wollte ich nur Abstand. Ich habe mir noch lange Vorwürfe gemacht. Was würde ich dafür geben, wenn ich mein Kind gesehen hätte!

Ulli:
Mit Schmerzmitteln wollte ich zuerst gar nichts zu tun haben. Dann irgendwann haben sie gesagt, das müßte jetzt sein. Der Arzt wollte dann, daß ich bei der Geburt eine Kurznarkose bekomme. Er wollte mir den Anblick ersparen …'ne Kurznarkose, dann wollten sie es mir wegnehmen, und das wollte ich nicht. Aber dann überlegte ich: »Was könnte denn sein? Etwas Schlimmes? Was für ein Anblick erwartet mich denn da?«…
…Die zweite Hebamme, die dann kam, sagte mir, das wäre letztendlich meine Entscheidung, und sie meinte auch, es wäre zum Verarbeiten besser,

wenn ich mein Kind sehen würde, damit ich mir nicht ewig und ewig Vorstellungen machen müsse, wie es ausgesehen habe…

…Zuerst habe ich sie nicht angefaßt. Da war gerade vorher eine Sendung im Fernsehen gewesen über Semmelweiß, und da spukte noch so diese Angst vor Leichengift in meinem Kopf herum. Ich hab sie dann doch gestreichelt.

…Wenn der Arzt auf der Durchtrittsnarkose bestanden hätte, hätte ich vielleicht klein beigegeben. Ich bin unheimlich froh, daß wir's nicht gemacht haben. Weil es so wichtig war, es zu sehen, es anzufassen, und das mitzuerleben.

…Aber eines bedauere ich: ich wäre so gerne mit ihr allein gewesen. Mich haben die Leute gestört, das glaubst du gar nicht. Ich ärgere mich noch heute, daß ich es nicht geschafft habe zu sagen: »Laßt uns doch ein bißchen allein, haut doch mal alle ab.«

Marion:

Jonathans Geburt war solch eine schöne Erfahrung. Wir brachten ihn in einem Geburtszimmer zur Welt. Mir wurde sehr deutlich, wie wichtig eine gute Geburtserfahrung ist, es ist die einzige glückliche Erinnerung, die wir haben. Wenigstens etwas, was lief, wie wir es uns vorgestellt hatten, und worauf ich stolz sein kann!

Kirsten:

Ich hätte ihn gern noch einmal gesehen, meinen Jungen, aber das wurde mit der Begründung verweigert, daß er nicht mehr »sehenswert« sei.

Susan:

Ich hatte große Angst davor, mein Baby zu sehen. Ich glaube, es ist wichtig, daß die Hebamme einer Mutter sagt, wie ihr Baby aussieht. Es wäre mir leichter gefallen, wenn sie zu mir gesagt hätte: »Es ist ein süßer kleiner Junge, er hat rote Haare und blaue Augen, sein Körper ist unbeschadet.« Selbst wenn er nicht perfekt gewesen wäre, wenn sie gesagt hätte: »Es fehlt ihm ein Arm oder ein Teil seines Gesichts«, zumindest hätte ich mich darauf vorbereiten können. Ich meine, daß es ganz, ganz wichtig ist, daß man sein Baby anschaut und hält, egal welche Probleme es haben mag…

…Ich würde dem Personal vorschlagen, viele Fotos zu machen, und sie in der Klinik aufzubewahren und dann nach einer Weile die Eltern anzurufen und zu fragen, ob sie die haben wollen. Es ist einfach zu viel verlangt, so viele Entscheidungen auf einen Schlag treffen zu müssen.

9 Die Betreuung nach dem Verlassen der Klinik

Verschiedene Möglichkeiten der Begleitung

Für Frauen, die ein Kind verloren haben, wäre eine kontinuierliche, ganzheitliche Nachbetreuung über ein Jahr wichtig, um einen gesunden Trauerverlauf zu gewährleisten. Doch unser Gesundheitssystem macht es schwer, daß die Nachbetreuung trauernder Eltern, sofern sie überhaupt angeboten wird, »in einer Hand« bleibt. Allzu selten können dieselben Menschen, die auch unter der Geburt dabei waren, Trauernde weiterbegleiten.

Die ambulante Weiterbetreuung durch die Klinik

Wo eine kontinuierliche ambulante Weiterbetreuung durch die Geburtsklinik nicht üblich ist, sollte *zumindest* **ein** *Nachgespräch* mit den Menschen ermöglicht werden, die die Frau bei der Geburt betreut haben, um Einzelheiten durchzugehen und offene Fragen zu beantworten. Wünschenswert wäre jedoch, daß in den Kliniken Personen, die mit Trauerprozessen und Trauerarbeit vertraut sind (Hebammen, Krankenschwestern, SozialarbeiterInnen, PsychologInnen), speziell für eine organisierte geburtliche und nachgeburtliche Betreuung der Betroffenen eingesetzt werden.

Die Weiterbetreuung in der gynäkologischen Praxis

In der Regel wird eine Frau von ihrem Frauenarzt oder ihrer Frauenärztin weiterbetreut. Das seelische Trauma eines Verlusts ist bei weitem schwerwiegender als das körperliche Trauma einer Geburt oder eines chirurgischen Eingriffs. Die seelische Wunde einer Frau,

die ein Kind verloren hat (auch wenn es sich »nur« um eine Fehlgeburt handelt), verheilt weit langsamer und schwieriger als die Wund-
fläche im Uterus. Verdrängte, unverarbeitete Trauer kann und wird
Folgeschwangerschaften pathologisieren und kommt spätestens
dann wieder zur Oberfläche. Überhaupt ist unverarbeitete Trauer der
Ursprung vieler seelischer, und somit auch körperlicher Störungen,
wie Aaron Lazare (1979) das näher beschrieben hat.

Schon deshalb muß es in den Aufgabenbereich des behandelnden
Gynäkologen gehören, nicht nur auf eine ordnungsgemäße Rückbil-
dung, sondern auch auf einen gesunden Trauerverlauf zu achten.
Dies ist mit Sicherheit keine leichte, aber eine wichtige Aufgabe.
Wir streben auf eine Zeit zu, in der eine symptombezogene, abspal-
tende Medizin immer mehr einer ganzheitlichen Sichtweise und
Behandlung des Menschen weichen wird.

Da Fehlgeburten häufig sind und immerhin 80 von 1000 Babys tot
zur Welt kommen, wäre auch zu überlegen, ob auch hierzulande eine
Arzthelferin – so wie das in den USA zum Teil gehandhabt wird –
in Fortbildungen über gesunde Trauerprozesse und den Umgang mit
Trauernden sich entsprechende Fähigkeiten aneignen könnte, um
eine kontinuierliche Betreuung Betroffener im Auge zu behalten und
gegebenenfalls mit zu übernehmen (z.B. durch periodische Telefon-
gespräche).

Die häusliche Betreuung durch eine niedergelassene Hebamme

Eine ideale Betreuungsperson ist auch die niedergelassene Hebamme. Wenn Frauen aus der Klinik nach Hause kommen, beginnen sie
allmählich zu begreifen, daß ihr Kind tot ist. Die Schmerzen der
Sehnsucht und der Trauer überfallen sie. Meistens beginnt auch die
Einsamkeit, da der Partner oft schon nach einigen Tagen seine Arbeit
wiederaufnimmt.

Wer wäre da besser geeignet, Betroffenen bei-zu-stehen, sie aufzu-
fangen, als die Hebamme, die »weise Frau«, die durch ihre Erfahrungen mit Geburten vielleicht auch den Geheimnissen des Todes
schon etwas näher gekommen ist und sich daher möglicherweise
(neben selbst Betroffenen) am besten in die Seele der Trauernden

einfühlen kann. Bei einem häuslichen Besuch kann die Bedeutung und Auswirkung der Erfahrung viel besser ermessen und die Familie in ihrer Gesamtheit in die Betreuung integriert werden.

Wenn besondere Umstände den Trauerprozeß erschweren, können – mit Begründung – auch spätere Hebammenbesuche in größeren Abständen von einem Arzt verordnet werden.

Seelsorgerische Betreuung

Pfarrer und Priester können auch wichtige Bezugspersonen für trauernde Eltern sein. Gerade wenn es um Fragen der Taufe oder Beerdigung geht, können sie durch ihre Haltung maßgeblich dazu beitragen, daß Eltern in dieser schmerzlichen Situation Frieden finden (siehe S. 218ff.). Manche sind in Pastoral Counseling ausgebildet und haben gelernt, in Gesprächen auf Eltern einzugehen. Es fällt in ihren seelsorgerischen Aufgabenbereich, für Trauernde da zu sein. Wie die Hebammen sind sie in der Lage, Hausbesuche zu machen, auch über die Anfangszeit der Trauer hinaus.

Wissenswertes für die Begleiter

Verständnis für Trauerprozesse und Richtlinien für den Umgang mit Trauernden werden in der Regel weder an medizinischen Fakultäten, noch an Krankenpflege- oder Hebammenschulen vermittelt. Selbst Seelsorger, bei denen man vielleicht am ehesten entsprechende Fähigkeiten erwarten würde, fühlen sich mit dieser speziellen Situation oft überfordert. Fortbildungsveranstaltungen zu diesem Thema sind noch zu selten und werden vorwiegend von Hebammen besucht. Der gute Wille ist da, aber mehr Information ist nötig.

Im folgenden wird eine Zusammenfassung der Punkte gegeben (z.T. aufbauend auf Arbeitsblättern von Sr. Jane Marie, z.T. gestützt auf das Buch *Beratung und Therapie in Trauerfällen* des Harvard-Professors J. William Worden), die von speziellem Interesse für die Behandlung und Nachbetreuung von Eltern sind, deren Baby nicht mehr lebt.

Prinzipien und Vorgehensweisen in der Trauerbegleitung

– Die Geschichte etwaiger früherer Verluste kennen.
– Eltern über Trauer aufklären.
– Normales Verhalten und normale Reaktionen definieren.
– Sie bei Entscheidungsfindungen unterstützen (nötige Informationen geben; Zeit lassen, zu Entscheidungen zu kommen).
– Individuelle Unterschiede annehmen (s. S. 32ff., 106ff., 253f.).
– Zeit lassen zu trauern.
– Sie bei der Erfüllung der fünf Aufgaben (s. S. 206f.) unterstützen.
– Ihnen helfen zu reflektieren, wie sie den Verlust bewältigen und ggf. gemeinsam konstruktivere Bewältigungsweisen finden.
– Kontinuierliche Unterstützung anstreben (Anrufe, Besuche, Termine, Selbsthilfegruppen, Kontakt mit Betroffenen, Rundbrief).
– Wissen, wohin sich Trauernde bei ungesundem Trauerverlauf wenden können.
– Versäumtes nachholen helfen.

Eine kontinuierliche Betreuung

– Tägliche Besuche der Hebamme in der Anfangszeit und weitere Besuche nach Bedarf.
– Erstes Gespräch mit dem klinischen Betreuungspersonal etwa zwei bis vier Wochen nach der Klinikentlassung, wenn der Schockzustand allmählich überwunden ist und viele Fragen auftauchen.
– Weitere Gespräche am besten sechs bis acht Wochen und zwischen dem vierten und sechsten Monat nach der Geburt, und dann noch einmal um den ersten Todestag herum.
– Wo erforderlich, kann telefonisch auch häufiger Kontakt aufgenommen werden (z.B. an »Monatstagen« des Verlusts).

Die besondere Trauersituation der Frau bzw. des Paares

Der Fragenkatalog im Anhang (siehe S. 253f.) kann den Einstieg in Gespräche mit Trauernden erleichtern. Die einzelnen Punkte geben erstens Aufschluß über den Kontext des Verlusts, und zweitens zeigen sie auf, wo möglicherweise zusätzliche Trauerbegleitung erforderlich ist (z.B. wenn mehrere erschwerende Faktoren zusammenkommen oder wenn frühere Verluste ungenügend verarbeitet wurden und die jetzige Situation pathologisieren).

Die fünf Aufgaben zur Trauerverarbeitung

1. Die Wirklichkeit des Verlusts annehmen
— die Eltern einfühlsam dabei begleiten (das fällt leichter, wenn sie ihr Kind gesehen haben)
— keine Sedativa
— helfen, Erinnerungen zu schaffen
— Beerdigungsrituale

2. Den Schmerz des Verlusts und andere Gefühle zulassen
— nicht Schmerz wegnehmen wollen durch Medikamente, sondern im Hindurchgehen unterstützen und helfen zu fühlen, was da ist (das Fühlen des Schmerzes [siehe S. 144ff., 210f.] am Anfang zu verhindern bringt größeren Schmerz später)
— den Eltern helfen zu merken, wie sie Gefühle blockieren
— ihnen helfen, Wege zum konstruktiven Ausleben von Wut zu finden
— evtl. Teilhaben an Ritualen
— auf Stützgruppe hinweisen, Adressen und Informationen mitgeben

3. Sich an ein Leben ohne das Kind anpassen
— Hilfe zur Selbsthilfe geben: durch Gespräche und Zuhören helfen, neue Orientierung zu finden
— Liebe zum Baby in andere Kanäle fließen lassen
— ggfs. helfen, Ritual nachzuholen

4. Der Erfahrung einen Sinn geben
— durch Gespräche und Zuhören, sowie Unterstützung bei therapeutischen Methoden (siehe S. 272ff.), Sinn finden helfen

5. Sich allmählich emotional vom Baby lösen und die freigesetzte Liebesenergie ohne Schuldgefühle neuen Beziehungen zufließen lassen

— Die Frau darin unterstützen, den Verlust zu verarbeiten und sich dann erst auf eine erneute Schwangerschaft einzulassen (Zeit lassen – kein Kind kann ein anderes ersetzen – ein verstorbenes Baby »loslassen« heißt nicht vergessen – ein Rest Trauer um Verlorenes bleibt immer, ist nur nicht mehr schmerzhaft).

Die vier Phasen der Trauer

(Siehe auch S. 29ff., 62f., 95ff, 129ff. und 162f.)

1. Schock und Betäubung
— da sein; bei Geburt, Kennenlernen und Abschied begleiten
— Zeit lassen für Entscheidungen – wie lange Zeit?
— erklären, beschreiben (mit den Augen der Eltern betrachten)
— helfen, das Baby *wirklich* zu machen

2. Suchen und sich sehnen
— auf normalen Trauerverlauf vorbereiten
— Gefühle wahrnehmen und ausdrücken helfen (Verena Kast nennt dies die Zeit der »aufbrechenden Gefühle«), vor allem Schmerz, Wut und Schuld
— bei Wut gegenüber der Betreuungsperson selbst: *anhören, sich nicht verteidigen*
— beim Bemühen, Antworten auf die die Trauernden beschäftigenden Fragen zu finden, beistehen. (Mögliche Fragen: Warum? Bin ich daran schuld? Hat das Baby gelitten? Was hat die Autopsie gezeigt? Kann mir das wieder passieren? Kann und soll ich wieder schwanger werden oder nicht? Wann? Ist eine genetische Beratung sinnvoll? Welche Verhütungsmittel?)
— nicht durch Beratung bezüglich weiterer Schwangerschaften Trauer verschleiern und Ausdruck der Gefühle untergraben
— möglicherweise Einsicht in die Krankenakte geben
— ggf. Trauernde an Selbsthilfegruppen verweisen, da sie in dieser Phase besonders offen sind dafür.
— *Betroffenen helfen, ihre eigenen Antworten zu finden!*
Zur Erinnerung: Fertige Antworten werden nicht erwartet und sind auch nicht konstruktiv

3. Desorientierung und Verwandlung
- weiterhin Hilfe bei unverarbeiteten Gefühlen (Wut, Schuld)
- Hilfe bei Sinnfindung, Neuorientierung
- helfen zu reflektieren, wann die Trauernden reif für eine neue Schwangerschaft sind
- vom Treffen weitreichender Entscheidungen in diesem Zeitraum abraten
- eingehende körperliche Untersuchung durch den Hausarzt anraten, da Trauernde zwischen dem vierten und sechsten Monat besonders anfällig für schwerwiegende Erkrankungen sind (siehe S. 211f.)
- bei Verdacht von ärztlicher Seite auf ungesunden Trauerverlauf: evtl. Hausbesuch durch Arzt oder Verordnung weiterer Hebammenbesuche (das Ausmaß der Desorientierung ist zu Hause besser einschätzbar)
- bei ungesundem Trauerverlauf: Überweisung an Psychotherapeuten/in

4. Erneuerung und Neuorientierung
- evtl. Begleitung bei erneuter Schwangerschaft
- besondere Betreuung ist nötig, wenn keine Schwangerschaft mehr eintritt

Positive Bedingungen für Gespräche

Zugewandtsein, Augenkontakt, Wärme, Annahme, Respekt, Einfühlungsvermögen, Offenheit, Bereitschaft zuzuhören, Klarheit, genügend Zeit, offen sein – auch für nicht in das Normale einzuordnende Erfahrungen (siehe S. 37ff. und 210) – *wenn die Eltern ihrem Baby einen Namen gegeben haben, namentlich von ihm sprechen, auch wenn es nicht standesamtlich eingetragen ist.*

Typisches Trauerverhalten

1. Ausgedrückte Frustration
- direkt: »konnte Baby nicht sehen« etc.
- indirekt: Ruhe- und Schlaflosigkeit, nervöse Handlungen

2. Wut
— auf den Partner, auf das Baby selbst, auch auf das Betreuungspersonal

3. Außergewöhnliches Verhalten und Suchen
— die Trauernde spielt möglicherweise mit Puppen, hört Babygeschrei, trägt einen Gegenstand gleicher Größe oder gleichen
Gewichts umher (dieses Stadium erreicht seinen Höhepunkt zwei
bis vier Monate nach dem Verlust)

4. Absorbiert von der Erfahrung
— gedankliche Beschäftigung mit Entbindung, vorgeburtlicher Zeit
und wie sie da behandelt wurde oder sich verhalten hat, gedan-
kenlose Handlungen (z.B. Kartoffeln schälen, bis nichts davon
übrig ist)

5. Desorganisiert
— vorübergehend unfähig, einfache Handlungen durchzuführen

Beachtung lebenserhaltender Bedürfnisse

Anhand folgender Faktoren kann ermessen werden, ob Trauernde
mit dem Verlust fertigwerden oder ob weitere Hilfe nötig ist (Davidson, 1984). Dies dient der Erkennung von »Risikotrauernden«.
Die Fragen sollten wir ins Gespräch einflechten, um ein »Ausfra-
gen« zu vermeiden.

● *Unterstützendes soziales Netz* (wesentlichster Faktor, wirkt sich
nachweisbar verbessernd auf das Immunsystem aus)
— Wen haben Sie, mit dem Sie offen sprechen können? Können Sie
und Ihr Partner über das Geschehene reden?

● *Ausgewogene Ernährung* (bei Gewichtzunahme über 10 kg ist
größere Desorientierung und mehr Krankheit zu erwarten)
— Wie steht es mit Ihrem Appetit? Haben Sie zu- oder abgenommen? Was essen Sie gern?

● *Genügend Flüssigkeitszufuhr* (Vorsicht mit Kaffee, Tee)
— Was trinken Sie so am Tag? Ist es schwer, daran zu denken, genug
zu trinken?

- *Ausreichend Bewegung* (bei körperlicher Aktivität Ausschüttung von Endorphinen, die stimmungshebend wirken)
– Wie sieht es mit körperlichen Aktivitäten aus?
- *Genügend Ruhe* (Trauerprozeß verbrennt zusätzliche Energien)
– Können Sie nachts durchschlafen? Bekommen Sie denn genügend Ruhe?

Bewertung der Effektivität des Stütznetzwerks Trauernder

25% soll aus eigenen Kräften kommen
20% durch Partner
55% außerhalb eines selbst (Menschen, Aktivitäten, Kunst, Musik, Tanz, Schreiben, Meditation, Glaube, Arbeit, Gruppe, Kurse)
(Angaben nach O. Carl Simonton und Stephanie Matthews-Simonton: *Wieder gesund werden*)

Außergewöhnliche Erfahrungen von Trauernden

Menschen machen in der Begegnung mit dem Tod tiefgreifende Erfahrungen, die nicht in das Alltägliche einzuordnen sind. Sie müssen darüber sprechen können, haben aber oft Angst, für »nicht normal« gehalten zu werden. Wenn es Andeutungen darüber gibt, können wir ihnen das Sprechen etwa mit den folgenden Worten erleichtern:
»Während des Trauerprozesses machen Menschen manchmal Erfahrungen, die nicht erklärbar sind. Manche berichten von Begegnungen mit ihrem Kind in irgendeiner Form. Das ist nichts Abnormales. Haben Sie Ähnliches erlebt?«
Das gibt ihnen das Gefühl, angenommen zu sein. Wenn uns eine solche Erfahrung geschildert wird, können wir Trauernden durch Fragen helfen, die Erfahrung konkreter werden zu lassen und zu einer möglichen Bedeutung, die sie für sie hat, zu finden. Wir können anregen, evtl. mit Wachs- oder Pastellkreide ein Bild darüber zu malen. Wir sollten uns hüten, irgendwelche Interpretationen zu geben, außer wenn wir entsprechend ausgebildet sind. Indem Trauernde darüber sprechen, wird ihr Unterbewußtsein die Erfahrung weiterverarbeiten.

Medizinische Überwachung während der Trauerzeit

Erhöhte Anfälligkeit für Krankheiten

Trauer macht Menschen anfälliger für Krankheiten, besonders dann, wenn sie ein ungenügendes soziales Netzwerk haben (Jacobs/Ostfeld, 1977). Der Lymphozytenspiegel reduziert sich innerhalb von sieben bis acht Monaten von 2000 auf 400 (Forschungsergebnisse der Argone Laboratories, USA). (Die Labor-Testwerte verbessern sich erheblich, wenn Menschen Unterstützung haben.)
Folgende *ernsthafte pathologische Befunde* sind laut einer Studie von E. Lindemann häufig nach einem Verlust:

Herzinfarkt	250% über Norm
Darmkrebs	300 – 350% über Norm
Bluthochdruck	
schwere Herzerkrankungen	(z.B. Neurodermitis, Gürtelrose und schwerwiegende Störungen)
Rheumatische Arthritis	(tritt während Trauerzeit oft erstmals auf)
Diabetes	(wie oben)
Thyreotoxikose	

Die Ausbreitung dieser Erkrankungen ist evtl. zu verhindern, wenn sie frühzeitig erkannt werden. Daher ist eine eingehende körperliche Untersuchung zwischen dem vierten und sechsten Monat angezeigt. Hausärzte sollten auch auf Anzeichen für folgende *weitere mögliche pathologische Veränderungen* nach einem Verlust achten:

chronische Depression
Alkohol-, Medikamenten- oder Drogenabhängigkeit
Falscherernährung (Über- oder Untergewicht von 10 – 15 kg)
Elektrolytenstörung
Suizidgedanken

Folgende *psychosomatische Beschwerden* sind häufig auf einen
Verlust zurückzuführen:

Kopfschmerzen
Rückenschmerzen
Erkältungen und grippale Infekte
Chronische Müdigkeit
Sexuelle Störungen
Schlafstörungen

Sparsames Vergeben von Medikamenten an Trauernde

In einer amerikanischen Untersuchung von Richard Dayringer u.a.
zeigte sich, daß 87% der Ärzte Menschen zum Zeitpunkt eines
Verlusts routinemäßig Barbiturate und Tranquilizer verordneten,
83% hielten dies auch noch nach einer Woche für notwendig.
Meinen Interviews nach zu schließen ist die Vergabe von Beruhigungsmitteln auch in Deutschland üblich. Professor J. William
Worden von der Harvard Medical School meint jedoch dazu:

Im Zusammenhang mit einer akuten Trauerreaktion ist die Verabreichung
von Antidepressiva im allgemeinen nicht ratsam. Diese Antidepressiva
brauchen lange, um zu wirken, beheben normale Trauersymptome selten
und könnten einer abnormen Trauerreaktion Vorschub leisten. (Worden,
1987, S. 64)

Professor Glen Davidson empfiehlt, Medikamente gegebenenfalls
nur vorübergehend und mit Zurückhaltung zu vergeben, z.B. ein
Schlafmittel nur jede zweite Nacht über einen kurzen Zeitraum, mit
dem Ziel, tagsüber ein normales Funktionieren zu ermöglichen. In
Kapitel 5 wird auch auf alternative Heilmittel sowie übende Verfahren hingewiesen, die zu weitreichenden positiven Reaktionen und
zu innerer Ruhe und Entspannung führen. (Meditation z.B. führt zu:
Tiefenentspannung, wachem Geisteszustand, weniger Sauerstoff-
verbrauch, niedrigem Blutzuckerspiegel, Ansteigen der galvani-
schen Hautreaktion, Ansteigen der Alpha-Hirnströme, niedrigerer
Herz- und Atemfrequenz.)

Der ungesunde, komplizierte Trauerprozeß

Die Mehrzahl der Trauernden verarbeitet die Trauer in gesunder Weise innerhalb von ein bis zwei Jahren. Doch gibt es auch Menschen, bei denen eine psychotherapeutische Intervention notwendig wird. Wir können zwei Gruppen unterscheiden:

— Trauernde haben das Gefühl, »in der Trauer steckengeblieben« zu sein und suchen von sich aus therapeutische Hilfe.
— Menschen kommen zum Arzt wegen eines körperlichen oder seelischen Problems, ohne dessen gewahr zu sein, daß ungelöste Trauer ihr Problem verursacht.

Bei der zweiten Gruppe kommt es auf die Fähigkeiten des Arztes an, die ungelöste Trauer als das primäre Problem zu diagnostizieren und eine psychotherapeutische Behandlung zu verordnen (durch eine möglichst mit Trauer vertraute Fachkraft).

Varianten ungesunder Trauer

1. Chronische Trauer
Nicht endend, hinausgezogen, kommt nicht zu Resolution, Trauernde hat Gefühl von »Nicht-Weiter-Kommen«.
Fragen: Welche Traueraufgaben (siehe S. 206f.) wurden nicht gelöst? Und warum nicht?
Intervention: Bei der Lösung der Aufgaben unterstützen.

2. Verzögerte Trauer
Unterdrückte, verschleppte Trauer, taucht bei einem späteren Verlust auf.
Anzeichen: Überproportionale Reaktionen bei späterem Verlust, überschießende Trauergefühle beim Anschauen eines Filmes, in dem ein Verlust vorkommt.
Intervention: Unterstützung beim Aktivieren und Durchleben unterdrückter Gefühle (siehe zweite Aufgabe Trauernder, S. 144ff., 206)

3. Übertriebene Trauer

Entwicklung von Phobien und Verzweiflung, die auch mit der Zeit nicht weichen.

Hintergrund: Oft vorangegangene Ambivalenz, Schuldgefühle.

Intervention: Hilfe zum Erkennen und Durcharbeiten der Gefühle.

4. Larvierte oder verdrängte Trauer

Trauersymptome (z.B. körperliches Symptom oder seltsames Verhalten oder Denken), die nicht als solche erkannt werden.

Hintergrund: Sich nicht dem Schmerz der Trauer stellen wollen.

Intervention: Hindurchführen durch die Aufgaben der Trauer.

(Kategorien nach Worden, 1987)

Indikatoren für therapeutische Intervention

- Fünf Aufgaben Trauernder (s. S. 206) werden nicht bewältigt:
  - Verleugnen des Todes
  - Nicht-Fühlen der Gefühle
  - Hilflosigkeit, Rückzug
  - Keinen Sinn finden
  - Keine neuen Bindungen wagen
- Intensive Trauer beim Sprechen über den Verlust, obwohl Jahre vergangen sind.
- Übermäßige Trauerreaktion auf geringfügiges Vorkommnis.
- Mutter räumt Babyzimmer über lange Zeit nicht aus.
- Selbstzerstörerische Impulse (z.B. Alkohol- und Drogenmißbrauch, Eßsucht, Suizidandrohungen).
- Anhaltende Phobie bezüglich Krankheit und Tod.
- Anhaltende Feindseligkeit, Wut oder unterdrückte Wut, was zu »hölzernem« Verhalten führt.
- Subklinische depressive Symptome nach 18 – 24 Monaten.
- Mangelnde Funktionsfähigkeit im Alltag nach 18 – 24 Monaten.
- Anhaltende grobe Vernachlässigung sozialer Beziehungen.
- Keine Anpassung an die Situation bemerkbar (es sollte ein Prozeß ersichtlich sein, selbst zunächst zum Schlechteren hin).

- Thema Verlust taucht immer wieder im Gespräch auf.
- Anhaltendes extrem niedriges Selbstwertgefühl.
- Bei Kindern: andauernder Leistungsabfall in der Schule und andauerndes aggressives, feindseliges Verhalten.
- Anhaltende Partnerschaftsprobleme.

Trauertherapie

In seinem Buch *Beratung und Therapie in Trauerfällen* gibt J. William Worden detaillierte Anweisungen für die Therapie von Trauernden, deren Trauerprozeß ungesund verläuft. Hier ist eine Zusammenfassung:

Vorgehensweise:
1. Körperliche Krankheit ausschließen
2. Vertrag mit Klienten abschließen
   Zeit: begrenzt auf acht bis zehn therapeutische Sitzungen
   Ziel: Exploration des Verlusts und der Beziehung zum gegenwärtigen Problem:
- die den Tod umgebenden Konflikte, die der Bewältigung der fünf Traueraufgaben im Wege stehen, erkennen und lösen
- die fünf Traueraufgaben bewältigen

Inhalte:
1. Wiederbeleben der Erinnerungen an Schwangerschaft, Geburt und Baby,
2. evaluieren, welche Traueraufgaben nicht bewältigt wurden,
3. mit den durch Erinnerungen belebten Gefühlen (oder aber auch mangelnden Gefühlen) umgehen,
4. explorieren, wo »Verbindungsgegenstände« der Trauerbewältigung im Weg stehen, und den Bezug dazu auflösen,
5. die Endgültigkeit des Todes annehmen,
6. in der Vorstellung sich mit dem Ende der Trauer befassen,
7. sich endgültig vom Baby verabschieden.

Die Trauertherapie bleibt auf die Bewältigung der Trauer fokussiert, um das Überwinden innerer Widerstände zu ermöglichen. Nun können natürlich im Verlauf der Trauertherapie darunterliegende Persönlichkeitsprobleme (Selbstwert, Identität, Umgang mit Wut etc.), Partnerschaftsprobleme oder auch lebensgeschichtliche Probleme in den Vordergrund treten. (Zum Beispiel kann bei erwachsenen Kindern aus Alkoholiker- oder überhaupt dysfunktionalen Familien – auf die Janet G. Woititz in ihrem Buch *Um die Kindheit betrogen* näher eingeht – ungelöste Trauer aus der Kindheit bei dem Verlust eines Babys wiederbelebt werden und vehement hervorbrechen.) In diesem Fall können die Therapieziele nach Abschluß der Trauertherapie erweitert oder die Klienten an eine Fachkraft weiterverwiesen werden, die auf die besondere Problematik spezialisiert ist (Familientherapie, Paartherapie, Suchtprobleme).

Die Betreuung bei Folgeschwangerschaften nach einem vorangegangenen Verlust

In vergangenen Jahren war es üblich, Frauen, deren Baby tot geboren wurde, schon in der Klinik anheimzustellen, bald wieder schwanger zu werden, um über den Verlust hinwegzukommen. In Einzelfällen mag dies keinen Schaden anrichten. Doch haben Erfahrungen gezeigt, daß eine erneute Schwangerschaft reibungsloser verläuft, wenn nicht nur der Körper wieder geheilt ist, sondern Frauen auch seelisch bereit sind, ihre Liebe einem neuen Menschlein zuzuwenden.

Schwangere, die ein Kind verloren haben (auch durch Fehlgeburt), brauchen spezielle Zuwendung während der nächsten Schwangerschaft und Geburt, besonders wenn mehr als ein Verlust vorangegangen ist. Die Angst, daß ihnen »so etwas noch einmal passieren könnte«, erlaubt es ihnen nicht, sich uneingeschränkt auf ihr neues Baby zu freuen. Da mischen sich Erleichterung und Glücksgefühl mit Besorgtheit und Ängstlichkeit. Wenn eine neue Schwangerschaft eintritt, bevor der Trauerprozeß um das verstorbene Kind abgeschlossen ist, kann dies große Gefühlsverwirrung auslösen: Freude auf das neue Kind und Trauer um das tote Kind sind gleichzeitig da. Oft haben Mütter dann das Gefühl, dem totem Kind untreu zu werden.

Wenn das Kind früh in der Schwangerschaft starb, ist der Schwangerschaftszeitpunkt, zu dem es tot geboren wurde, bei der nächsten Schwangerschaft eine besonders schwierige Klippe, die es zu überwinden gilt. Die ohnedies von Anfang an erlebte Angst kann sich dann in erstarrende Panik steigern. Oft treten dann auch Schmierblutungen auf.

Frauen, die ein Kind verloren haben, haben bei Folgeschwangerschaften meistens ein stärkeres Bedürfnis nach Absicherung, vor allem in den Fällen, wo sie meinen, daß der Tod durch einen rechtzeitigen Eingriff hätte verhindert werden können. Sie mögen auf häufigere Untersuchungen drängen, vor allem in den letzten Wochen. Dies ist verständlich und sollte im Rahmen der Prophylaxe nicht nur ermöglicht werden, sondern sie sollten das Gefühl haben, daß man sie wegen ihrer Ängste nicht für »überspannt« oder »hysterisch« hält. Ebenfalls als prophylaktische Maßnahme sind körperliche Anwendungen (Massage, autogenes Training, psycho-physische atemtherapeutische oder haptonomische Behandlung – siehe S. 136 ff. und S. 142f. –, Entspannungsübungen) hilfreich.

Ein vorangegangener Verlust kann Folgegeburten pathologisieren, besonders wenn die Trauer unverarbeitet blieb.

Frauen, die nicht mehr schwanger werden, obwohl sie es bewußt wollen, bedürfen zusätzlicher Unterstützung. Sie brauchen womöglich auch Hilfe bei den Überlegungen, ob sie die Adoption eines Kindes anstreben sollen.

10 Seelsorgerischer Umgang mit Trauernden

Selig sind die Trauernden,
denn sie werden getröstet werden.

Die Frage der Taufe und Beerdigung

SeelsorgerInnen können Menschen nach einem Verlust auf vielfältige Weise helfen. Zunächst findet häufig der erste Kontakt um den Zeitpunkt des Verlusts herum statt, mit der Bitte um Taufe oder Segnung des verstorbenen oder sterbenden Kindes. Eltern, mit denen ich gesprochen habe, waren enttäuscht und erschüttert, wenn die Seelsorger, mit denen sie zu tun hatten, Dogma über Menschlichkeit und Mitgefühl stellten. Es gibt Spielraum im Auslegen der Kirchen- und Lebensordnungen, und es ist in das Ermessen der Geistlichen gestellt, bestimmte Handlungen aus seelsorgerischer Verpflichtung vorzunehmen.

Die Gefühle einer Mutter

In einem ökumenisch orientierten Handbuch *Bittersweet ... hello-goodbye* (zu beziehen über SHARE, siehe S. 276) hat Sr. Jane Marie u.a. unzählige Rituale zum Abschied eines toten Babys gesammelt. Auch der folgende Brief, der Einblick in die Gefühle einer Mutter gibt, findet sich in diesem außergewöhnlichen und umfassenden Buch. Ich habe ihn übersetzt und leicht gekürzt:

Timothy John wurde am 6. April 1984 totgeboren. Ich wünschte mir, daß mein Baby getauft würde. Der Krankenhauspfarrer verweigerte uns die Taufe…

Als Katholikin hatte es sich mir als Heranwachsende in den 50er und 60er Jahren eingeprägt, daß man nicht ins Himmelreich eintreten könne, wenn man nicht zwei wichtige Kriterien erfülle, Glaube und Taufe. Es war auf dieser Grundlage, daß ich um eine Taufe für mein Kind bat. Ich wollte es nicht im Limbus oder in der Hölle wissen. Es war mein Kind. Ich hatte es in mir getragen. Ich hatte seine Bewegungen in mir gespürt. Für mich war es Leben in mir. Wir hatten eine Beziehung zueinander. Ich streichelte oft meinen Bauch und sagte ihm, daß alles in Ordnung ist – »Mama hat dich lieb, Baby.« Ich wollte auch, daß bei seinem Sterben alles in Ordnung ist, und deshalb wollte ich es taufen lassen.

Daß mir die Taufe verweigert wurde, war ein zusätzlicher Streßfaktor für mich in der schlimmsten Zeit meines Lebens. Ich konnte nicht verstehen, warum mein Baby nicht getauft werden solle – selbst wenn die Taufe nur deshalb gewährt würde, damit ich mich besser fühlen könne. Ist das nicht ein Teil dessen, worum es beim Heilungsprozeß geht? Ist denn heilwerden zu helfen nicht eine der Aufgaben von Seelsorgern in Krankenhäusern?

Zu Hause unterhielt ich mich intensiv mit unserem Gemeindepastor über meinen Wunsch, daß mein Kind getauft werden möge… Er taufte unser Kind am Grab. Ich werde diesem lieben, verständnisvollen Priester ewig dankbar sein für diesen einen zusätzlichen Dienst an meinem Baby.

Später versuchte ich mich mit dem Krankenhausseelsorger noch einmal auszusprechen. Er bestand darauf, daß die Taufe ein Sakrament für die Lebenden sei, und daß man tote Babys nicht taufe. Ich verstehe es immer noch nicht. Mein Baby wurde zwar totgeboren, doch es hatte davor doch gelebt.

Es ist solch eine tumulthafte Zeit, wenn einem das Baby weggenommen wird. Kann man nicht wenigstens noch *eine* Sache für das Baby tun? Kann man nicht wenigstens den Eltern noch *eine* zusätzliche Unterstützung geben? Kann nicht wenigstens noch *eine* Handlung vorgenommen werden, die den Glauben stärkt?

Die Erfahrungen eines Pfarrers

In demselben Buch beschreibt auch ein Pfarrer, der an das Kreißbett einer Frau gerufen und gebeten wurde, deren tot zur Welt kommendes Kind zu taufen, seine Gedanken und Erfahrungen. Hier ein Auszug:

Die Mutter, der Vater und ich sprachen sanft miteinander, standen beieinander und erlebten gemeinsam einen Moment des Entsetzens. Ich strich der Mutter über das Haar… Während sich die Minuten in Stunden verwandelten, begann ich zu verstehen, was wir taten, theologisch und seelsorgerisch. Dies war kein Fötus, sondern ein ausgetragenes Kind. Die Eltern mußten den Verlust dieses Kindes betrauern wie den Verlust irgendeines ihrer Kinder. Doch bevor sie sich verabschieden konnten, mußten sie es begrüßen können. Die Taufe ist der Moment, in welchem die Glaubensgemeinde ein Kind aufnimmt und begrüßt. Der Gott, der Alpha und Omega ist, würde gegenwärtig sein.

Ich begann, tiefer zu verstehen. Eines der wichtigsten Elemente der Taufe ist es, einen Namen zu geben. Diese Vergabe eines Namens hat die Kraft zu sagen, daß dieser Mensch wirklich ist. … Ich fragte die Eltern, ob sie dem Kind einen Namen geben wollten. Ja, sie hatten schon Namen ausgesucht.

Die Wehen wurden immer stärker, und um 15 Uhr wurde das Baby geboren. Eltern, Familienmitglieder und ich versammelten sich wieder im Kreißsaal, und das Baby wurde der Mutter in den Arm gelegt.

Während diese junge Mutter den einzigen Moment mit ihrem Baby verbrachte, den sie je haben würde, standen wir schweigend als Zeugen dabei. Es war ein packender Moment voller Andacht. Nach einiger Zeit begann ich zu sprechen. Ich sprach von Gottes Wunsch nach Leben und Güte, und ich sprach von Gottes Liebe und daß dieses Kind eine Bedeutung hat, wie die Umstände auch seien… Wie ich viele Male zuvor getan, nahm ich dieses Baby auf meinen Arm… Ich schaute ihm ins Gesicht und sprach die Worte, die Tausende Jahre alt sind. »Welchen Namen soll dieses Kind bekommen? … Nathan Andrew. Ich taufe dich im Namen des Vaters und des Sohnes und des Heiligen Geistes. Amen.«

Unter Tränen, die eine echte Taufe durch Wasser und Geist bedeuteten, übergaben wir ihn Gott und baten, daß Nathan Andrew zärtlich und sanft aufgehoben würde. Der Vater nahm das Baby von meinem Arm… Mit der vollen Autorität meines Amtes sagte ich, daß dieses Baby begraben würde und daß ich ein Beerdigungsritual halten würde. Dieses Baby soll nicht verschwinden, sondern *seinen* Platz in der Geschichte haben, damit wir uns verabschieden können. … Wir hatten Nathan Andrew gerade willkommen geheißen und mußten nun auf Wiedersehen sagen.

Aber wir würden es tun mit der Gewißheit, daß dieses Leben nicht vergessen sein würde…

Eltern sehen die Sache anders

Die Kirchenordnungen machen Unterschiede zwischen Kindern, die gelebt, und solchen, die nicht gelebt haben. Mütter, die das Leben in sich wahrgenommen haben, denken anders darüber.

Es machte für mich ja keinen Unterschied in meinem Schmerz und meiner Trauer, ob mein Kind schon einen Atemzug getan hatte oder ob es schon im Mutterleib tot war. Ich habe es in mir lebend gespürt, und die Trauer ist die gleiche.

Der Pfarrer John D. Stoneking, dessen Bericht ich im letzten Abschnitt zitierte, hat durch das Geschenk, während der Geburt dieses toten Kindes anwesend sein zu dürfen, begreifen gelernt...

In den vielen Gesprächen, die ich mit trauernden Eltern geführt habe, hat sich gezeigt, daß die Frage der Beerdigung eine ganz wichtige ist. (Hinweise für die Ratsamkeit einer Beerdigung bei Totgeborenen und für deren Durchführung sind in der Rundverfügung G 14/1985 des Ev.-Luth. Landeskirchenamts Hannover vom 13. Juni 1985 an alle Pfarrämter und Krankenhausseelsorger zu finden.) Bei Eltern, die ihr Kind nicht beerdigen konnten, blieb auch noch nach vielen Jahren eine Ruhelosigkeit zurück. Dabei spielte es keine Rolle, ob das Baby die in den meisten Bundesländern für ein Begräbnis erforderliche 1000-Gramm-Grenze (siehe S. 83ff.) erreicht hatte. (Einige Bundesländer ändern gerade ihre Gesetze dahingehend, daß auf Wunsch auch kleinere Babys ganz offiziell begraben werden dürfen, siehe S. 84.) Die berechtigte Angst, ihr Baby sei nicht mit Ehrfurcht und Würde behandelt worden, die Fantasien darüber, was mit ihm geschehen sei, lassen die Eltern nicht zur Ruhe kommen. Nach einer Beerdigung, vor allem, wenn Eltern von ihren SeelsorgerInnen einfühlsam und anteilnehmend begleitet wurden, trat oft ein tiefer Friede ein, besonders wenn die Beerdigung von ganzem Herzen gewünscht war.

Kraftvolle Rituale

Viele Menschen empfinden, daß Rituale zunehmend an Kraft verloren haben. Dabei sind Rituale so wichtig (siehe S. 88ff.). Vielleicht sollte auch von kirchlicher Seite einmal überlegt werden, wie man sie wieder mehr mit Kraft füllen kann, oder man sollte nach neuen Ritualen suchen, die in unsere Zeit passen und Eltern wirklich Trost und Hilfe sind.

Rituale können auch später noch nachgeholt werden. Menschen können großes Bedauern empfinden, nicht alles getan zu haben, was möglich gewesen wäre. Wenn etwas versäumt wurde, z.B. zum Todeszeitpunkt des Kindes keine Beerdigung oder Trauerfeier stattgefunden hat, können wir versuchen, den Menschen zu dem Zeitpunkt zu helfen, wo sie zu uns kommen. Es ist angemessen, diese Trauerfeier auch noch nach ein bis zwei Jahren durchzuführen. In dem oben erwähnten sehr umfassenden Buch *Bittersweet ... hello-goodbye*, das es leider bis jetzt nur auf Englisch gibt, sind viele Anregungen dazu. Auszüge aus dreien davon sind im Anhang zu finden (siehe S. 259ff.).

Die Begegnung mit Trauernden

Die Eltern, mit denen ich sprach, konnten nichts mit »frommen Sprüchen« anfangen, und Hinweise auf »Gottes Willen« machten sie zornig. Wohl war es ihnen, wenn auch Geistliche in der Lage waren, ihre Hilflosigkeit zuzugeben. Erst durch diese Aufrichtigkeit und das Annehmen unserer Sprachlosigkeit können wir wirklich begegnungsfähig werden. Martin Buber sagte: »Alles wirkliche Leben ist Begegnung.« Wenn wir in diesem Sinne wirklich wagen, dem ›Du‹ im anderen zu begegnen, dann fällt uns die Sprache des Herzens zu, dann spricht Gott durch uns. »Siehe, ich lege meine Worte in deinen Mund.« (Jer. 1,9)

Das Büchlein *Die Trauernden trösten* von Reinhold Bärenz gibt viele Ideen und regt vor allem zum Nachdenken und Überdenken an (z.B. Jesus in der Begegnung mit den Jüngern auf dem Weg nach Emmaus als Modell für den Umgang mit Trauernden und auch phasenmäßige Begleitung durch die Trauer).

Sr. Jane Marie, die über viele Jahre trauernden Eltern gedient hat, meint:

Begleite sie von Anfang an auf ihrem Weg und bleib bei ihnen, wenn sie das dunkle Tal erreichen. Durch deine Gegenwart und Begleitung auf ihrem Weg werden sie Gottes Gegenwart erleben, anstatt in ihrer Trauer und ihrem Schmerz alleingelassen zu sein. Es ist nicht die Zeit, ihnen zu predigen oder ihnen Vorhaltungen zu machen, daß sie nicht öfter in der Kirche waren. Anstatt dessen habe Mitgefühl und laß dir zeigen, wo sie stehen in ihrem Trauerprozeß. Durch Verständnis und Unterstützung können sie zu einer tieferen Beziehung zu Gott finden.

Gib ihnen die Erlaubnis, alles zu erleben, was Teil ihrer Reise ist – Schmerz, Verwirrung, Hilflosigkeit, Wut, Zweifel an Gott, Isolation und andere solch schmerzhaften Emotionen. Viele dieser Gefühle mögen neu für sie sein, und in ihrer Verletzlichkeit mögen sie sich dafür schämen und Angst davor haben, ihre Wut und Eifersucht zuzugeben.

Wenn Trauernde in ihrem Trauerprozeß steckenbleiben, können wir sanft nach möglichen Gefühlen der Schuld fragen. Oft müssen wir mindestens *einem* Menschen gegenüber unsere Schuld oder vermeintliche Schuld eingestehen, bevor wir innerlich davon frei werden und Vergebung finden können.

Wenn wir andere Menschen in ihrer Trauer begleiten wollen, ist es unabdingbar, uns unserer eigenen Trauer gestellt und sie in einer guten Weise verarbeitet zu haben, da wir uns sonst nicht wirklich einlassen können (siehe auch S. 197f.).

Die Sache mit dem Glauben

Nach dem Tod eines Kindes taucht immer wieder die Sinnfrage auf. Auf der Suche nach Antworten auf ihre Fragen verzweifeln manche Menschen an einem Gott, an den sie bisher geglaubt und dem sie vertraut hatten. Viele hadern mit ihm, haben Wut auf ihn, wenden sich von ihm ab.

Während Evas Schwangerschaft habe ich oft gebetet. Nicht direkt zu Gott, sondern zu jemandem, der alles regelt. Gott anzubeten war unmöglich, weil ich ihn ja nach Lauras Tod so beschimpft und verflucht hatte.

Es ist durch das Wagen dieses ›Nein‹, daß sie vielleicht in der Tiefe der Trauer zu einem wirklichen ›Ja‹ kommen können. Sie brauchen dazu Menschen, die sie in ihrem Hadern und Unglauben urteilslos und bedingungslos annehmen und ihnen als Resonanzboden für ihre Gefühle und Gedanken dienen können.

Andere Menschen, die vielleicht zuvor ein materiell ausgerichtetes Leben gelebt hatten, entdecken eine Kraft, die sie mitten in der vielleicht schlimmsten Situation ihres bisherigen Lebens trägt. Sie finden zu einem Gott, den sie möglicherweise bis jetzt vergeblich gesucht hatten. Vielleicht ist die menschliche Liebe, die sie durch ihre Begleiter in ihrer tiefen Not erfahren, ein Steinchen auf ihrem Weg dahin.

Ich bin auf einmal wieder… – religiös kann ich nicht gerade sagen, aber so in der Richtung… Ich hab so ein ganz sicheres Gefühl bekommen, »da ist was«, im Gegensatz zu früher, wo ich das Gefühl hatte, »da ist nichts«.

Wie SeelsorgerInnen noch helfen können

PastorInnen können helfen, Trauernde in die Gemeinde einzubinden, indem sie evtl. Kontakt mit anderen Eltern innerhalb der Gemeinde herstellen, die dasselbe Schicksal ereilt hat (Kartei anlegen). Auch kann die Gemeinde für die Gefühle und die Situation Trauernder sensibilisiert werden, gerade bei einem Kind, das sonst niemand kennt. Ein eigens erstelltes Merkblatt zum Umgang mit Trauernden für Nachbarn, Freunde, Bekannte kann in der Gemeinde ausgelegt oder ausgehängt werden.

An bestimmten, im Kalender vermerkten »Monatstagen« (dritter/sechster/zwölfter Monat), wo Trauer Höhepunkte erreicht und wo andere aufgehört haben zuzuhören, können die Geistlichen Kontakt aufnehmen. Das Wesentliche ist, in Liebe dazusein.

GemeindepfarrerInnen können das Entstehen von Selbsthilfegruppen anregen und Raum dazu zur Verfügung stellen und Adressen von Stützgruppen weitergeben. Sie können Meditationszeiten für Trauernde oder spezielle Gottesdienste für »Verwaiste Eltern« anbieten mit der Möglichkeit zu einem anschließenden Gespräch.

11 Stützgruppen für trauernde Eltern

Es ist gut, nach dem Verlust eines Babys viele verständnisvolle Menschen um sich zu haben. Doch niemand kann betroffene Eltern so gut verstehen wie andere, die dasselbe durchlebt haben. Diejenigen, die schon ein Stück des Weges gegangen sind, können frisch Betroffenen Hoffnung geben und ihnen zeigen, daß die Sonne irgendwann wieder scheinen wird, aber auch daß die Steine entlang des Wegs dazugehören. Aus der natürlichen Selbstbezogenheit der Trauer allmählich aufzuwachen und für andere in ihrer Not und Verzweiflung in Liebe dazusein, ist in sich heilend.

Zwei Selbsthilfe-Initiativen: REGENBOGEN und LONELY PARENTS

Wo noch keine Gruppen für Eltern, die ein Kind durch Totgeburt, Neugeborenentod oder Fehlgeburt verloren haben, bestehen, können motivierte betroffene Eltern eine Selbsthilfegruppe ins Leben rufen. Dabei ist es günstig, wenn sie schon ein Stück »des Weges« gegangen sind.

Die sehr engagierten, ehrenamtlich arbeitenden Mitglieder der INITIATIVE REGENBOGEN »Glücklose Schwangerschaft e.V.« (siehe S. 268f.) sind jederzeit bereit, brieflich, telefonisch oder durch persönlichen Kontakt – wenn die nächstliegende Gruppe nicht zu weit entfernt ist –, Starthilfe für Gruppengründungen zu geben. Sie stellen Broschüren und Handzettel zur Verfügung und geben Anleitungen für die Durchführung von Gruppentreffen und Fortbildungen. Sie überlassen Gruppen auch Briefbögen mit dem Logo der INITIATIVE REGENBOGEN. Auf regelmäßigen überregionalen

Treffen tauschen die leitenden Gruppenmitglieder sich untereinander aus.

LONELY PARENTS (Initiative für Eltern ohne Babys) vermittelt Adressen von Regionalgruppen und den Kontakt zu anderen Betroffenen. Regional werden Gruppentreffen organisiert. Auch Fortbildungen in Kliniken gehören zum Aufgabenbereich. Eine Broschüre kann betroffenen Eltern erste Unterstützung bieten (Adresse siehe S. 269).

Kontakt zu betroffenen Eltern finden kann man, indem man Zettel in der gynäkologischen Praxis aufhängt oder eine kleine Anzeige in der Zeitung aufgibt. Die Redakteurin der Frauenseite der lokalen Tageszeitung mag auch bereit sein, einen kleinen Artikel über das Thema und das Anliegen der Gruppe zu veröffentlichen. Ärzte in der Klinik oder in der Praxis teilen vielleicht gerne Handzettel aus, die Eltern »Erste Hilfe« geben und zeigen, wo sie sich in Gruppen oder durch ein persönliches Gespräch weitere Hilfe holen können.

Die Kontakt- und Informationsstelle »Verwaiste Eltern in Deutschland«

Seit 1984 erwächst in Hamburg ein Zentrum, das sich einerseits für die Belange verwaister Eltern einsetzt (Durchführung von Trauerseminaren, Zusammenführung und Kontaktvermittlung zwischen Betroffenen, Unterstützung beim Gründen von Gruppen) und andererseits über die Evangelische Akademie Nordelbien Ausbildungsmöglichkeiten für TrauerbegleiterInnen und Erfahrungsaustausch zwischen GruppenleiterInnen anbietet. Ein Faltblatt, das das vielfältige Angebot beschreibt, kann von dort (Adresse siehe S. 270) angefordert werden.

Das Modell der SHARE-Gruppen

Diejenigen, die Englisch sprechen, können aus dem Handbuch von SHARE (siehe S. 270) *Starting Your Own SHARE Group* weitere Anregungen bekommen. Während REGENBOGEN sich nur aus betroffenen Eltern zusammensetzt, schließen SHARE-Gruppen die Mitarbeit von engagierten, einfühlsamen Fachkräften (Krankenschwestern, Hebammen, SozialarbeiterInnen, SeelsorgerInnen) nicht aus. Dieses Modell ist von daher auch besonders geeignet für Personen, die von seiten eines Krankenhauses als Teil der Nachbetreuung Selbsthilfegruppen innerhalb der Klinik institutionalisieren wollen. Alle Eltern, deren Kind tot- oder fehlgeboren wurde oder kurz nach der Geburt starb, werden per Brief zu den Gruppentreffen eingeladen. Ein Kärtchen mit Informationen über SHARE (Zeitpunkt der regelmäßigen Treffen – z.B. jeden vierten Montag im Monat – und Uhrzeit, Telefonnummern von Personen, die Auskunft geben oder für Gespräche offen sind) wird Betroffenen in der Klinik routinemäßig überreicht.

Bei den Treffen kann es sich um offene Gesprächsgruppen handeln oder um Veranstaltungen, die durch eine/n Referenten/in (Seelsorger, Psychologin, Bestatter, Gynäkologin, Pathologen) eingeleitet werden. Die letzteren sprechen eher Eltern an, die zwar Hilfe suchen, aber zunächst ihre Schwellenangst überwinden müssen, vor einer Gruppe über ihre Situation zu sprechen. Die Sprecher werden gebeten, ein kurzes von Herzen (nicht aus dem Intellekt) kommendes Referat zu halten. Gesprächsabende können auch unter ein bestimmtes Thema gestellt werden. Eine Kerngruppe bereitet die Treffen vor.

Richtlinien

Orientierungshilfen für Stützgruppen trauernder Eltern können vor den Treffen schriftlich überreicht oder vorgelesen werden:

1. Wir sind eine Gruppe von Frauen und Männern, die ihr Baby durch Fehlgeburt, Totgeburt oder einen frühen Tod verloren

haben. Die Erfahrungen einer/s jeden einzelnen von uns sind einzigartig und haben Gültigkeit.

2. Du kannst frei entscheiden, ob Du über Deine Gefühle sprechen möchtest oder nicht. Wir werden nicht »nachbohren«. Wenn Dich Erfahrungen eines/r TeilnehmerIn anrühren, kannst Du gerne daran anknüpfen.

3. Du kannst auf das Thema des Abends eingehen oder über das sprechen, was Dir besonders am Herzen liegt. Wir ermuntern dazu, aufeinander einzugehen.

4. Du brauchst Tränen nicht zurückzuhalten. Wir werden auch unsere Tränen zulassen. Bitte sei auch für Deine/n NachbarIn da, wenn Gefühle hochkommen.

5. Papier und Stifte stehen zur Verfügung, um Worte oder Gedanken aufzuschreiben, die Dir in den Sinn kommen. Du kannst ruhig schreiben, während andere reden. Notizen sind für dich gedacht.

6. Wenn Du ohne PartnerIn hier bist, sprich später mit ihm/ihr über die Erfahrungen hier – uns ist daran gelegen, daß sich Eure Kommunikation verbessert und die Kluft nicht größer wird.

7. Wenn Du mit einem Krankenhaus, einem Arzt, einer Hebamme oder einer Schwester schlechte Erfahrungen gemacht hast, dann nimm Dir die Freiheit darüber zu sprechen. Wir möchten Dich jedoch darum bitten, keine Namen zu nennen.

8. Wir können während der Gruppenzeit keinen medizinischen Rat geben. Wenn Du medizinische Fragen hast, können wir sie nach dem offiziellen Schluß beantworten.

9. Um die Privatsphäre eines jeden zu schützen, bitten wir darum, Besprochenes nicht nach außen zu tragen, sondern nur unter SHARE-Mitgliedern zu bereden.

Es ist gut, wenn ein Meeting von (möglichst sich abwechselnden) LeiterInnen moderiert wird, um unproduktive Tendenzen auffangen und umleiten zu können. (Schon daher ist es besser, ein Stück weiter »auf dem Weg« zu sein, um einen besseren Überblick über den gesamten Trauerprozeß und einen schon wieder klarer gewordenen Kopf zu haben.)

Die Kerngruppenmitglieder sollten auch Bescheid wissen über die Hilfsangebote (z.B. mit Trauer vertraute Therapeutin, Beratungsstellen, soziale Hilfen etc.) in der Gemeinde, um Menschen, die zusätzliche Unterstützung brauchen, gegebenenfalls weiterverweisen zu können. Sie sollten sich evtl. auch mit den Bestattungsvorschriften auskennen (Wo gibt es Kindergräber? Wie bekommt man eine Sondergenehmigung zur Beerdigung, wenn erwünscht? etc.). Es kann auch eine politische Arbeit daraus erwachsen, in der das Bewußtsein geschärft wird für bestehende, der Trauerarbeit abträgliche Regelungen und Handhabungen und bei der Veränderungen angestrebt werden.

Gestaltung der Gruppentreffen

Die nachfolgenden Themen können helfen, ein Gruppentreffen zu gestalten. Der Aufstellung liegen die Ideen von Pat Stauber zugrunde, die Mitglied des Perinatal Bereavement Teams am North Shore Hospital in Miami ist und eine der Moderatorinnen der dortigen SHARE-Meetings.

Trauer:
Trauer verstehen
Die Phasen der Trauer
Mit Schock umgehen
Mit Wut umgehen
Mit Schuld umgehen
Das Bedürfnis zu weinen verstehen
Geschwister und Trauer
Die Trauer der Mutter, die Trauer des Vaters
Feiertage überstehen
Folgeschwangerschaften
Nach vorne schauen – nach hinten schauen: wie schaffe ich ein
    Gleichgewicht?

Beziehung zu anderen:
Partnerschaftliche Beziehung
Sexualität und Verlust
Kommunikation
Reaktionen aus der Umwelt

Beziehung zu sich selbst:
Zu mir kommen – mit mir selbst gut umgehen
Hilfen zum Heilwerden
Körperliches Wohlbefinden fördern
Entspannung und Meditation: zwei Säulen auf dem Weg zur Heilung
Streßreduzierung
Ernährung
Die Gefühle heilen
Selbstwert
Selbstbehauptung
Schreiben als Therapie
Unerledigtes erledigen
Über Träume sprechen
Die Entfaltung meiner Kreativität
Die Kraft der Liebe

Die Zeit vergeht:
Sich dem Leben wieder zuwenden
Sinn finden
Spiritualität
Durch das Erlebnis der Trauer wachsen
Wieder schwanger werden

Professionelle Kontakte:
In Trauerbegleitung erfahrene Therapeutin einladen
Gefühle eines Arztes, wenn ein Kind stirbt
Seelsorgerische Perspektive
Genetische Beratung

Videos oder Dia-Serien (siehe Anhang S. 74, 121 und 277f.) zu
zeigen, kann auch als guter Einstieg für Gruppentreffen oder ggf.
für öffentliche Informationsabende dienen.

12 Der Umgang mit Tod in der Geburtsvorbereitung

Das Thema Verlust ansprechen – oder besser nicht?

Ja, es stimmt, werdende Eltern wollen sich auf die Geburt ihres Kindes freuen, und Geburtsvorbereitungsgruppen sind ein Ort, wo Eltern sich auf seine Ankunft vorbereiten und ihre Vorfreude auf ihr Kind mit anderen Paaren teilen können. Das Hauptanliegen ist, Sicherheit und Vertrauen in die eigenen Fähigkeiten zu stärken, sich innerlich auf die Elternschaft einzustimmen und Wege zu erlernen, die ein positives Geburtserlebnis ermöglichen. Eine positive Grundhaltung hilft, Positives hervorzurufen.

Doch dürfen wir darüber nicht eventuelle Ängste unter den Teppich kehren. Tief im Inneren bewegt fast alle werdenden Eltern die Sorge, daß ihre Träume nicht erfüllt werden, daß »etwas schiefgehen könnte«. Wenn die Ängste immer mehr einem tiefen Vertrauen weichen können – wunderbar!

Wenn wir sie jedoch einfach nur verdrängen, können sie in entstellter Form hervortreten, vielleicht in Gestalt von frühzeitigen Wehen oder einer schwierigen Geburtsarbeit, die das Kind gefährden. Oft fühlen wir uns erleichtert, wenn wir über das, was uns innerlich bedrängt und eng macht, mit Menschen sprechen können, die uns ungeteilt zuhören. Dies kann heilend sein. Wir spüren, wir sind nicht allein.

Manche Ängste stellen sich als irrational heraus. Für andere bekommen wir neue Perspektiven oder können im Miteinander Wege der Bewältigung finden. Selbst die schlimmste der Vorstellungen, daß ein Kind nicht gesund oder gar tot zur Welt kommen könnte, ist für die meisten, wenn sie sie ausgesprochen haben, besser zu verarbeiten als wenn die Angst unausgesprochen im Inneren nagt.

Wie kann das Thema in die Geburtsvorbereitung einfließen?

Grundvoraussetzung ist natürlich, daß wir eine warmherzige, annehmende, stützende Atmosphäre geschaffen haben, wo Paare es wagen können, sich und den anderen selbst ihre größten Ängste einzugestehen. Es muß Raum da sein, daß dieses Thema sich entwickeln darf. Am besten ist es, wenn wir uns einen natürlichen Bezug erarbeiten.

Vielleicht kann das Thema auftauchen durch Fragen wie: Worauf freue ich mich am meisten? Was ist meine größte Angst? Wir können behutsam, ohne zu bedrängen und darauf zu bestehen, auch auf die Möglichkeiten von Behinderung und Tod eingehen, falls diese nicht von selbst genannt werden. Es muß Zeit eingeplant sein für eventuell entstehende Gespräche oder auch das Zulassen von Emotionen.

Ein weiterer möglicher Einstieg entsteht im Zusammenhang mit Erwartungen für das Geburtsereignis: Was, wenn es anders kommt, als wir es uns wünschen? Wir können Paare vorbereiten auf den Umgang mit möglichen unerwarteten Ausgängen (wie: eine äußerst schwierige Geburtsarbeit, negative Geburtsumstände, Kaiserschnitt, Trennung vom Baby nach der Geburt, das »falsche« Geschlecht, ein Kind, das nicht unseren Vorstellungen entspricht...) und dabei kann auch Behinderung und Tod eingeschlossen sein.

Dies ist eine gute Gelegenheit in einem allgemeinen Kontext das Thema Verlust anzusprechen. Verluste in unserem Leben sind vielfältig, jeder Entwicklungsschritt wie z.B. auch Mutter-, Vaterwerden bedeutet Abschied von Vergangenem. (Elisabeth Kübler-Ross spricht von »den kleinen Toden«, die wir sterben müssen, um für den *einen* Tod bereit zu werden.) Wir können in diesem Zusammenhang von der Ratsamkeit und Notwendigkeit sprechen, Trauer für etwas, was wir verloren haben (auch wenn es »nur« unsere Träume und Vorstellungen sind) zuzulassen und zu durchleben, anstatt sie zu verdrängen.

Wenn Familien erst akzeptiert haben, daß Trauer und Geburt Hand in Hand mit dem Leben gehen und daß ihre Emotionen normal sind, und wenn sie Wege finden, damit umzugehen, dann kann ein neues Gefühl innerer Stärke daraus erwachsen. (Limbo/Wheeler, 1986)

Der Verlauf solcher Gespräche ist nicht vorausplanbar. Jede Gruppe ist anders. Wir müssen auch gefaßt darauf sein, eventuell sehr gezielte Fragen beantworten zu müssen. Gerade weil wir flexibel, feinfühlig und behutsam mit der Gruppe »fließen« müssen, erfordert dies ein gewisses Maß an Vertrautsein mit dem Thema Trauer und Verlust. Wir dürfen auch nicht selbst blockiert sein durch noch unverarbeitete Trauer.

Eine weitere Gelegenheit kann sich ganz natürlich ergeben, wenn ein Paar in der Gruppe ist, das bereits einen Schwangerschaftsverlust erlitten hat (rein statistisch gesehen sind das in jeder Geburtsvorbereitungsgruppe mindestens ein bis zwei).

Umgang mit Paaren nach einem vorangegangenen Verlust

Die Gruppenleiterin sollte über den Hintergrund der Paare, die zu ihr kommen, etwas Bescheid wissen. Ein Weg wäre, sie vor Kursbeginn zu bitten, einen Fragebogen auszufüllen, auf dem auch die Frage nach einem möglichen vorangegangenen Verlust gestellt wird. Für Frauen, die schon ein Kind verloren haben, ist eine Folgeschwangerschaft immer mit mehr Angst besetzt und risikobelastet, und zusätzliche Zuwendung ist angebracht. Nicht immer haben sie eine ärztliche Begleitung, die auch die seelischen Belange mit berücksichtigt. Es wäre ideal, wenn die Geburtsvorbereiterin diese Lücke schließen könnte, indem sie mit Paaren, die eine Fehlgeburt oder Totgeburt hinter sich haben, vor Kursbeginn ein Einzelgespräch führt. (Sie sollte Bescheid wissen über den gesunden Verlauf eines Trauerprozesses, um einschätzen zu können, wo Paare damit stehen.)

Hierbei bietet sich den Paaren noch einmal Gelegenheit, über den Ablauf der vergangenen Erfahrung zu berichten und darüber, welche Auswirkung diese auf ihr Leben gehabt hat und ob und wie sie sie verarbeiten konnten (körperliche, emotionale, mentale, spirituelle Ebene beachten). Oft kann schon in *einem* intensiven Gespräch noch Unverarbeitetes sich auflösen. (Orientierung dafür kann der Fragebogen auf S. 253f. bieten.) Im besonderen interessiert die Geburtsvorbereiterin natürlich, wie sich der vergangene Verlust auf die jetzige Schwangerschaft auswirkt. Betroffene Eltern sollten die Möglichkeit haben, auch zwischen den Gruppentreffen anrufen zu können, wenn sie Ängste bedrücken. Wenn sich im Verlauf der Gruppenabende herausstellt, daß die angebotene Vorbereitung (Entspannungs- und Atemübungen, Gespräche, Visualisierungen etc.) nicht ausreicht, um etwaige von tiefsitzenden Ängsten herrührende Blockaden hinreichend aufzulösen, sollte die Geburtsvorbereiterin Bescheid wissen, an wen sie die Eltern gegebenenfalls weiterverweisen kann (z.B. Atemtherapeutin, Haptotherapeutin, Psychotherapeutin).

Wenn Paare sich im Einzelgespräch verstanden und gut aufgehoben gefühlt haben, fällt vielleicht ein wenig von dem Tabu ab, das Verluste meistens umgibt. In einer vertrauensvollen Gruppenatmosphäre werden sie wahrscheinlich bei passender Gelegenheit natürlich und selbstverständlich darüber sprechen können, wenn wir die Gelegenheit dazu bieten. Besonders wenn Paare zu einer Annahme ihres Verlusts gekommen und vielleicht sogar daran gewachsen sind, kann dies anderen helfen.

Wenn es eines der Paare aus der Geburtsvorbereitungsgruppe trifft

Die erste Person, die wir anriefen, als wir erfuhren, daß wir ein totes Baby zur Welt bringen würden, war unsere Geburtsvorbereiterin. Wir baten sie um Rat bezüglich Medikamenten unter der Geburt und übten uns darin ein, Menschen die fürchterliche Nachricht zu überbringen. Ohne daß wir es wußten, rief sie sofort im Krankenhaus an und sorgte dafür, daß wir unser Baby sehen könnten, und gab den Menschen dort noch andere Hilfestellungen zu unserem Besten.

Ich glaube, wir hätten auch dankbar angenommen, wenn sie uns gefragt hätte, ob sie kommen und uns beistehen dürfe. Wir brauchten jemanden, der für uns Sorge trug und bei dem wir uns anlehnen konnten. Als die Zeit kam, unseren Geburtsfragebogen auszufüllen, tat ich dies bis ins kleinste Detail, weil jemand sich dafür interessierte und ich ein solches Bedürfnis hatte, darüber zu berichten... (Ilse, 1987)

Wie kann die Geburtsvorbereiterin stützen?

Die Beziehung eines werdenden Elternpaares zur Geburtsvorbereiterin ist oft eine ganz besondere. So ist es nicht verwunderlich, daß die Person, die so ganz intensiv die Vorfreude über das Baby geteilt hat, auch unter Umständen die erste ist, die von der Trauer um es erfährt.

Wenn ein Anruf kommt, bevor ein totes Baby zur Welt gekommen ist, kann sie Eltern sagen, was anderen in dieser Situation geholfen hat, bzw. was andere Eltern danach bedauert haben. Sie kann dazu ermuntern, die Geburt so durchzuführen, wie sie es sich vorgestellt hatten. Sie kann gegebenenfalls auch ihre Hilfe anbieten, die Eltern bei der Geburt zu begleiten, wie sie das ja möglicherweise auch manchmal bei einer glücklichen Geburt tut. Vielleicht bitten Eltern sie auch um ihre Anwesenheit. Das ist sicherlich keine leichte Aufgabe, doch gerade in dieser Situation für Menschen da sein zu können, kann unvorstellbar bereichernd sein.

Wenn ein Baby krank zur Welt gekommen ist, können wir evtl. mit der Mutter zusammen zu dem Baby in die Klinik fahren. Wir können sie dabei ermuntern, sich soweit wie möglich an der Pflege ihres kranken oder sterbenden Kindes zu beteiligen und es im Arm zu halten, wo immer möglich.

Wenn wir über andere erfahren, daß »etwas schiefgegangen ist«, sollten wir die Eltern auf jeden Fall anrufen und uns als Gesprächspartner anbieten (in der Schocksituation sind sie vielleicht unfähig, Kontakt aufzunehmen): »Ich habe gehört, daß euer Baby tot auf die Welt gekommen ist. Wenn ihr darüber sprechen mögt, ich würde gerne mehr über euer Baby und die Geburt erfahren.«

Meistens sind Eltern froh, wenn jemand auf sie zugeht und ihnen nicht ausweicht, wie sie das häufig in ihrer Umgebung erleben. Wir können unser Interesse bekunden, indem wir Fragen stellen darüber, wie ihr Baby ausgesehen hat, ob sie Zeit mit ihm verbringen konnten. Vielleicht können wir auch etwas über etwaige Angst, Wut oder Schuldgefühle erfahren. Dabei dürfen wir den Vater nicht vergessen, der allzu häufig von anderen ignoriert wird.

Wenn das Verfassen eines Geburtsberichts für Eltern, deren Geburt einen »normalen Ausgang« hatte, schon für die Verarbeitung von Bedeutung sein kann, ist dies erst recht für Eltern der Fall, deren Kind gestorben ist. Ihre »Geschichte« vermitteln zu können, hilft ihnen, nach und nach ein wenig besser zu begreifen, was geschehen ist (siehe S. 97ff.). Um einen Geburtsbericht sollte man auch *sie* bitten, wenn dies für den Rest der Gruppe üblich ist.

Wo eine Frau bereits während der Schwangerschaft einer Stillgruppe verbunden war, mag viel von dem Gesagten sinngemäß auch auf die Stillgruppenleiterin und auf die Stillgruppe zutreffen.

Wie kann die Gruppe stützen?

Da das Ausmaß an Unterstützung bekanntlich der maßgeblichste Faktor dafür ist, wie Eltern den Verlust eines Kindes überstehen, wäre es natürlich schön, wenn sie jetzt, wo ihnen etwas Schreckliches passiert ist, nicht von ihrer Gruppe, in der häufig enge Beziehungen gewachsen sind, ausgeschlossen werden. Natürlich werden die Gruppenmitglieder wahrscheinlich die üblichen Ängste, die übliche Hilflosigkeit und vielleicht auch Schuldgefühle verspüren, daß ihr Kind lebt und gesund ist. Aber mit Hilfe der Leiterin werden sie diese wahrscheinlich akzeptieren können.

Es ist gut, die trauernden Eltern zu dem Nachtreffen einer Geburtsvorbereitungsgruppe persönlich einzuladen. Manche werden möglicherweise absagen. Andere, besonders die, die vielleicht gerade aufgrund ihres Kontaktes mit der Leiterin mit ihrer Trauer eins geworden sind, werden dankend annehmen. Wo sie schon kein Kind »zum Vorzeigen« haben, ist es vielen wichtig, über die Geburt sprechen zu können. Für ihre Leistung – eine Geburt unter solch schwierigen Bedingungen – anerkannt zu werden, tut gut. Im Alltag wird kaum je jemand darauf eingehen oder sich für ihre Geburt interessieren. Ute, eine Geburtsvorbereiterin, hat mit der Einladung betroffener Paare gute Erfahrungen gemacht:

Zunächst war allgemeine Hilflosigkeit zu spüren. Dann gab ein Vater seine Unbeholfenheit zu, indem er meinte, er wisse nicht, wie er mit den beiden umgehen solle, und sie sollten es ihm doch bitte sagen. Das brach das Schweigen. Es wurde den anderen klar, daß sie das Leid zwar nicht wegnehmen könnten, aber daß es gut tat, für das Paar da sein zu können. Die betroffene Mutter konnte auch ihre Eifersucht zugeben und ihre Gedanken eingestehen, daß sie am liebsten ein Baby entführen würde.

Von dem Paar hörte ich danach, wie wichtig es ihnen gewesen war, daß jemand ihnen zugehört hatte, daß ihre Geburtserfahrung gleichwertig neben denen der anderen stehen durfte und daß sie positive Rückmeldung bekommen hatten. Sie waren stolz auf ihre Geburt. Sie fühlten sich mit dem unglücklichen Ausgang ihrer Schwangerschaft in der vertrauten Gruppe aufgefangen, und es war möglich, weiterhin die Freundschaften aufrechtzuerhalten.

In einem anderen Fall fing die betroffene Mutter sehr zu weinen an, als sie die Babys sah, doch sie bat darum, eins halten zu dürfen. Alle Frauen in der Gruppe weinten mit. Nachdem das Paar über seine Geburt erzählt hatte, ging es wieder, und erst dann konnten die anderen von ihren Geburten sprechen.

Gerade in der warmherzigen, persönlichen Atmosphäre von Geburtsvorbereitungsgruppen entstehen oft Männerfreundschaften in einer Tiefe, wie sie sonst nicht üblich sind. Von daher sind gerade die Männer der Gruppe prädestiniert dafür, einen trauernden Vater zu stützen, der in der Gesellschaft kaum die Möglichkeit hat, seine Gefühle zu zeigen. Dies ist vor allem nach einigen Monaten nötig, wenn alle anderen sich zurückgezogen haben. (Die Leiterin kann kurz über Länge und Ablauf des Trauerprozesses aufklären.) Wünschenswert wäre, daß LeiterInnen und TeilnehmerInnen von Geburtsvorbereitungs- und/oder Stillgruppen Trauernde weiterhin telefonisch oder persönlich ein Stück des Wegs begleiten. Vor allem ist es eine schöne Geste am ersten Todestag durch ein Telefonat, einen Besuch oder gar Blumen zu zeigen, daß sie nicht vergessen haben.

13 Trauerbegleitung durch Beerdigungsunternehmen

Der Einfluß der Bestatter

Neben Klinikpersonal und SeelsorgerInnen haben die Bestatter eine Schlüsselposition im Trauerprozeß von Eltern, die ein Kind verloren haben. Meistens ist ihnen das nicht so recht bewußt. Sie können dazu beitragen, die Trauerarbeit der Eltern zu erleichtern.

Der Bestatter war unheimlich nett. Er sagte zu meiner Mutter, das Kind würde so schön und friedlich aussehen... ob denn nicht noch einmal jemand es anschauen möchte. Meine Mutter wollte mir Schmerzen ersparen und verneinte, ohne nachzufragen. Ich bedauere das sehr. Doch allein schon seine Aussage hat mir im Inneren etwas Friede gebracht.

Sie können den Eltern aber auch eine unwiederbringliche Erfahrung nehmen und dadurch die Verarbeitung der Trauer behindern:

Das einzige, was ich bedaure, ist, daß der Bestatter uns unsere Tochter nicht mehr sehen ließ und wir das mit uns geschehen ließen! Wir hatten ein Taufkleid für sie gekauft, und sie trug den Ring ihrer Mutter um den Hals. Wir hatten sie im Krankenhaus gehalten, und wir hätten sie so gern noch einmal in dem Kleidchen und mit dem Ring gesehen. Daß wir das nicht mehr taten, werden wir immer bedauern.

Eine ethische Fragestellung

Aber zurück zur ersten Aussage. Eine Passage aus einem Aufsatz von Thomas Attig, dem Leiter eines Beerdigungsinstituts in Amerika, hilft uns diese Handlungsweise noch einmal genauer zu überdenken:

Ein älteres Paar nimmt Kontakt mit einem Bestatter auf und drängt darauf, er möge eine baldige, einfache Beisetzung für das totgeborene Baby arrangieren, das ihre junge, unverheiratete Tochter gerade zur Welt gebracht hat. Sie wollen ihre Tochter vor einer schmerzlichen Erfahrung schützen, die ihrer Meinung nach deren Schmerz und Leid noch vergrößert. Sie handeln so, wie sie denken, daß Eltern handeln sollen, und bitten den Bestatter, so zu verfahren, wie sie denken, daß es für ihre Tochter am besten ist.

Sie geben nicht vor, auf deren Wunsch hin zu handeln und auch nicht mit deren Einwilligung. Kurz und gut, sie handeln paternalistisch und bitten den Bestatter, dasselbe zu tun.

Soll der Bestatter nun auf die Wünsche der Eltern eingehen? Gibt es eine Handlungsweise, die zu bevorzugen ist? Mehr noch, gibt es für seinen Berufsstand eine Verpflichtung, das Gegenteil zu tun? Wenn es eine Verpflichtung gibt, auf welcher ethischen Grundlage beruht sie?

Im Verlaufe seines Aufsatzes spricht sich Thomas Attig klar *gegen* das paternalistische Modell aus und er begründet das auch:

Die Hinterbliebenen in die Entscheidungsprozesse mit einzubeziehen, ist wichtig angesichts dessen, daß Hilflosigkeit häufig auftretender Bestandteil des Trauerprozesses und ein Hauptaspekt der persönlichen Verletzlichkeit ist. Eine der großen Gefahren für die Hinterbliebenen ist, daß ihre Hilflosigkeit verstärkt, ihre wahrgenommene Unfähigkeit wirklich und chronisch wird und zu einer ungelösten Depression führt. Als Konsequenz wird damit eine gefühlsmäßige Anpassung an den Tod, eine Neuorientierung und kompetentes menschliches Funktionieren unterbunden.

Die Möglichkeiten für bedeutungsvolles Handeln zu übersehen oder zu verneinen, fördert die vorübergehende Handlungsunfähigkeit im Leben der Trauernden, anstatt sie zu vertreiben. Somit kann Paternalismus in der Tat effektive Trauerarbeit untergraben. (Attig 1983)

Wie Bestatter zur Trauerverarbeitung beitragen können

Wissen über diese spezielle Situation ist nötig

Um wirklich beistehen zu können, brauchen Bestatter zunächst Wissen über den Trauerprozeß im allgemeinen und diese spezielle Situation im besonderen. Berichte von Eltern in diesem Buch helfen, sie und ihre Bedürfnisse besser kennenzulernen. In den Kapiteln 7, 8 und 9 wird von der Umsetzung des Wissens über Trauerphasen und -aufgaben in die Praxis berichtet. Im folgenden nun noch einige Anmerkungen speziell für die Bestatter.

Was sich als hilfreich erwiesen hat

Alles tun, was Eltern hilft, die Wirklichkeit des Verlusts anzunehmen (siehe S. 206f.):

— Eltern eine letzte Gelegenheit bieten, ihr Kind zu sehen, besonders wenn sie es vorher noch nicht gesehen haben. Dabei Vater *und* Mutter persönlich fragen. (Einer mag den anderen fälschlicherweise schützen wollen [s.o.] und danach bedauern, die Chance verpaßt zu haben.)
— Den Vater auf Wunsch sein Kind selbst zum Auto tragen und ihn mit zum Leichenhaus fahren lassen.
— Falls Eltern ihr Kind noch nicht gesehen haben, sie auf den Anblick mit liebevollen, einfühlsamen Worten vorbereiten.
— Nicht selbst darüber entscheiden, ob ein Kind »sehenswert« ist oder nicht (siehe S. 201). (Eltern sehen anders – »mit den Augen des Herzens«.) Ggf. das Kind beschreiben und dann nochmals fragen.
— Eltern in der Versorgung des Kindes ggf. beteiligen. Fragen, ob sie ihr Kind waschen oder anziehen wollen. Fragen, ob sie besondere Kleidungsstücke für das Kind bereitgelegt haben. Ggf. Puppenkleidung für ein sehr kleines Baby.
— Eltern fragen, ob sie ihrem Baby einen Namen gegeben haben oder ob sie das noch tun wollen.
— Wenn das Baby bereits einen Namen hat, namentlich von ihm sprechen.
— Den Eltern anbieten, bei der Sargschließung zugegen zu sein.
— Die Beisetzung erst nach Entlassung der Mutter aus der Klinik vornehmen, um ihre Teilnahme zu ermöglichen. Oder eine Sondergenehmigung einholen, um die Bestattung zu verschieben.

Die Familie integrieren helfen:

– Kinder sollen auf Wunsch das Baby sehen können (siehe S. 111ff.), zusammen mit einer Person ihrer Wahl, bei der sie sich wohlfühlen und alle Fragen stellen können, die sie beschäftigen.
– Kinder dazu ermuntern, »ihrem Baby« etwas in den Sarg zu legen (manche tun es heimlich): ein kleines Briefchen, ein Bildchen oder ein Spielzeug oder …
– Auch Familienmitglieder und Freunde das Baby sehen lassen (sie können die Trauernden dann besser unterstützen). Dazu ermuntern, dem Baby etwas mitzugeben.

Rituelle Ausdrucksweise fördern:

– Die Eltern ermuntern, ein Ritual (siehe S. 53, 88 und 259ff.) mitzugestalten, das für sie Bedeutung hat: Luftballons an den Sarg binden oder aufsteigen lassen, ein Gedicht verlesen, besondere Texte auswählen oder ein bedeutungsvolles Lied singen. So viel wie möglich mitentscheiden lassen. (Eine Vielfalt von Ritualen sind in dem Buch *Bittersweet… hellogoodbye* [leider z.Zt. nur auf Englisch erhältlich – siehe S. 276] zu finden.)
– Da für die Eltern Eingebundensein in ihrer Umgebung wichtig ist bei der Trauerverarbeitung, ihnen vorschlagen, Familie und Freunde miteinzubeziehen, sie aber nicht bedrängen. (Das Baby wird durch Teilnahme an der Beisetzung wirklicher für das Umfeld.) Evtl. Freunde zur Mitgestaltung der Trauerfeier ermuntern. Vielleicht Tragen des Sargs durch Freunde.

Auf Wunsch auch fehlgeborene Babys beerdigen:

– Die Bindung der Eltern auch an ein noch nicht beurkundetes Baby respektieren.
– Praktikable, kostengünstige Wege der Beisetzung kleinerer Babys überdenken, ggf. mit Friedhofsamt zusammen. Auch da fragen, ob eine (inoffizielle) Namensgebung erwogen ist.

Herr H., ein Bestattungsunternehmer, berichtet:

Wenn ein Familiengrab besteht, dann legen wir die fehlgeborenen Babys
z.B. zu der Großmutter. Die bekommen keinen richtigen Sarg, sondern ich
zimmere ein kleines, weißes Kästchen, das ich innen auskleide, so daß ein
würdevoller Rahmen gegeben ist.

Den gesunden Trauerprozeß fördern:

— Eltern unaufdringlich und mehr nebenbei auf den Verlauf eines
  gesunden Trauerprozesses vorbereiten (siehe S. 206f.) und sie
  informieren, welche Auswirkungen bestimmte Entscheidungen
  darauf haben können.
— Eltern ungefragt Informationen geben über die möglichen Vor-
  gehensweisen und deren Auswirkung. Sie mitentscheiden lassen.
— Die Autonomie und die Werte der Eltern respektieren, nach *ihren*
  Werten handeln.
— Auch Bestatter können die Gründung von Stützgruppen fördern.
— Ggf. eine Kartei von Betroffenen (mit deren Erlaubnis ihre
  Adresse aufnehmen) anlegen und Kontakte herstellen.

Bestatter sind wichtige Bezugspersonen für Trauernde. Mögen diese
Zeilen ihnen ihre Einflußmöglichkeiten und somit auch ihre Verant-
wortung noch mehr verdeutlichen und sie zu einem noch bewußteren
Umgang mit Betroffenen zum Wohl trauernder Eltern inspirieren.

Nachwort

Als Kinderkranken- und Geburtshilfeschwester arbeitete ich oft mit Eltern, deren Kind starb. Die erste Erfahrung mit Trauer über die anfängliche Trauersituation hinausgehend machte ich 1974, als ich Pam und Bob Sampson begleitete. Pam bekam Eklampsie, eine Schwangerschaftsvergiftung. Eines Morgens hatte sie einen Krampfanfall, während dessen ihr ungeborenes Baby starb. Die kleine Anna Marie wurde per Notkaiserschnitt geboren, Pam blieb die nächsten drei Tage im Koma und erfuhr erst bei ihrem Wiedererwachen von der Geburt, dem Tod und der Beerdigung ihrer kleinen Tochter. Sie hatte keine Fotos, keine Erinnerungen, keine Rituale oder wirkliche Erfahrungen, die ihr durch den Trauerprozeß hindurchhelfen konnten.

Aufgrund schwerwiegender Komplikationen durch die Eklampsie blieb Pam einen Monat lang im Krankenhaus. Ihre Familie, dankbar dafür, daß Pam am Leben war, vermied es, über den Tod des Babys zu sprechen, und trug so nur noch mehr zu Pams Schmerz und Isolation bei. Sie mußte aber mit jemandem darüber reden und sammelte jedmögliche Information. Während des Krankenhausaufenthaltes baten Bob und Pam mich oft, mit ihnen zu sprechen, und durch ihre offenen Gefühlsäußerungen lernte ich ungeheuer viel über den Schmerz von Eltern nach dem Verlust eines Babys. In den darauffolgenden Monaten kamen Bob und Pam oft zurück, und ich erfuhr, wie groß ihr Bedürfnis war, sich mit Menschen in ähnlicher Situation auszutauschen. Trauer in Isolation war für sie fast unerträglich. Oft sprachen sie von ihrem Wunsch, ich möge eine Gruppe für betroffene Eltern ins Leben rufen. Damals gab es keine Modelle dafür. 1976 erfuhr Bob von einer Gruppe verwaister Eltern in St. Louis – AMEND, die erste Stützgruppe in den USA, die sich der Betreuung trauernder Eltern widmete. Bob kam wieder, um mich um Mithilfe bei der Gründung einer regionalen Gruppe in unserer

Stadt zu bitten. Ich willigte ein, und von diesem Zeitpunkt an bis zum heutigen Tag ist mein Leben der Unterstützung von Eltern, deren Baby gestorben ist, gewidmet.

Nach einem Umzug nach Springfield, wo keine organisierte Unterstützung vorhanden war, führte ich auch dort auf Drängen des Psychologen Prof. Glen Davidson und trauernder Eltern meine Aufgabe weiter. Da ich mit dem Krankenhaus verbunden war, sah ich es als wertvoll an, die Philosophie der Unterstützung im Krankenhaus in einer Weise zu integrieren, daß auch wirklich jeder, der mit diesen Familien zusammenkam, sich deren Bedürfnissen bewußt war und ihnen entgegenkam. Es war offensichtlich, daß ein Teamansatz nötig war, um alle Bedürfnisse abzudecken, von dem Zeitpunkt an, wo ein Verlust befürchtet wurde, durch die Anfangszeit der Trauer hindurch, bis hin zur Nachsorge. Im Herbst 1977 wurde im St. John's Hospital in Springfield SHARE geboren. Jetzt gibt es 250 Gruppen in den USA, sowie vier in anderen Ländern, darunter auch in Deutschland. Im Herbst 1987 hielt ich einen Vortrag in Holzhausen auf Einladung von Hannah Lothrop, im Juni 1989 weitere neun an verschiedenen Orten in Deutschland.

Hannah Lothrops Buch ist eigentlich schon lange fällig gewesen, aber es war es wert, darauf zu warten. Hannahs Buch, das sich gleichermaßen sorgsam und einfühlend an Trauernde wie auch an die Menschen richtet, die sie begleiten, ist mit dem Herzen geschrieben. Es ist nicht nur aus ihren eigenen Erfahrungen entstanden, sondern auch aus den Erfahrungen der Menschen, die sie auf ihrem Weg begleitet hat. Hannah hat anderen geholfen, einen »guten Tod« zu erfahren, von dem der Psychiater Avery Weisman sagt: »Manche Tode sind besser als andere, wie auch manche Leben besser als andere sind. Ärzte, Hebammen, Schwestern und Seelsorger müssen mithelfen, daß der Tod unter bestimmten Bedingungen als ein ›guter Tod‹ erfahren werden kann – in Übereinstimmung mit bestimmten Werten, d.h. das, was wichtig ist, wird aus dem Unbewußten vermittelt. Bei einem ›guten Tod‹ können die Überlebenden in Frieden damit leben, nicht ohne Schmerzen, nicht ohne Verletzung, aber Friede geht aus von ihrer Art zu leben, ihrer Lebenssituation, ihren Wünschen und ihrem Streben. Wenn wir von einem ›guten Tod‹

sprechen, dann denken wir dabei nicht nur an die Sterbenden, sondern auch an die nächsten Angehörigen. Ein ›guter Tod‹ – ein Tod, mit dem sie leben können.«

Der Tod eines Babys scheint nicht »richtig«. Das ganze Potential des Kindes für ein erfülltes Leben zerrinnt, ehe die Eltern es liebhaben und umsorgen konnten, so wie es ihren Hoffnungen und Träumen entsprach. Eltern erleben einen »guten Tod«, wenn sie die Möglichkeit hatten, mit ihrem Kind zusammenzusein, auch wenn es tot war, es zu umsorgen, sich von ihm zu verabschieden – wenn sie nach ihren Werten entscheiden konnten, nachdem sie erfahren hatten, was für andere Eltern hilfreich gewesen ist und welche Möglichkeiten ihnen offenstanden. Hannah hat die Details in diesem Buch beschrieben. Einen »guten Tod« zu erleben wird nur möglich sein, wenn einfühlsame, informierte Betreuer und Familienmitglieder für die Eltern »da sind«, wenn sie vom Tod erfahren, wenn sie durch die Erfahrung »hindurchgehen«, bei der Beerdigung und in den Wochen und Monaten danach.

Wir brauchen keine Antworten für diese Eltern zu haben. Sie erwarten nicht von uns, daß wir ihren Schmerz wegnehmen. Sie brauchen uns aber zum *Zuhören* beim Verarbeiten ihrer Trauererfahrung und dem Hindurchgehen durch ihren Trauerprozeß. Wenn wir bei ihnen sind und uns vielleicht hilflos fühlen, können wir daran denken, daß wir zwei Augen, zwei Ohren und einen Mund haben. Es scheint mir, daß wir viermal soviel zuhören und beobachten sollen, wie wir sprechen. Zuhören ist unser größtes Geschenk an Trauernde.

Wir müssen Eltern die »Erlaubnis« geben, zu fühlen, was sie fühlen, und nach den Dingen zu verlangen, die sie für sich und ihr Baby wünschen. Es hat lange gebraucht, bis wir das begriffen hatten. Es wurde uns zum ersten Mal klar, als ein Paar zu Hause eine Fehlgeburt hatte und danach das Baby zu uns ins Krankenhaus brachte. Sie wollten es wieder mit nach Hause nehmen; sie sagten, es ist ihr Kind. Und wir sagten »Nein«. Es verstieß gegen unsere übliche Handhabung. Und dann dachten wir darüber nach: »Wessen Baby ist es eigentlich? Wieso haben wir das Recht, über dieses Baby zu entscheiden? Die Eltern haben es hierher gebracht, sie hätten es ja auch zu Hause lassen können. Sie hätten es nicht zur Klinik bringen müssen. Sie trugen Sorge für es.« Und da begann es bei uns zu »dämmern«, daß das eigentlich so war, wie es sein sollte – daß es Sache der Eltern sein sollte, darüber zu bestimmen, was geschehen soll.

Eltern, meine Botschaft an Euch ist: Folgt Eurem Herzen und tut die Dinge, die der Liebe für Euer Baby entspringen. Dies ist einer der Wege, wie sich Euer Baby vielleicht auf dieser Welt bemerkbar machen kann. Manche Menschen mögen nicht reagieren, wie Ihr es erhofft habt, aber Ihr werdet sehen, daß andere die Botschaft der Liebe verstehen, annehmen und an andere weitergeben werden.

Während meiner langjährigen geburtshilflichen und seelsorgerischen Tätigkeit habe ich eine wichtige Tatsache begriffen: daß es der Traum aller Eltern ist, daß man ihr Kind kenne und als »jemand Besonderes« anerkenne, daß ihr Kind eine Auswirkung auf diese Welt haben möge. Sie wollten, daß man ihr winziges Kind sogar schon am Anfang seines Lebens als Mensch ansehe. Den Namen des Babys zu benutzen, die eigenen Gefühle und Erfahrungen mitzuteilen, ist ein Weg, um das Baby als »jemand Besonderes« anzuerkennen.

Wir werden nie ein perfektes »Rezept« haben im Umgang mit Trauernden oder unserer eigenen Trauer. Jeder Mensch wird die Trauer aus seiner eigenen Warte verarbeiten. Richtlinien sind hilfreich, aber sie sind nicht alles. Jeder von uns, Eltern wie Betreuungspersonal, handelt gemäß seiner eigenen Persönlichkeit und Art, Dinge zu tun, je nach Lebensgeschichte und -erfahrungen. Unsere Intuition, gekoppelt mit unserem inneren und äußeren Horchen, ist ein großes Geschenk. Während wir den Weg gemeinsam gehen, werden wir uns des Lichts gewahr, das am anderen Ende des Tunnels scheint. Hannahs Buch hilft uns, durch den Tunnel zu gehen in der Gewißheit, daß das Licht da ist und daß die Dunkelheit es niemals auslöschen wird.

Belleville, Illinois,
im Dezember 1990

Sister Jane Marie Lamb
SHARE

Dank

Viele Menschen haben dazu beigetragen, daß dieses Buch entstehen konnte. Dank sei vor allen Dingen den Frauen und auch Männern, die mich in dieser für sie besonders tragischen Situation an ihrem Leben, ihren Gefühlen und Gedanken so offen teilhaben ließen, die sich die Zeit nahmen, mir von ihren Erfahrungen zu berichten, oder die ich bei der Totgeburt und in den Wochen und Monaten danach begleiten durfte. Ihre Berichte bilden das Herzstück dieses Buches. Ich bin sicher, daß sie damit vielen tausend Menschen helfen werden und somit der Tod ihrer Kinder einen Sinn bekommt. Ich fühle mich Dr. Gerd Eldering und dem geburtshilflichen-pflegerischen Team des Vinzenz-Pallotti-Hospitals in Bensberg sehr verbunden für meine unkomplizierte, harmonische Aufnahme im Team bei der Begleitung dieser Eltern.

Mein besonderer Dank gilt meiner Familie – meinem Mann Rob und meinen Kindern Anya und Kerry –, die das Werden dieses Buches mitgetragen hat, obwohl ich viele Monate länger daran gearbeitet habe, als ursprünglich gedacht. Auch empfinde ich ein tiefes Gefühl des Dankes gegenüber meiner langjährigen Freundin Mechthild Fuchs, die mir in ihrem »Einfach-da-Sein« über die Klippen der oft nicht leichten »Geburtsarbeit« hinweghalf, den größten Teil des Buches genauestens durchlas und mich klug beriet. Sr. Jane Marie Lamb sei Dank für ihre Freundschaft, ihre Freundlichkeit, ihre Hilfsbereitschaft und Großzügigkeit, ihre Erfahrungen und ihre Materialien mit mir zu teilen, und ihre informativen, ermunternden und einfühlsamen Briefe und Telefonate, die passenderweise immer dann eintrafen, wenn mir der Mut ausging. Von ihr durfte ich vieles lernen.

Danke auch den Frauen in Florida, die ihre beruflichen Erfahrungen freizügig an mich weitergaben: Chris Pfeffer vom Baptist Hospital in South Miami (auch dafür, daß sie mich mit Sr. Jane Marie zusammengeführt hat), Ann Coon und Pat Stauber vom North Shore Hospital in Miami, Edie Kaplan und Barbara Woodward von den

Compassionate Friends in Plantation und Edie Stark sowie Dorothea Luytjes und Dr. Poldi Orlando, die mich im Anfangsstadium immer wieder ermutigten; ebenso den Frauen im Norden: Cathy Romeo und Marilyn Unger sowie Sandy Gould, und ganz gesonders Susan Hodge. Danke Julia, Otto Betz, Felicitas Betz, Dorothea Bobzin, Martin Fromme, Rainer Habel, Karl Hamm, Albert Heil, Ute Herber-Ohler, Friederike Hock-Schmidt, Kusum Hofmann-Kachel, Dr. José Klapp, Joyce Krijger, Barbara Künzer-Riebel, Veronika Langguth, Jutta Röhrig, Herrn Seidel und Gerhard Wolf, die mir bei meinen Recherchen behilflich waren, Luise Stumpf, von der ich Impulse für den Titel bekam, sowie all den anderen, die ich nicht einzeln genannt habe.

Danke Jonathan Benz, Dr. Trudel Giesbrecht, Elena Feuchtenhofer, Susanne Kühnel, Mechthild Scheffer und Ulli Woogk, die Teile des Manuskripts lasen und kommentierten, und Petra Pfeifer, Christa Pfeifer-Reuter und Claudia Vogt, die mir bei der Übertragung der Gesprächskassetten halfen. Danke Barbara Trübner für ihr Führen einiger Gespräche mit Betroffenen. Danke Jay Johnson von der Centering Corporation, Ute und Frank sowie Julie Fritsch für die Erlaubnis zur Veröffentlichung von Fotos. Ich danke auch Dr. J. William Worden für seine Genehmigung, einige seiner Konzepte der Trauerberatung in mein Buch aufzunehmen, ebenso Dr. Glen Davidson für seine Information über die Trauerphasen und Dr. John Bowlby und Dr. Collin Murray Parkes, von deren Arbeit diese Phasen abgeleitet wurden. Danke Thomas Attig, Richard Boerstler, Sr. Beate Brandt, Susan Scrimshaw und David March, Judy Tatelbaum, Howard Cupp und den anderen Compassionate Friends, deren Arbeit mich inspiriert hat oder aus deren Veröffentlichungen ich zitiert habe. Noch einen besonderen Dank an Dr. Eldering, daß ich den an ihn gerichteten Brief abdrucken durfte, und an M. S. für ihre Zustimmung dazu. Die harmonische Zusammenarbeit mit meiner Lektorin Heike Denneler hat Freude gemacht.

Nicht zuletzt gilt mein tiefer Dank meinem Kind Cara.

Holzhausen, *Hannah Lothrop*
Thanksgiving (22. November) 1990

Anhang

Fragebogen I (für Eltern)

Was ist meine besondere Trauersituation?

Dieser Fragebogen ist für Eltern gedacht als Hilfe, ihre Erfahrung besser verstehen zu können. ÄrztInnen oder TherapeutInnen und Hebammen usw. können die Fragen als Basis für ihre Gespräche mit Eltern benutzen. Dieser Fragenkatalog kann auch dazu dienen herauszufinden, welche Eltern aufgrund vieler erschwerender Faktoren zusätzliche Hilfe bei ihrer Trauerverarbeitung brauchen.

1. Intensität der Beziehung:
Wieviel Bindung ist bereits entstanden? Wie tief ist die Liebe gewachsen? Habe ich meine Liebe zurückgehalten aus Angst vor einem Verlust? Habe ich als Mutter das Kind schon in mir gespürt oder habe ich als Mann noch keine Beziehung aufnehmen können? Waren meine Gefühle dem Kind gegenüber zwiespältig?

2. Was war mit dieser Schwangerschaft noch für mich verbunden?
Habe ich mich wohler gefühlt als sonst? Habe ich mich aufgewertet gefühlt? Habe ich gehofft, eine kränkelnde Partnerschaft zu kitten? Bekam ich mehr Aufmerksamkeit durch meinen Partner als zuvor? Hatte ich das Gefühl, durch das Elternwerden eine Lebensaufgabe zu erfüllen? Wollte ich einer unangenehmen Situation (z.B. Arbeitsstelle) ausweichen? Hatte ich ambivalente Gefühle gegenüber der Schwangerschaft? War dieses Kind die langersehnte Tochter oder der langersehnte Sohn? Können wir keine weiteren Babys mehr bekommen?

3. Was waren die Todesumstände?
Hatte ich Vorahnungen? Hatte ich von vornherein das Gefühl, daß »etwas nicht stimmt«? Oder wurde ich aus »heiterem Himmel« überrascht? Wie wurde ich beim Verlust begleitet? Konnte ich mich von meinem Kind verabschieden? Waren Schwangerschaft oder Tod mit einem gesellschaftlichen Tabu belegt?

4. Historische Fakten:
Gab es noch andere Verluste in der Vergangenheit? Gab es Fehlgeburten? Abtreibungen? Haben wir lange vergeblich versucht, ein Kind zu bekommen? Welche Erfahrungen habe ich schon mit Tod und Trauer gemacht? Wie bin ich damit umgegangen? Gibt es unverarbeitete Trauer in mir? Wie gehe ich mit den »kleinen täglichen Toden« um? Leben meine Eltern noch?

Ist ein Elternteil früh gestorben? Wie war meine Beziehung zu meiner Mutter? Hatte ich Perioden depressiver Verstimmungen in der Vergangenheit? Wie war mein psychischer Gesundheitszustand?

5. Persönlichkeitsfaktoren:

Kann ich anderen Menschen mein Herz ausschütten oder mache ich Dinge in meinem Inneren mit mir allein ab, d.h. bin ich eher extravertiert oder introvertiert? Verarbeite ich Ereignisse eher mit dem Verstand oder über das Gefühl? Sind meine Wahrnehmungen eher konkreter oder intuitiver Natur? (Bin ich eher ein pragmatischer Mensch oder ein Mensch, der seiner Intuition folgt?) Bin ich eher auf die Gegenwart bezogen, oder tendiere ich dazu, mehr in der Zukunft oder Vergangenheit zu leben? Mag ich Dinge gern schnell zum Abschluß bringen, oder lasse ich ihnen gern ihren freien Lauf? Tendiere ich zur Selbständigkeit oder zur Abhängigkeit? Wie gehe ich normalerweise mit Streß um – bin ich streßanfällig, oder kann ich auch unter extremen Belastungen noch funktionieren? Kann ich Gefühle zulassen, oder tendiere ich dazu, sie zu verdrängen oder zu verleugnen? Kann ich Abhängigkeit zulassen? Neige ich zu Schuldgefühlen? Was ist mein Selbstkonzept (z.B. »die Starke«, die »Emotionale«, »Immer ich«). Tendiere ich dazu, mit körperlichen Beschwerden auf seelische Schmerzen zu reagieren? Welche Persönlichkeitsfaktoren zeigt mein Partner? Wo sind Konflikte entstanden aufgrund der Persönlichkeitsmerkmale der Menschen aus meiner Umgebung und wie habe ich sie gelöst bzw. kann ich sie angehen?

6. Soziale Variablen:

Wieviel Unterstützung habe ich von meinen Freunden, meiner Familie, meinem Lebenskreis, meinem Partner? Habe ich Menschen, denen ich meine innersten Gefühle anvertrauen kann? Wieviel eigene Ressourcen habe ich: kulturspezifisch, glaubensbezogen/spirituell? Wird dieser Verlust als »gesellschaftlich nicht akzeptabel« angesehen (z.B. Abtreibung, Abbruch aus eugenischer Indikation, in Verbindung mit AIDS)?

7. Weltanschauung und Wertesystem:

Was ist meine Vorstellung von Leben und Tod? Vertrete ich eher eine materielle Lebenseinstellung? Glaube ich, daß das Leben mit dem Tod beendet ist? Oder glaube ich an ein Leben nach dem Tod? Glaube ich an ein ewiges Leben der Seele? Glaube ich an Reinkarnation? Glaube ich, daß wir zufällig auf der Erde sind? Oder glaube ich, daß jeder Mensch eine Aufgabe in seinem Leben hat? Glaube ich, daß Kinder sich ihre Eltern aussuchen? Konnte ich meinem Leben einen Sinn geben? Wie steht es mit meiner Lebensreife?

Fragebogen II

Erfahrungen mit dem Tod

Dieser Fragebogen ist für Fachleute gedacht, die Trauernde begleiten. Er soll dazu anregen, sich über seine eigenen Erfahrungen mit dem Tod klarer zu werden. Er kann mit Freunden und Kollegen im Team durchgearbeitet werden.

1. Der erste Todesfall, an den ich mich erinnern kann, war:

2. Ich war … Jahre alt.

3. Ich kann mich an folgende Gefühle von damals erinnern:

4. Die erste Beerdigung, der ich beiwohnte, war:

5. Ich war … Jahre alt.

6. Meine deutlichste Erinnerung von damals ist:

7. Folgender Todesfall liegt am kürzesten zurück (Person, Zeitpunkt, Umstände):

8. So bin ich damit umgegangen:

9. Der Tod, der mir am meisten zu schaffen macht, ist der Tod von:

10. Er war schwierig, weil:

11. Von den Menschen in meinem Leben, die mir etwas bedeuten, würde mir der Tod von … am schwersten fallen.

12. Er wäre am schwersten, weil:

13. Meine Art, mit Verlusten umzugehen, ist:

14. Ich weiß, daß meine Trauerarbeit abgeschlossen ist, wenn:

15. Es ist in Ordnung, mit Klienten/Patienten/Betroffenen über meine eigene Trauerarbeit zu sprechen, wenn:

(Nach: J. William Worden: *Beratung und Therapie in Trauerfällen. Ein Handbuch.*, Bern: Hans Huber, 1987)

Anleitungen zur Meditation

Variation 1

1. Dem inneren Wunsch folgen:
Ich will meditieren.

2. Den Platz bereiten:
Am besten suchen wir uns einen Platz im Haus aus, wo wenig Ablenkung (optisch und akustisch) zu erwarten ist. Wir können diesen Platz in einen besonderen Ort für uns verwandeln, indem wir ihn mit frischen Blumen schmücken und eine Kerze anzünden, wenn wir uns dort täglich, möglichst zu einem bestimmten Zeitpunkt für eine bestimmte Zeit niederlassen. Sitzgelegenheit herrichten: Hocker oder harter (Holz-)Stuhl mit flacher Sitzfläche oder Meditationskissen oder mehrere Kissen übereinander (ausprobieren, bei welcher Höhe kein Hohlkreuz auftritt und der Rücken in eine aufrechte Haltung strebt!).

3. Sich auf das Ziel einstellen (Ziel = Sinnziel, Wesensziel):
Innere Meditationshaltung mit einem Zielwort erwecken:
Eins-Werden!
Heil-Sein
Unendliche Liebe!
Dich suchen, mich finden lassen

4. Sich in der Sitzhaltung, im Leib ordnen!
Uns im Leib, in unserer Sitzhaltung zu ordnen, verhilft dem Geist, sich zu klären, zu ordnen und zur Ruhe zu kommen. Wir setzen uns auf die Vorderkante des Hockers, Ober- und Unterschenkel sind im rechten Winkel (ggf. Decke unterlegen), die Füße stehen beckenbreit. Wir lassen uns vom Scheitelpunkt aus nach oben in den Raum und in die Aufrichtung wachsen und achten darauf, daß wir uns dabei innerlich nicht verfestigen. Wir spüren den Kontakt zum Stuhl und Boden und lassen uns innerlich nieder. Unsere Hände ruhen auf den Oberschenkeln. Der Atem kann

ungehindert fließen. Wir sind wach im Scheitelgebiet, wir geben unsere Gelenke frei. Die Augen können offen oder geschlossen sein. In beiden Fällen soll die Schaurichtung der Augen im rechten Winkel zur Wirbelsäule sein, und zwar so, daß wir nicht starr nach vorne blicken, sondern so, als ob wir vom Hinterkopfraum her rundum und nach vorne schauen. Anstatt auf einem Hocker können wir auch auf einem Kissen im Schneidersitz meditieren. Wir beruhigen unsere Gedanken, indem wir die linke Hand schalig mit der Handfläche nach oben in die rechte Hand legen. Die Daumen berühren sich.

5. Sich der Übungsweise aufmerksam zuwenden – dabei verweilen:
— dem Atem folgen
— einen Ton innerlich oder hörbar tönen (A-O-Ö-U-E)
— ein Mantra oder Kurzgebet innerlich sagen, z.B.: Om – Gott – Ja – Vertrauen – Hingabe – Klarheit – Trost – Liebe – Friede usw.

6. Störungen ausblenden:
Gedanken vorüberziehen lassen, nicht wegmachen wollen, in die Haltung des Wahrnehmens, der Präsenz zurückkehren.

7. Sich dem inneren Geschehen ruhig und wach überlassen:
In der wachsenden Stille, im Schweigen wohnen. Dort verweilen, wo etwas »Sättigendes« gefunden wird. Absichtslos bleiben, eins werden mit…

(Nach Sr. Beate Brandt in ihrem Buch *Sitzen – Schweigen – Hören*. Mainz: Matthias Grünewald, 1988)

Variation 2

Teil 5 kann ersetzt werden durch ein Meditieren über einen Text. Es gibt einige 24-Stunden-Bücher mit täglichen Meditationstexten, z.B. *Jeder Tag ein neuer Anfang* oder *Jeder Morgen bringt neue Hoffnung* oder *Das tägliche Wort*. Wir können diesen Text in der Stille in uns bewegen und uns davon bewegen lassen.

Hier ist ein möglicher Text:

Mein Herz ist schwer,
in mir sind so viele Fragen,
möge ich stille werden, um nach und nach Antworten zu hören,
möge ich durch Aufruhr hindurch zu Frieden finden,
möge ich im Chaos Ordnung erkennen,
möge inmitten des Dunkels Licht in mir werden,
möge ich in meiner Traurigkeit Trost empfangen,
möge mein Leib und meine Seele wieder heil und weit werden,
möge ich mich inmitten des Schlimmen getragen fühlen,
möge ich in meinem Schmerz die Liebe erfahren,
möge ich gerade in meiner Verletzlichkeit Deine Kraft in mir spüren,
möge neues Leben und neuer Geist entstehen.

Variation 3

Wir können auch über einem Bild, das in uns die Eigenschaften des Höheren Selbst erweckt, meditieren. Dies können das Antlitz eines gütigen Menschen (Jesus, ein alter weiser Indianer etc.), ein Stück Natur (eine schöne Landschaft, ein Baum, eine Pflanze) oder transzendente Gemälde sein (z.B. *kosmische Bilder* »Licht, Liebe, Kraft«, »Auferstehung«, *Licht Mandalas* »Göttliches Licht«, »Heiliger Baum«, *Phantastische Bilder* »Garten der Heilung«, »Tal der Geheimnisse« von Heita Copony), (Bezug siehe S. 276).

Trauerrituale

Variation 1

Der Anruf einer Mutter nach einer Fehlgeburt brachte Pater Thomas Turner dazu, eine jährliche Gedenkmesse für fehlgeborene Babys einzurichten:

…50 Menschen mehr als an anderen Tagen erschienen zu unserer »Messe für Fehlgeburten«. Zu Beginn der Messe sagte ich den Menschen, daß wir ihre Kinder, die sie verloren hatten, in unserer Gemeinde aufnehmen wollten. Die katholische Kirche hat immer betont, daß ihre Gemeinschaften aus lebenden und toten Gemeindegliedern bestehen. Außerdem wollte ich in meiner Einführung die schmerzlichen Gefühle der Mütter anerkennen.
Diese zwei Wirklichkeiten – die volle Kirchenmitgliedschaft der ungeborenen Kinder und die Schmerzen der Mütter – waren der Kern des Rituals. Diese beiden Wirklichkeiten im Zusammenhang eines Gebets zu bestätigen, brachte denen, die teilnahmen, viel Heilung.
Im Hauptgang der Kirche, ganz vorne, wo sonst bei Beerdigungen der Sarg aufgebahrt ist, stand ein kleines rechteckiges verhülltes Tischchen. Weihkerzen umrahmten den Tisch, und frische Blütenblätter waren in die Mitte gestreut. Zu Beginn der Messe bat ich die Mütter und Familien, im Gebet die Seelen ihrer verlorenen Kinder zu bitten, während dieser Feier bei uns zu sein. Ich zeigte auf den kleinen Tisch als symbolischen Ort für die Seelen, und ich segnete sie mit heiligem Wasser… (Lamb 1988, S. 3 – 29)

Variation 2

Pfarrer Jim Cunningham aus Toledo läßt nach speziellen Gedenkfeiern Luftballons in den Himmel steigen mit den Worten:

Mit diesen Luftballons
gedenken wir unserer geliebten Kinder,
die gestorben sind.
Der Tod hat uns gezwungen, diese Kinder,
die wir so gerne halten möchten, loszulassen.
Während wir unsere Ballons loslassen,
schicken wir auch eine Botschaft los.
An die Gemeinde ist die Botschaft:
Unsere Babys waren erwünscht,
waren wirklich,
wurden geliebt, werden betrauert, und werden erinnert.
Als trauernde Familien geben wir einander die Botschaft:
Ihr seid nicht allein.
Mit gegenseitiger Unterstützung schaffen wir es und wachsen.
Die Botschaft an unsere geliebten Kinder, von denen wir
heute gesprochen haben, ist:
Wir denken an Euch!
Wir vermissen Euch!
Und wir lieben Euch!

Variation 3

Hier der Vorschlag, wie eine Lesung für ein fehlgeborenes Kind gestaltet werden könnte:

Heute kommen wir zusammen, um den Tod des Kindes von … und … zu betrauern. Ihr Kind, geschaffen in Liebe und sehnsüchtig erwünscht, ist gestorben, und sie werden es in diesem Leben nie geborgen in ihren Armen halten können. Für diese Eltern ist der Schmerz und die Enttäuschung groß, sie werden den Verlust in ihren Herzen tragen für alle Tage. In den folgenden Wochen und Monaten werden sie ihr Kind schmerzlich vermissen, und sie werden von uns allen Liebe, Mitgefühl, Zeit und Verständnis brauchen.

Jedes Leben kommt in diese Welt mit einer Aufgabe. Manchmal ist uns diese Aufgabe ganz klar, manchmal ist sie vage und in Mißverständnisse gehüllt. Mit der Zeit werden wir die Aufgabe dieses Babys auf Erden erkennen. Kann es die gewesen sein, nur einen kleinen Funken Liebe zu entzünden, der sonst nie aufgeleuchtet wäre? Kann es die gewesen sein, unsere Herzen zu erweichen, daß wir wiederum andere zu trösten vermögen? Kann es die gewesen sein, uns näher zu unserem Gott und zueinander zu bringen?

Das Leben dieses Kindes war kurz, doch hat sein Tod eine große Leere in unseren Herzen und unserem Leben hinterlassen. Laßt uns heute und für immer dieses winzigen Babys gedenken, das nie Kindheit oder Erwachsenenalter erfahren wird, sondern für immer unser winziges Baby bleibt.

Du Gott, heute können wir zusammen mit den Psalmisten sagen: »Mein Gott, mein Gott, warum hast du mich verlassen? Ich schreie, aber meine Hilfe ist ferne.« Mögen wir uns Deines Versprechens erinnern, daß Du uns nicht mutwillig Leid zufügst. Wir bitten Dich, mitfühlend mit uns zu sein in dieser Zeit der Trauer um dieses Kind, das die Eltern erwartet hatten und welches nun nicht mit uns sein wird. Wie Du Leid und Tod Deines eigenen Sohnes gekannt hast, so sei jetzt bei uns und erhöre den Kummer und die Schmerzen der Eltern, damit sie in den Tagen, die folgen, Trost und Deinen Frieden finden. (Lesung von Susan Erling, aus: *A Precious Goodbye*, abgedruckt in: Lamb 1988, S. 4 – 25)

Weitere liturgische Texte und Lieder

Gott, ich bitte dich,
stärke die Eltern in der Zeit der Trauer.
Gib ihnen die Kraft, ihren Fragen und aller Ungewißheit standzuhalten.
Schenke Verwandten und Freunden Offenheit und Geduld,
ihnen beizustehen, damit sie über ihren Schmerz reden
und einmal wieder neuen Lebensmut und Lebensfreude bekommen.

(aus: S. Jestadt, *Die Bestattung totgeborener Kinder*, Heidelberg: Examensarbeit o.J., S. 17)

Gott, wir haben uns gefreut und alles vorbereitet,
daß unser Kind in ein schönes Zuhause kommen kann.
Was haben wir alles bedacht – und jetzt dieser unvermutete Abschied.
Das ist so schwer, Gott.
Wir haben die Bewegungen gespürt,
die Veränderungen bemerkt, sein Wachstum verfolgt.
Unsere Beziehung ist schon gewachsen –
dieses Kind, dieser kleine Mensch sollte mit uns leben –
Gott, es tut so weh.
Unvorbereitet traf uns dieser Tod.
Mit dem toten Kind stehen wir da und wissen nicht, was das soll.
Wir suchen nach Trost, nach tröstlichen Gedanken.
Fast verschlägt es uns die Sprache.
Nur eins bleibt uns,
und wir sagen es stockend und doch von Herzen:
Wir danken dir, daß dieses Kind … Monate wuchs und wurde.
Wir danken dir für die Erfahrungen,
die wir während der Schwangerschaft machen konnten,
für manche Entscheidung, die fiel,
für die Stunden des Glücks, für alle Hoffnungen und Träume.
Dafür wollen wir danken – ohne wenn und aber.
Und wir bitten dich, Gott, nimm unser Kind auf in dein Reich.
Umhülle es sanft und laß es bei dir geborgen sein.

(aus: S. Jestadt, *Die Bestattung totgeborener Kinder*, Heidelberg: Examensarbeit o.J., S. 17)

Ob Gott den bunten Schmetterling wohl vermißt?

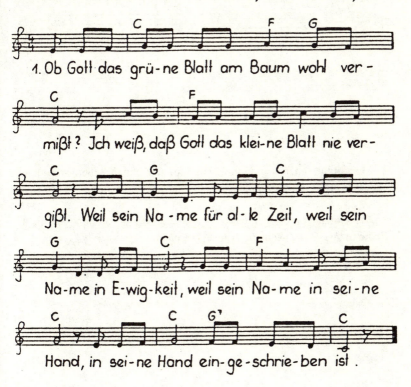

1. Ob Gott das grü-ne Blatt am Baum wohl ver-mißt? Ich weiß, daß Gott das klei-ne Blatt nie ver-gißt. Weil sein Na-me für al-le Zeit, weil sein Na-me in E-wig-keit, weil sein Na-me in sei-ne Hand, in sei-ne Hand ein-ge-schrie-ben ist.

Bei den weiteren Versen statt »das grüne Blatt am Baum« einsetzen:

2. ...den bunten Schmetterling...

3. ...den kleinen Frosch im Teich...

4. ...den Vogel in der Luft...

5. ...die Blume auf dem Weg...

6. ...uns beide, Dich und mich...

7. ...mein totes Kind da draußen...

8. ...mein Baby, NAME,...

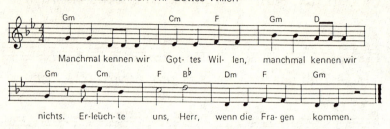

2. Manchmal sehen wir Gottes Zukunft, manchmal sehen wir nichts. Bewahre uns, Gott, wenn die Zweifel kommen.

3. Manchmal spüren wir Gottes Liebe, manchmal spüren wir nichts. Begleite uns, Gott, wenn die Ängste kommen.

(Quelle unbekannt)

Gesetze und Bestimmungen

Personenstandsgesetz:
Nach diesem Gesetz muß der Tod von Kindern unter 1000 g (in manchen Ländern gilt das Maß »unter 35 cm«) standesamtlich nicht gemeldet werden. Nicht-gemeldete Kinder müssen nicht begraben werden. Totgeborene bekommen keine Geburtsurkunde, keine Sterbeurkunde, nur eine Todesbescheinigung ohne Namen.

Bestimmung bezüglich Autopsie:
Wenn die Todesursache nicht klar ist, wird von seiten der Klinik oft eine pathologische Untersuchung angeraten. Manchmal willigen Eltern zunächst ein, bereuen dann aber im nachhinein ihren Entschluß. Gesetzlich ist die pathologische Abteilung verpflichtet, zwölf Stunden nach Einliefern des Babys mit der Obduktion zu warten. Die zwölf Stunden beziehen sich auf die Tageszeit, d.h. die Zeit zwischen 6 und 18 Uhr. Wenn ein Baby dort am Nachmittag hingebracht wird, zählt erst die Zeit ab nächsten Morgen 6 Uhr. Dies ergibt in der Regel einen Zeitraum von 24 Stunden, innerhalb dessen Eltern ihre zuvor gegebene Einwilligung widerrufen können.

Bestattungsgesetz:
Dieses Gesetz variiert von Land zu Land und ist dazu noch abhängig von den Friedhofssatzungen der Gemeinden und Städte. Ein toter Mensch darf nicht vor 48 Stunden begraben werden, und z.B. in Hessen nicht später als 96 Stunden nach dem Eintreten des Todes, in Rheinland-Pfalz nicht später als sieben Tage danach. Zur Bewilligung einer Verschiebung dieses Termins muß man sich an das Gesundheitsamt oder Ordnungsamt der Gemeinde wenden. Die Gemeinde, in der das Begräbnis stattfindet, stellt einen Totenschein oder eine Bestattungsgenehmigung aus.
Im Bestattungsgesetz ist ausdrücklich verankert, daß Tote mit Würde behandelt werden müssen. Jede Leiche muß bestattet werden. Bestattungen können als Erd- oder Feuerbestattungen vorgenommen werden. Bei der Feuerbestattung wird die Asche in einer Grabstätte beigesetzt. Sie darf nicht über dem Land oder in einem See verstreut werden. Eine Bestattung auf hoher See ist zulässig.

Tote müssen von einem Arzt untersucht werden, und eine Todesbescheinigung wird ausgestellt. Die Überführung muß, je nach Land, innerhalb eines bestimmten Zeitraums stattfinden, in Hessen z.B. innerhalb von 36 Stunden. Dann werden Tote in einen Sarg gelegt, der nicht außerhalb der Leichenhalle geöffnet werden darf. Der Zeitpunkt des Schließens des Sarges wird durch die örtlichen Friedhofssatzungen bestimmt.

Wenn ein totes Baby pathologisch untersucht werden soll, wird es durch ein Bestattungsunternehmen zur Pathologie überführt. In der Regel wird auch ein in der Kinderklinik verstorbenes Baby durch einen Bestatter zur Mutter in die Frauenklinik gebracht. *Ausnahmen zu all diesen Regelungen können von der jeweiligen Ortspolizeibehörde genehmigt werden, »wenn keine gesundheitlichen Gefahren zu befürchten sind und eine würdige Überführung gesichert ist...* Eine *Ausnahme* von der Verpflichtung zur Überführung in eine Leichenhalle wird z.B. dort möglich sein, *wo traditionsgemäß oder aus religiösen Gründen im Sterbehaus aufgebahrt wird«.* (Landesgesetz über das Friedhofs- und Bestattungswesen für Rheinland-Pfalz vom 4.3.1983). Voraussetzung hierfür ist jedoch »die gesundheitlich unbedenkliche Aufbewahrung der Leiche«.

Strafgesetz:

Zur Zeit ist der Leiter des Krankenhauses, in dem ein Kind unter 1000 g tot geboren wird, und das für die »ordnungsgemäße Beseitigung« zu sorgen hat, »berechtigter Gewahrsamsinhaber«. Beim Bundesrat liegt gerade eine Gesetzesinitiative vor, durch die die mißbräuchliche Verwendung von fehlgeborenen Kindern, die bislang nicht unter das Bestattungsgesetz fielen, verhindert werden soll. Auch ihre »Totenruhe« soll durch das Gesetz geschützt werden.

Krankenversicherungsregelungen:

Mütter von fehlgeborenen Kindern (d.h. Babys unter 1000 g) haben keinen Anspruch auf Mutterschaftsgeld; für Arbeitnehmerinnen gilt, daß Mütter von totgeborenen Kindern Mutterschaftsgeld für die achtwöchige Schutzfrist nach der Entbindung beziehen. Wenn ein Kind während der Schutzfrist stirbt und unter 2500 g wog oder frühgeboren war, wird für zwölf Wochen Mutterschaftsgeld gezahlt. Die Kasse zahlt z. Zt. bis zu DM 25,— pro Tag, der Arbeitgeber zahlt die Summe bis zum Nettogehalt gegebenenfalls dazu. Frauen, die keinen Anspruch auf Mutterschaftsgeld haben, erhalten einmalig ein Entbindungsgeld von DM 150,—. Stirbt ein Kind während des Erziehungsurlaubs, endet dieser drei Wochen danach, spätestens zum Ende der regulären Dauer. Seit der Gesundheitsreform gibt es für Totgeborene kein Sterbegeld mehr. Männer werden vier Arbeitstage nach dem Tod eines Babys von der Arbeit befreit.

Die INITIATIVE REGENBOGEN (siehe S. 268f.) erarbeitet gerade neue Gesetzesvorschläge, die für trauernde Eltern angemessener sind. Auch von seiten der Kirche (z.B. der Evangelisch-Lutherischen Landeskirche Hannover) wird versucht, Veränderungen auf gesetzlicher sowie pastoraler Ebene zu erwirken.

Ärztliche Unbedenklichkeitsbescheinigung für die Bestattung eines toten Babys unter 1000 g:

Frau —————————, geb. —————, wohnhaft ——————————,
ist am ——————————, um ———— Uhr von einer toten Leibesfrucht entbunden worden. Bei der toten Leibesfrucht handelt es sich nicht um eine Leiche im personenstandsrechtlichen Sinne. Die Herausgabe vom Krankenhaus an den Bestatter erfolgt zu einer dem sittlichen Empfinden entsprechenden Beseitigung gemäß § 15 Abs. 2 des Bestattungsgesetzes (auf Wunsch der Kindesmutter).

Ort des Aborts:

Gewicht des Feten bei der Entbindung:

Bei Mehrlingsschwangerschaft Zahl der Feten:

Liegen Anhaltspunkte für eine Meldepflicht nach dem Bundesseuchengesetz vor?

Ja ———   Nein ———

Besteht die Gefahr einer Krankheitsübertragung?

Ja ———   Nein ———

Ich bin für die obigen Angaben verantwortlich.

Ort ————   Datum ————   Unterschrift —————————
                                                 (Stempel des Krankenhauses
                                                 Name des Arztes)

Dreifache Ausfertigung:

für die bestattungswilligen Eltern

für den Bestatter

für das Krankenhaus

Adressen und Bezugsquellen

Stützgruppen

INITIATIVE REGENBOGEN »Glücklose Schwangerschaft e.V.«
Hauptkontaktstelle: Barbara Künzer-Riebel, Rosenstr. 9, 73550 Waldstetten, Tel.: 071 71 – 417 13
(regelmäßige Gruppentreffen; briefliche und telefonische Kontakte und Beratung; auf Wunsch Besuch im Krankenhaus; bemühen sich um gesetzliche Änderungen. Die Informationsbroschüre ist für DM 3,80 + DM 1,50 Porto, das Buch *Ein sehr wichtiges Bild* für DM 15,— + DM 1,50 Porto erhältlich. Das von REGENBOGEN herausgegebene Buch *Nur ein Hauch von Leben* (Fischer) ist im Buchhandel erhältlich.)

Regionaladressen:

Adressen der derzeitig existierenden Gesprächskreise der INITIATIVE REGENBOGEN (Stand 3/93):

Gruppe Argenbühl: Sylvia Frey-Herkle, Kirchstr. 22, 88260 Argenbühl
Gruppe Augsburg: Petra Siersetzki, Marderweg 24, 86169 Augsburg
Gruppe Berlin: Elke Junginger, Finsterwalder Str. 90, 13435 Berlin
Gruppe Bremen: Sabine Weissinger-Tholen, Bgm.-Schoene-Str. 1, 28213 Bremen
Gruppe Bremen: Heike Ziegeler, Hermann-Entholt-Str. 4, 28277 Bremen
Gruppe Darmstadt: Ursula Geppert, Adolf-Kolping-Str. 17e, 64319 Pfungstadt
Gruppe Dresden: Margret Mehner, Kaleb-Laden, Bautzener Str. 60, 01099 Dresden
Gruppe Einbeck: Dirk u. Martina Severitt, Hillebachstr. 20, 37632 Eimen
Gruppe Engen-Hegau: Angela Lehrer, Vorstadt 27, 78234 Engen Hegau
Gruppe Essen: Monika Heßbrüggen-Bloch, Helmstr. 11, 45359 Essen
Gruppe Forchheim: Henrike Drechsler, Reuther Str. 57, 91301 Forchheim
Gruppe Frankfurt/M.: Maxi Lohrengel, Schwanheimer Str. 59, 60528 Frankfurt
Gruppe Fulda: Maria Kempf-Weiden, Am Rhöngarten 6, 36124 Eichenzell

Gruppe Gießen: Ute Watz, Wickengartenstr. 2, 35428 Langgöns

Gruppe Heilbronn: Monika Edler-Rist, Thomastr. 6, 74081 Heilbronn

Gruppe Kaiserslautern: Heribert Kampschröer, Geißbergring 47, 67697 Otterberg

Gruppe Kamp-Lintfort: Eva-Renate Hoever, Am Lerchenfeld 30, 47506 Neunkirchen-Vluyn

Gruppe Karlsruhe: Valerie Friedrich-Cattez, Dreherstr. 8, 76472 Iffezheim und Angelika Seile-Haas, Lessingstr. 5, 76297 Stutensee

Gruppe Leverkusen: Jürgen Kempf, Von-Galen-Str. 74, 51063 Köln

Gruppe Limburg: Monika Marko-Hubl, Backes Eck 5, 65626 Fachingen

Gruppe Mannheim: Susanne Klauss-Hartung, Drachenfelsstr. 3, 68163 Mannheim

Gruppe Möckmühl: Rita Schaible-Wintzeck, Luisenstr. 10, 74219 Möckmühl

Gruppe Ohrum: Astrid Böhm-Schellenberg, Brückenstr. 8, 38312 Ohrum

Gruppe Oldenburg: Evelyn Freitag, Bürgerstr. 64, 26123 Oldenburg

Gruppe Pforzheim: Renate Müller-Krabbe, Carl-Schurz-Str. 72, 75180 Pforzheim

Gruppe Rendsburg: I. Hauschildt-Sierck, Eckernförder Str. 24, 24768 Rendsburg

Gruppe Schwäbisch-Gmünd: Ruth Bauer, Tannhof 5/1, 73553 Alfdorf

Gruppe Sindelfingen: Helga Frank-Bansbach, Ahornweg 2, 71034 Böblingen

Gruppe Stuttgart: Monika Mailänder, Teckstr. 17, 73262 Reichenbach

Gruppe Trier: Renate Froese-Genz, Kaiserstr. 15, 54290 Trier

Gruppe Tübingen: Gabi Nevir, Spitzäckerweg 5, 71144 Steinenbronn

Gruppe Warstein: Vera Michaelis, Westring 11, 59581 Warstein-Sichtigvor

Gruppe Wassertrüdingen: Martina Mattheiss, Friedr.-Löhrl-Str. 20, 91717 Wassertrüdingen

Gruppe Wiesbaden: Ulrike Woogk, Ruhlebenstr. 4, 65307 Bad Schwalbach

Gruppe Wilhelmshaven: Heike Heiber, Feldhauser Str. 63, 26419 Schortens-Leidmühle

Gruppe Worms: Regina Borger, Ritterstr. 6, 67459 Worms

REGENBOGEN Schweiz – Eltern, die um ein verstorbenes Kind trauern
Rosengasse 14, CH-8555 Müllheim, Tel.: 054 – 63 12 21
(regelmäßige Gruppentreffen; Faltblatt und Mitteilungsheft)

LONELY PARENTS (Initiative für Eltern ohne Babys),
Tannenweg 3, 56729 Herresbach, Tel.: 026 91 – 8175, Fax: – 82 60
(vermittelt Regionalgruppen und Kontaktadressen; monatliche Infos gegen
frankierten und adressierten Rückumschlag. Eine Broschüre für betroffene
Eltern kann gegen DM 4,- und einen mit DM 4,- frankierten DIN A4-Um-
schlag bezogen werden. Weitere Eigenpublikationen sind geplant.)

**Kontakt- und Informationsstelle »Verwaiste Eltern in Deuschland«
und »Verwaiste Eltern Hamburg e.V.«**
Dr. theol. Mechtild Voss-Eiser/Dipl.Psych. Birgitt Lösch, Esplanade 15,
20354 Hamburg, Tel.: 040 – 35 50 56-33/44
(Halbjahresheft *Verwaiste Eltern – Leben mit dem Tod eines Kindes* gegen
DM 15,- + DM 5,- Porto)

Kontakt- und Informationsstelle »Verwaiste Eltern in Österreich«
Liselotte Steiner, Landstraßer Hauptstr. 144/21, A-1030 Wien, Tel.: 02 22
– 712 69 53

SHARE-Stützgruppen
für Eltern, die ein Kind durch Fehlgeburt, Totgeburt oder Neugeborenentod
verloren haben.
SHARE, St. Joseph's Health Center, 300 First Capitol Drive, St. Charles,
MO 63301, USA, Tel.: 001-314-947-5000
(Kontaktadressen, z.B. für Austausch besonders bei spezifischen Todesur-
sachen des Babys; 100seitige Broschüre *Starting Your Own SHARE Group*
– auf Englisch – zum Aufbau einer Stützgruppe; 200seitiges Buch über
Rituale *Bittersweet ... hellogoodbye*)

Weitere Gruppen und Einrichtungen

Trauerwege – Beratung und Begleitung für Menschen in Verlust- und
Krisensituationen e.V.
Greiffenklaustr. 15, 55116 Mainz, Tel.: 061 31 – 23 11 00
(außerdem Aus- und Fortbildung von Menschen in helfenden Berufen,
Supervision, Trauergruppen, Seminare [intern und extern])

Projekt Omnibus
Lindwurmstr. 77/II, 80337 München, Tel.: 089 – 538 94 35
(Selbsthilfegruppe Trauernde Eltern)

Anita Frei-Käser, Jurastr. 25, CH-3063 Ittigen, Tel.: 031 – 58 95 26
(Selbsthilfegruppe für Frauen, die ihr Kind kurz vor, während oder nach
der Geburt verloren haben)

Pia Baumann de Moliner, Fürlaui, CH-6485 Maien/UR, Tel.: 044 – 650 31
(Stützgruppe für beroffene Eltern)

Vita Senn-Primetzhofer, Obere Str. 19, CH-7270 Davos-Platz, Tel.: 081 –
43 60 14
(Stützgruppe für betroffene Eltern; Kurzreferate)

Das Haus der Frau, Frau Koch/Frau Mülleder
Volksgartenstr. 18, A-4020 Linz, Tel.: 0732 – 66 70 26
(Selbsthilfegruppe für trauernde Eltern)

Elterninitiative »Plötzlicher Kindstod«
Im Cäcilienbusch 12, 53340 Meckenheim-Merl, Tel.: 022 25 – 104 08

CARA e.V. – Beratungsstelle zur vorgeburtlichen Diagnostik
Hamburger Str. 61, 28205 Bremen
(Beratung zur vorgeburtlichen Diagnostik [Amniozentese, Ultraschall
etc.], um Frauen und ihren Partnern eine reflektierte Entscheidung zu
ermöglichen; Begleitung bei dem Weg, für den sie sich entscheiden;
Öffentlichkeitsarbeit)

Support for Prenatal Decision, P.O. Box 1161, San Bernadino, CA 92402,
USA, Tel.: 001-714-994-5196
(Stützgruppe für Eltern, die eine sehr erwünschte Schwangerschaft wegen
genetischer Fehlentwicklung beenden; bietet Literatursammlung zu rele-
vanten Themen)

Hebammenverbände

Bund deutscher Hebammen
Postfach 17 24, 76006 Karlsruhe, Tel.: 07 21 – 264 97

Bund freiberuflicher Hebammen e.V., Gabriele Schippers
Freiheitsstr. 11, 41352 Korschenbroich, Tel.: 021 61 – 64 85 77

(Adressen von Hebammen können von den beiden Verbänden sowie den
örtlichen Gesundheitsämtern erfragt werden.)

Klinik

an der Trauerbegleitung angestrebt wird (Kliniken, die hier aufgeführt
werden möchten, können dies der Autorin über den Kösel-Verlag mitteilen):

Vinzenz Pallotti Hospital, 51429 Bensberg, Tel.: 022 04 – 413 04

Trauerbegleitung – Therapie

Fortbildung für Fachleute und Seminare für Trauernde

INITIATIVE REGENBOGEN (Adresse s. »Verwaiste Eltern«)
(ein- bis zweijährige TrauerbegleiterInnen-Ausbildung, einzelne Fortbil-
dungsseminare, auf Anfrage auch bundesweit; Unterstützung bei Gruppen-
gründung; dreimal jährlich Segeberger Trauerseminar für verwaiste Eltern
und Geschwister)

Evangelische Akademie Nordelbien, Dr. theol. Mechtild Voss-Eiser
(Adresse s. S. 270)

SHARE – (Adresse s. S. 270)

Akademie für menschliche Begleitung, c/o Dr. Jorgos Canacakis
Goldammerweg 9, 45134 Essen
(Autor von *Ich sehe Deine Tränen* und *Ich begleite Dich durch Deine
Trauer*; Trauerseminare finden das ganze Jahr hindurch an verschiedenen
Orten Europas statt)

Evangelische Akademie (Kontaktperson: Volker Metelmann)
Akademieweg 11, 73087 Bad Boll, Tel.: 071 64 – 79-0

Gerda Mehl, Tettenbornstr. 26, 28211 Bremen, Tel.: 04 21 – 23 09 82
(oder: Große Str. 56, 27356 Rotenburg, Tel.: 042 61 – 13 34)

Meinolf Schnier, Gestalttherapie und Holotrope Therapie, Rheinbacher
Str. 12, 50937 Köln, Tel.: 02 21 – 41 85 99
(Schwerpunkt: Tod und Sterben; Fortbildung mit Organisationen und
Einzelarbeit)

Association for Death Education and Counseling, 638 Prospect Avenue,
Hartford, CT 06105, USA
(gibt Rundbrief *The Forum Newsletter* heraus zum Thema Trauerbegleitung, Tod; themenbezogene englischsprachige Bücher wie *Creativity in
Death Education and Counseling*; veranstaltet Seminare, Kongresse)

RESOLVE THROUGH SHARING, Gundersen/Lutheran Medical Center,
1901 South Avenue, La Crosse, WI 54601, USA
(Curricula zum Aufbau eines Trauerteams an Krankenhäusern, mit Ausbildung des medizinischen und pflegerischen Personals)

Tine Rein, Obere Brandstr. 44 B, 70567 Stuttgart, Tel.: 07 11 – 71 19 99
(Anmeldung für Seminare mit Dr. Elizabeth Kübler-Ross und Gregg M.
Furth [Interpretation von Zeichnungen])

Atemtherapie

Institut für Atemtherapie, Atemunterricht und Ganzheitliches Heilen (Hel-
ge), Postweg 23, 64743 Beerfelden-Falken-Gesäß, Tel.: 01 30 – 86 00 66
(Adressen von AtemtherapeutInnen in Deutschland, Österreich und der
Schweiz; Wochen- und Wochenendseminare, auch in Berlin und an anderen Orten)

Haptonomie

Dr. Frans Veldman, Mas del Ore, Oms, F-66400 Céret

Initiatische Therapie

Existential-Psychologische Bildungs- und Begegnungsstätte, Schule für Initiatische Therapie, 79682 Todtmoos-Rütte

Jungsche Therapie

C.G. Jung Institut, Hornweg 28, CH-8700 Küsnacht, Tel.: 01 – 910 53 23

Gestalttherapie

Fritz Perls Institut, Wefelsen 5, 42499 Hückeswagen

Esoterische Therapie

Hannelore Knöpfler, Grüner Weg 22 b, 61462 Königstein/Ts., Tel.: 061 74 – 56 47
(Hilfe beim Erkennen der Seelenbotschaften toter Kinder – auch bei unbewältigtem Schwangerschaftsabbruch; Workshops oder Einzelarbeit)

Kindertherapie

Dipl.Psych. Gudrun Gauda, Sebastian-Rinz-Str. 20, 60323 Frankfurt/M., Tel.: 069 – 59 34 67
(Kindertherapie mit Schwerpunkt therapeutisches Puppenspiel)

Tanztherapie

Bildungshaus der Pallottinerinnen
Weilburger Str. 5, 65549 Limburg, Tel.: 064 31 – 20 09 55
(periodisch Seminare zum Thema »Trauer und Tanz«, z.B. »Meine Klage hast du in Tanzen verwandelt«)

Wirkstatt e.V., Steinstr. 23, 76133 Karlsruhe, Tel.: 07 21 – 37 67 22

Seminare zur Selbstwerdung und Heilung

Odenwald-Institut
Trommstr. 25, 69483 Wald-Michelbach, Tel.: 062 07 – 13 90
(viele unterschiedliche Themen [Partnerschaft, Familie, Abschied, Traumarbeit, Spiritualität, Heilung etc.] und Ansätze [TA, TZI, Körpertherapien, Psychosynthese, Familientherapie, Gestalt etc.]; Prospekt anfordern)

Meditation/Einkehr/Besinnung/Vergebung

Bildungshaus der Pallottinerinnen (Adresse s. »Tanztherapie«)

Neumühle – Ökumenisches Zentrum für Meditation und Begegnung
66693 Mettlach-Tüngsdorf, Tel.: 068 68 – 12 15

Bildungsstätte Seeg, Sylvia Ostertag, Landhaus, 87637 Seeg/Allgäu

Stationäre Therapie

Hochgrat-Klinik [*für Psychosomatische Therapie*]
88167 Stiefenhofen, Tel.: 083 86 – 20 72
(für Menschen in Lebens- und Sinnfindungskrisen, u.a. bei psychovegeta-
tiven und psychosomatischen Beschwerden und Abhängigkeitserkrankun-
gen)

Bach-Blütentherapie

Dr. Edward Bach-Centre/German Office
Eppendorfer Landstraße 32, 20249 Hamburg, Tel.: 040 – 46 10 41

Weitere Adressen

Pro Familia – Deutsche Gesellschaft für Sexualberatung und Familienbe-
ratung, Cronstettenstr. 30, 60322 Frankfurt/M.
(Hilfe bei sexuellen Problemen; Büros von Pro Familia in den meisten
Städten, siehe Telefonbuch)

Gesellschaft zur Erforschung des Plötzlichen Säuglingsstods (GEPS)
e.V., Postfach 70 07 29, Fromundstr. 24, 81547 München, Tel.: 089 –
692 66 84

SIDS Schweiz, Postfach 636, CH-8021 Zürich
(unterstützt Eltern nach Plötzlichem Kindstod)

Bundesverband des Deutschen Bestattungsgewerbes e.V., Graf-Recke-
Straße 71, 40239 Düsseldorf, Tel.: 0211 – 67 50 36 (Herr Bethke)

Nationale Kontakt- und Informationsstelle zur Anregung und Unterstützung von Selbsthilfegruppen, Albrecht-Achilles-Str. 65, 10709 Berlin 31

(Gegen Rückporto – DM 4,- in Briefmarken – Versand von Infos zur Gründung von Selbsthilfegruppen)

Arbeitskreis Kunstfehler in der Geburtshilfe e.V., AKG, Rosental 23, 44135 Dortmund, Tel.: 02 31 – 52 58 72

Bezugsquellen

Bücher und Informationen

Das aus dem Amerikanischen übersetzte Buch *Ein sehr wichtiges Bild* – eine behutsame Anleitung zur Gestaltung von Aufnahmen totgeborener Babys und verstorbener Kleinkinder – von Joy und Marylin Johnson der Centering Corporation wurde von der INITIATIVE REGENBOGEN übersetzt und ist für DM 15,- + DM 5,- Porto dort (s.S. 268) erhältlich.

The Anguish of Loss (anrührender Bildband mit Tonskulpturen und Gedichten):
Wintergreen Press, 4105 Oak Street, Long Lake, MN 55356, USA
(oder über die Autorin Julie Fritsch [s. S. 277])

Bittersweet … hellogoodbye (Anleitung für Trauerrituale, 200 Seiten, gegen $ 20 Vorauszahlung in US-Währung): SHARE (Adresse s. S. 270)

A Guide to Resources in Perinatal Bereavement (kostenlos):
National Maternal and Child Health Clearinghouse, 38th and R Streets, N.W., Washington, DC 20057, USA

SHATTERED DREAMS – Coping with Miscarriage (erscheint viermal jährlich; Übersee-Abonnement zum Preis von kanadischen $ 24): Debbie Anderson, 2672 Hickson Crescent, Ottawa, Ontario K2H 6Y6, Kanada

Bezüglich Abbruch aus augenischer Indikation:
A Heartbreaking Choice (viermal jährlich erscheinender Rundbrief),
A Mother's Dilemma – A Spiritual Search for Meaning Following Pregnancy Interruption After Prenatal Diagnosis,
Yesterday I Dreamed of Dreams,
A Time to Decide, A Time to Heal
zu beziehen über Pineapple Press, P.O. Box 56, Mullett Lake, MI 49761, USA

Meditationshilfen, Märchenbücher und Bücher zu den Themen Lebenssinn, geistig-seelisches Wachstum etc.

Versandbuchhandlung des Odenwald-Instituts (Adresse s. S. 274)

Sonne, Mond & Sterne, Mühlacker Str. 49, 75447 Diefenbach, Tel.: 070 43 – 55 56

Das tägliche Wort (positive spirituelle Affirmationen):
Verlag Helmut Theodor Frick – Abt. Unity, Postfach 447, 75104 Pforzheim, Tel.: 072 31 – 10 28 42

Kunstkarten – Transzendente Malerei von Heita Copony, Gilbert Williams u.a. (Prospekt anfordern):
Aquamarin Verlag, Glonner Str. 6, 85567 Grafing

Dia-Serien

The Anguish of Loss (Tonskulpturen) für Vortragsabende und Fortbildung geeignet:
Julie Fritsch, 607 Harriet Avenue, Aptos, CA 95003, USA

Death of a Dream:
Donna and Rodger Ewy, 1315 Norwood, Boulder, CO 80302, USA

Audiocassetten und CDs

Musik:

Begleitmusik zur Diaserie *The Anguish of Loss:*
Julie Fritsch (Adresse s. »Dia-Serien«)

Musik zur Heilung und Meditation:

z.B. Sandelan: *Spiritual Healing*, David Sun: *Serenity*, Daniel Kobialka und viele andere (Musikkatalog anfordern):
Aquamarin Verlag, Glonner Str. 6, 85567 Grafing

Wortkassetten:

von Hannelore Knöpfler (Adresse s. »Esoterische Therapie« S. 273):
Was Ungeborene uns mitzuteilen haben, § 218 in der Reinkarnations-Praxis

Partnerschafts- und Selbstheilung
Kontakt zum Höheren Selbst (mit Begleitbuch)

Videocassetten

Alive Again:
(SHARE, Adresse s. S. 270)

Auch Babys sterben / Some Babys Die (anrührender australischer Film über den Tod eines Babys nach seiner Geburt in der Klinik und die Einbeziehung der Geschwisterkinder):
Gesellschaft für Geburtsvorbereitung, Dellestr. 5, 40627 Düsseldorf, Tel.: 02 11 – 25 26 07

Bücher und Märchen zum Lesen oder Vorlesen

Manfred Kyber: *Die drei Lichter der kleinen Veronika. Roman einer Kinderseele in dieser und jener Welt.* München: Heyne, 1987.

Hans-Christian Andersen: »Die Geschichte einer Mutter«, in: Rosel und Hein Kohn: *Mutter. Ein Buch des Dankes.* München: Heyne, 1982.

Märchen und Erzählungen in Teil IV von Arie Boogerts Buch: *Beim Sterben von Kindern.* Stuttgart: Urachhaus, 1986.

Gebrüder Grimm: »Das Totenhemdchen« (KHM 109), in: *Kinder- und Hausmärchen* (KHM). (Ein Märchen für Menschen, die in der Trauer steckengeblieben sind.)

»Die alte Frau, die das Land der Toten besuchte« (grönländisches Märchen), in: Otto Betz: *Tausend Tore in die Welt – Märchen als Weggeleit.* Freiburg: Herder, 1985.

»Die Mutter und der tote Sohn«, in: *Russische Volksmärchen.* München: Diederichs.

Oyen, Wenche/Kaldhol, Marit: *Abschied von Rune* (Bilderbuch). München: Ellermann, 5. Aufl. 1990.

Schindler, Regine: *Pele und das neue Leben*. Lahr: Ernst Kaufmann, 1990
(ab vier Jahren).

Dodge, Nancy C.: *Thumpy's Story. A Story of Love and Grief Shared by
Thumpy, the Bunny*. Springfield: Prairie Lark Press, 1984.
(Ein anrührendes Bilderbuch über Hasen in Trauer. Bezug siehe unter
Bittersweet ... hellogoodbye, S. 276)

Eine Broschüre *Helft Kindern den Tod zu begreifen*, herausgegeben vom
Fachverband des deutschen Bestattungsgewerbes, ist über Fachbestatter
kostenlos erhältlich.

Literatur

Bücher

Aliti, Angelika: *Die Sucht unsterblich zu sein.* Stuttgart: Kreuz, 1991.

Auhagen-Stephanos, Ute: *Wenn die Seele nein sagt. Vom Mythos der Unfruchtbarkeit.* Reinbek: Rowohlt, 1991.

Bärenz, Reinhold: *Die Trauernden trösten.* München: Kösel, 1983.

Baßler, Margit und Schins, Marie Thérèse (Hg.): *Warum gerade mein Bruder? Trauer um Geschwister. Erfahrungen, Berichte, Hilfen.* Hamburg: Rowohlt, 1992.

Berkel, Ute u.a.: *Stiftungshandbuch.* Baden-Baden: Nomos, 1989.

Blatt, Robin: *Bekomme ich ein gesundes Kind?* Reinbek: Rowohlt, 1991.

Boerstler, Richard W.: *Letting Go. A Holistic and Meditative Approach to Living and Dying.* South Yarmouth, MA: Associates in Thanatology, 1985.

Boogert, Arie: *Beim Sterben von Kindern.* Stuttgart: Urachhaus, 1986.

Borg, Susan/Lasker, Judith: *Glücklose Schwangerschaft.* Berlin: Ullstein, 1987.

Bowlby, John: *Bindung.* Frankfurt a.M.: Fischer, 1980.

Bowlby, John: *Verlust.* Frankfurt a.M.: Fischer, 1987.

Brandt, Beate: *Sitzen – Schweigen – Hören.* Mainz: M. Grünewald, 1986.

Buhm, Dieter: *Der Mensch ist anders.* Lampertheim: Kübler, 1975.

Bundesminister für Jugend, Familie, Frauen und Gesundheit: *Daten des Gesundheitswesens.* Band 157, Stuttgart: Kohlhammer, 1987.

Canacakis, Jorgos: *Ich sehe deine Tränen. Trauern, klagen, leben können.* Stuttgart: Kreuz, 1987.

Church, Dawson: *Zwiesprache. Kontakt mit der Seele deines ungeborenen Kindes.* Köln: Smaragd, 1990.

Corr, Charles A. et al.: *Creativity in Death Education and Counseling.* Lakewood, OH: Forum for Death Education & Counseling, 1983.

Cullberg, Johan: *Keiner leidet ganz umsonst.* Gütersloh: Gütersloher Verlagshaus, 1980.

Davidson, Glen W.: *Understanding Mourning.* Minneapolis: Augsburg Publishing, 1984.

Davis, Elizabeth: *Das Hebammen-Handbuch.* München: Kösel, 1992.

Döring, Hans-Walter: *Unfruchtbar durch Umweltgifte*. Hamburg: Rowohlt, 1992.

Downing, George: *Partner-Massage*. München: Goldmann, 1987.

Ewy, Donna/Ewy, Rodger: *Death of a Dream*. New York: Dutton, 1984.

Fischer, Susanne: *Medizin der Erde*. München: Hugendubel, 1984.

Frankl, Viktor E.: *Der Mensch vor der Frage nach dem Sinn*. München: Piper, 1989.

Franz, Marie Louise von: *Traum und Tod*. München: Kösel, 1984.

Freud, Sigmund: *Mourning and Melancholia*. (1917), Standard Edition Vol. XIV, London: Hogarth Press, 1957.

Frey, William H. II/Langseth, Muriel: *Crying: The Mystery of Tears*. New York: Harper & Row, 1985.

Fromm, Erich: *Haben oder Sein*. Stuttgart: Deutsche Verlags-Anstalt, 1976.

Gazda, George u.a.: *Human Relations Development*. Boston: Allyn and Bacon, 1977.

Gibran, Khalil: *Der Prophet*. Olten/Freiburg i.Br.: Walter, 1973.

Gunther, J.: *Death Be not Proud*. New York: Harper and Row, 1949.

Hahn-Lepper, Monika: *Nicht zum Leben geboren. Trauerarbeit nach dem Verlust meiner Kinder*. Frankfurt a.M.: Fischer, 1990.

Huibers, Jaap: *Kräuter bei Streß und Nervosität*. Freiburg: Aurum, 1984.

Ide, Helga: *Mein Kind ist tot. Trauerarbeit in einer Selbsthilfegruppe*. Reinbek: Rowohlt, 1988.

Jampolsky, Gerald G.: *Die Kunst zu vergeben*. München: Kösel, 1988.

Johnson, Joy/Dr. Marwin u.a.: *A Most Important Picture*. Omaha: Centering Corporation, 1985.

Kast, Verena: *Trauern. Phasen und Chancen des psychischen Prozesses*. Stuttgart: Kreuz, 1982.

Kavanaugh, R.E.: *Facing Death*. Baltimore: Penguin, 1974.

Keirsey, David/Bates, Marilyn: *Please Understand Me*. Del Mar, CA: Prometheus Nemesis, 1984.

Kösters, Winfried: *Vom Ich zum Wir. Selbsthilfegruppen. Finden, Gründen, Führen*. Stuttgart: Thieme.

Koestenbaum, P.: *Is There an Answer to Death?* Englewood Cliffs, NJ: Prentice-Hall, 1976.

Kraus, Michael: *Ätherische Öle für Körper, Geist und Seele*. Pfalzpaint: Simon + Waal, 1990.

Kübler-Ross, Elisabeth: *Befreiung aus Angst. Berichte aus den Workshops: »Leben, Tod und Übergang«*. Stuttgart: Kreuz, 1983.

Kübler-Ross, Elisabeth: *Kinder und Tod*. Stuttgart: Kreuz, 1984.

Kübler-Ross, Elisabeth: *Leben bis wir Abschied nehmen*. Stuttgart: Kreuz, 1979.

Kübler-Ross, Elisabeth: *Über den Tod und das Leben danach*. Melsbach: Die Silberschnur, 1989.

Kübler-Ross, Elisabeth: *Verstehen was Sterbende sagen wollen. Einführung in die symbolische Sprache*. Stuttgart: Kreuz, 1982.

Kübler-Ross, Elisabeth: *Was können wir noch tun? Anworten auf Fragen nach Sterben und Tod*. Gütersloh: Gütersloher Verlagshaus, 1987.

Kushner, Harold: *Wenn guten Menschen Böses widerfährt*. Gütersloh: Gütersloher Verlagshaus, 1990.

Läpple, Alfred: *Vom Tod sprechen*. Donauwörth: Auer, 1979.

Lamb, Sister Jane Marie: *Bittersweet ... hellogoodbye*. Belleville: SHARE National Office, 1988.

Lukoschik, Andreas/Bauer, Erich: *Die richtige Körpertherapie. Ein Wegweiser durch westliche und östliche Methoden*. München: Kösel, 1989.

Lutz, Gottfried/Künzer-Riebel, Barbara: *Nur ein Hauch von Leben*. Lahr: E. Kaufmann, 1988.

Meyer, Rudolf: *Vom Schicksal der Toten*. Stuttgart: Urachhaus, 1982.

Middendorf, Ilse: *Der erfahrbare Atem*. Paderborn: Junfermann, 1985.

Müller, Else: *Du spürst unter deinen Füßen das Gras*. Frankfurt a.M.: Fischer, 1983.

Ostertag, Silvia: *Einswerden mit sich selbst. Ein Weg der Erfahrung durch meditative Übung*. München: Kösel, 1986.

Osterweis, Marian u.a.: *Bereavement: Reactions, Consequences and Care*. Washington, DC: National Academy Press, 1984.

Parkes, Colin Murray/Weiss, Robert S.: *Recovery from Bereavement*. New York: Basic Books.

Pike, Diane Kennedy: *Life is Victorious!* New York: Pocket Books, 1977.

Pike, Diane Kennedy: *Search*. New York: Doubleday, 1969.

Radford Ruether, Rosemary: *Unsere Befreiung feiern – Rituale in der Frauenkirche*. Stuttgart: Kreuz, 1988.

Rau, Christoph (Hg.): *Kinderseelen – Geistesboten. Sinn und Sendung der früh Verstorbenen*. Stuttgart: Ogham, 1990.

Robbins, H.W.: *Grief*. Grand Rapids, MI: Zondervan, 1976.

Schaefer, Dan/Lyons, Christine: *How Do We Tell the Children*. New York: New Market Press, 1986.

Scheffer, Mechthild: *Bach Blütentherapie. Theorie und Praxis*. München: Hugendubel, 1987.

Schiff, Harriet: *Verwaiste Eltern*. Stuttgart: Kreuz, 1990.

Schindele, Eva: *Gläserne Gebär-Mütter. Vorgeburtliche Diagnostik – Fluch oder Segen*. Frankfurt a.M.: Fischer, 1990.

Schnier, Meinolf: *Phänomenologische Studien zum Tod*. Köln: unveröffentlichte Diplomarbeit, 1982.

Schnitzer, Vivian: *Januarlieder*. Zürich: Unionsverlag.

Schwarz, Jürgen (Hg.): *Sterben ist das Schwierige am Werden*. Eschbach: Verlag am Eschbach, 1985.

Simonton, O. Carl/Matthews-Simonton, Stephanie/Creighton, James: *Wieder gesund werden*. Reinbek: Rowohlt, 1982.

Steinpach, Richard: *Wieso wir nach dem Tode leben und welchen Sinn das Leben hat*. Stuttgart: Verlag der Stiftung Gralsbotschaft, 1979.

Strobel, Kornelia: *Frühgeborene brauchen Liebe*. München: Kösel, 1988.

Student, Christoph: *Im Himmel wachsen keine Blumen*. Freiburg: Herder.

Tatelbaum, Judy: *The Courage to Grieve – Creative Living, Recovery & Growth Through Grief*. New York: Harper & Row, 1980.

Wass, Hannelore/Corr, C. A. (Hg.): *Childhood and Death*. Washington/New York: Hemisphere Publishing Corp & McGraw Hill International, 1984.

Watson, Andrew/Drury, Nevill: *Sphärenharmonien – Musik zur Heilung und Meditation*. Grafing: Aquamarin, 1989.

Weinstein, Stanley (Hg.): *Mental Health Issues in Grief Counseling – Sudden Infant Death Syndrome*. Rockville, MD: U.S. Department of Health, Education and Welfare, 1979.

Wiederkehr, Macrina: *Seasons of Your Heart: Prayers and Reflections*. Silver-Burdett Publishers, 1979.

Wilberg, Gerlinde M./Hujber, Karlo: *Natürliche Geburtsvorbereitung und Geburtshilfe*. München: Kösel, 1991.

Woititz, Janet G.: *Um die Kindheit betrogen*. München: Kösel, 1990.

Woititz, Janet G.: *Sehnsucht nach Liebe und Geborgenheit*. München: Kösel, 1991.

Worden, J. William: *Beratung und Therapie in Trauerfällen. Ein Handbuch*. Bern/Stuttgart: Hans Huber, 1987.

Wüthrich, Käthy/Gauda, Gudrun: *Botschaften der Kinderseele. Puppenspiel als Schlüssel zum Verständnis unserer Kinder*. München: Kösel, 1990.

Aufsätze, Hefte

Attig, Thomas: »Whose Grief Is it Anyway? Towards an Ethic for Funeral Directors«, in: *Creativity in Death Education and Counseling*, Lakewood, OH: Forum for Death Education & Counseling, 1983.

Bartrop, R.W. u.a.: »Depressed Lymphocyte Function After Bereavement«, in: *The Lancet*, 1977, S. 834 – 839.

Bauer, Waltraud: »Feto-infantile Todesfälle im Erleben der Hebamme und der betroffenen Eltern«, in: *Deutsche Hebammenzeitschrift*, März/April/Mai 1990.

Benfield, D. Gary u.a.: »Grief Response of Parents to Neonatal Death and Parent Participation in Deciding Care«, in: *Pediatrics*, 1978, 62/2, S. 171 – 175.

Benson, Herbert u.a.: »Historical and Clinical Considerations of the Relaxation Response«, in: *American Scientist*, 1977, 65, S. 441 – 445.

Blumberg, Bruce D. u.a.: »The Psychological Sequelae of Abortion Performed for a Genetic Indication«, in: *American Journal of Obstetrics and Gynecology*, 1975, 122/7, S. 799 – 808.

Bowlby, John/Parkes, Colin Murray: »Separation and Loss Within the Family«, in: E. James Anthony/Cyrille Koupernik (Hg.): *The Child in His Family*. New York: Wiley, 1970.

Cassem, N. H.: »Bereavement as Indispensable for Growth«, in: Schoeberg, B. u.a. (Hg.): *Bereavement: Its Psychosocial Aspects*. New York: Columbia University Press, 1975, S. 9 – 17.

Clyman, Ronald I. u.a.: »Do Parents Utilize Physician Follow-Up After the Death of Their Newborn?«, in: *Pediatrics* 1979, 64/5, S. 665.

Dayringer, Richard/Davidson, Glen u.a.: »Ethical Issues in the Practice of Medicine: A 1980 Study of the Behavior and Opinions of 800 Illinois Physicians«, in: *Department of Medical Humanities Report*, 81/1, Springfield: Southern/Illinois University School of Medicine, 1981.

Ensslen, Gina: »Wie behandeln wir Frauen, die ein totes Kind gebären?«, in: *Die Hebamme*, 1990, 3, S. 17 – 20.

Fletcher, John C./Evans, Mark E.: »Maternal Bonding in Early Fetal Ultrasound Examinations«, in: *The New England Journal of Medicine*, 308/7, S. 392–393.

Frühauf, Johanna: »Zur Problematik der vorgeburtlichen Diagnostik«, in: *Hebammen-Info*, 12/1990.

Fulton, Robert: »A Psychological Aspect of Terminal Care: Anticipatory

Grief«. *Vortrag* beim Symposium an der Columbia University, 6.11.1970.

Golbus, Mitchell S. u.a.: »Intrauterine Diagnosis of Genetic Defects: Results, Problems, and Follow-Up of One Hundred Cases in a Prenatal Genetic Detection Center«, in: *American Journal of Obstetrics & Gynecology*, 1. April 1974, S. 897 – 905.

Gontard, A. von: »Psychische Folgen des Schwangerschaftsabbruchs aus kindlicher Indikation«, in: *Monatsschrift für Kinderheilkunde*, 134, S. 150 – 157, 1986.

Habel, Rainer: »Den Tod neu be-greifen«, in: *Deutsche Hebammen-Zeitschrift*, Nov. 1987.

Harper, Jeanne M.: »Plateaus of Acceptance, Pits of Pain«, in: *Creativity in Death Education and Counseling*. Lakewood, OH: Forum for Death Education & Counseling, 1983.

Hodge, Susan E.: »Letter to a Genetic Counselor.« 20.4.1988 (unveröffentlicht).

Hodge, Susan E.: »Waiting for the Amniocentesis«, in: *The New England Journal of Medicine*, 1989, 320/1, S. 63 – 64.

Hormann, Elizabeth, »Explaining Death to Children«, in: *Single Parent*, Nov. 1983.

Ilse, Sherokee: »The Baby Blues and No Baby«, in: *International Journal of Childbirth Education*, 1987, 2/4, S. 12 – 14.

Jacobs, S./Ostfeld, A.: »An Epidemiological Review of the Mortality of Bereavement«, in: *Psychosomatic Medicine*, 1977, 39, S. 344 – 357.

Jampolsky, Gerald G.: »Love is the Only Answer«, in: *Creativity in Death Education and Counseling*, Lakewood, OH: Forum for Death Education & Counseling, 1983.

Kehrer-Kremer, Bärbel: »Der intrauterine Kindstod in Klinik und Kreißsaal«, in: *Krankenpflege-Journal/Krankenhaus Magazin*, 10/1991.

Kehrer-Kremer, Bärbel: »Nur eine normale Routineuntersuchung? Gedanken zur Amniozentese«, in: *Die Schwester/Der Pfleger*, 3/1993.

Kehrer-Kremer, Bärbel: »Und immer stirbt ein Teil von uns. Aspekte der Trauerbegleitung verwaister Eltern in Klinik und Kreißsaal (1)«, in: *Die Schweser/Der Pfleger*, (32) 6/1993.

Kehrer-Kremer, Bärbel: »Und immer stirbt ein Teil von uns. Phasen der Trauerarbeit (2)«, in: *Die Schwester/Der Pfleger*, (32) 6/1993.

Kennell, J. H. u.a.: »The Mourning Response of Parents to the Death of a Newborn Infant«, in: *New England Journal of Medicine*, 1970, 283:344.

Krupp, G. R./Kligfeld, B: »The Bereavement Reaction: A Cross-cultural Evaluation«, in: *Journal of Religion and Health*, 1962, 1, S. 222 – 246.

Lazare, Aaron: »Unresolved Grief«, in: *Outpatient Psychiatry: Diagnosis and Treatment*. Baltimore: Williams & Wilkins, 1979.

Limbo, Rana/Wheeler, Sara Rich: »Coping with Unexpected Outcome«, in: *Nacoog Update Series*, 1986, 5/3, S. 2 – 8.

Lindemann, E.: »Symptomatology and Management of Acute Grief«, in: *American Journal of Psychiatry*, 1944, 101:141.

Lindstrom, Bonnie: »Exploring Paranormal Experiences of the Bereaved«, in: *Creativity in Death Education and Counseling*, Lakewood: Forum for Death Education and Counseling, 1983.

»Mein Erleben einer Totgeburt zu Hause«, in: *Hebammen-Info*, 1989, 4, S. 15 – 17.

Miles, Margaret Shandor/Crandall, Eva K. Brown: »The Search for Meaning and its Potential for Affecting Growth in Bereaved Parents«, in: *Creativity in Death Education and Counseling*, Lakewood: Forum for Death Education and Counseling, 1983.

Nagy, Maria: »The Child's Theories Concerning Death«, in: *Journal of Genetic Psychology*, 1948, 73, S. 3 – 27.

Neuenschwander, E.: »Techniken der pränatalen Diagnostik – Amniozentese, Chorionbiopsie, Nabelschnurpunktion«, in: *Die Hebamme*, 1990, 3, S. 11 – 16.

Parkes, C. M.: »Bereavement Counseling. Does it Work?«, in: *British Medical Journal*, 1980, 281.

Roberts, Marjorie: »Eight Ways to Rethink«, in: *Psychology Today*, 1989, 3, S. 42 – 44.

Scrimshaw, Susan/March, David: »I had a Baby Sister, but She Only Lasted One Day«, in: *JAMA*, 1984, 251/6, S. 732 – 733.

Student, U./Student J.-C.: »Wider alle Natur: Der Tod im Kreißsaal«, in: *Deutsche Hebammen-Zeitschrift*, März 1990, S. 78 – 80.

Volkan, V.: »A Study of a Patient's ›Re-Grief Work‹«, in: *Psychiatrics Quarterly*, 1971, 45/1, S. 255 – 273.

Wallace, Robert/Benson, Herbert: »The Physiology of Meditation«, in: *Scientific American*, 1972, 226, S. 84 – 90.

Wass, Hannelore: »Death Fears and Anxieties in Children: Three Theoretical Perspectives and Their Implications for Helping«, in: *Creativity in Death Education and Counseling*, Lakewood: Forum for Death Education and Counseling, 1983.

Wehkamp, K. H.: »Umgang mit dem perinatalen Kindstod: Ethischer

Imperativ und psychoprophylaktische Aufgabe«, in: K. H. Wulf/H. Schmidt-Matthiesen: *Klinik der Frauenheilkunde und Geburtshilfe*, 1990, 7/II, S. 441 – 447.

Weisman, Avery: »Death and Responsibility: A Psychiatric's View«, in: *Psychiatric Opinion*, 1966, 3, S. 22 – 26.

Helga Käsler
Mit der Trauer leben
156 Seiten. Gebunden

Plötzlich ohne den vertrauten Partner leben zu müssen, bedeutet für die allermeisten Betroffenen nicht nur maßlose Trauer, sondern auch Ungewißheit und Ratlosigkeit, wie das Leben allein weitergehen soll. Dieses Buch zeigt Möglichkeiten zur Bewältigung der Trauerarbeit auf und macht Mut, das eigene Leben wieder in die Hand zu nehmen.

Ein fundiertes Buch, das Mut macht zu einer aktiven und positiven Lebenseinstellung auch nach dem Tod des Partners!